好きになる病理学

第2版

咲希と壮健の病理学教室訪問記

早川欽哉 著
Kinya Hayakawa

講談社サイエンティフィク

ブックデザイン──安田あたる
カバー・本文イラスト──角口美絵

まえがき

　15 年前に出版した『好きになる病理学』が、細々ながらも増刷を重ねさせて頂き、12 刷になりました。病理学という学問は、ウイルヒョウの時代から百数十年変わらない部分もありますが、近年の日進月歩は目覚ましく、ある意味では革命的な進歩を続けています。初期の形態だけの病理診断から機能を取り入れ、免疫学的診断、遺伝子診断、分子生物学的診断へと、かつての経験とひらめきだけの診断から客観的、確実な診断が、経験の浅い病理医にも可能になりました。著者のように古典的な病理医は、近年の診断技術の発展にはついていけなくなっていました。

　今回、講談社サイエンティフィクより、『好きになる病理学』をカラー化し、改訂版を出版してはどうかというお話を頂き、著者もこれを機会に近年の研究を学ぶという意味で、挑戦することにしました。しかし、なかなか筆が進まず、講談社には大変ご迷惑をおかけしました。

　今回の改訂にあたっては、現在同僚のアブドカデル・イマム博士に絶大なるご協力を頂き、何とか完成にたどり着きました。改訂といっても大半は初版と変わらず、感染症、遺伝子診断、疫学的な変化などについて加筆、あるいは変更したのみです。

　初版の時と同様に、講談社サイエンティフィクの国友奈緒美編集長には遅筆の為、多大なご迷惑をおかけし、また激励を頂き、この場で厚くお詫びと御礼申し上げます。

　　2019 年 10 月

　　　　　　　　　　　　　　　　　　　　　　　　　　　早川　欽哉

旧版まえがき

　病理学と聞くと、一般の人はなにか難しい、とっつきにくい、ラットやモルモットを使う、実験的なものを想像するようですが、一部には、確かにそういった方法もありますが、本来は病気のことを研究する学問です。近年では、バブル崩壊の病理とか、政界腐敗の病理とか、医学以外の場面でも用いられることが少なくありません。具体的には、病気の原因、病気になると、身体にどんな変化が起きるか、結果はどうなるか、などを主として形態的、機能的に観察して、診療に役立てようという、どちらかというと、基礎医学より臨床医学に近いものです。どうか、気楽な気分で読み始めてください。

　好きになるというタイトルが付いているので、どうしても好きになって頂かなくてはならないので、いろいろと考えました。医学部と看護学部の一年生の学生さんに登場してもらい、二人の視点から病理学にアプローチして頂くことにしました。何卒、病理学を楽しんでください。

　何百、何千とある病気のことを勉強するわけですから、中には難解な用語もでてきますが、そこの部分は飛ばして、先へ進んでください。全体を読んでから、後で理解できるようになります。

　なお、ある程度の解剖学と、生理学、生化学の知識があることを前提としています。しかし、そういった基礎知識がなくても、病理学を楽しんでいただけるよう、イラストや会話を多く入れました。興味のあるところだけを読んでいただいても結構です。

　本書を書くにあたって、講談社サイエンティフィクの国友奈緒美さんには、お世話になりました。遅れがちの原稿にも嫌な顔一つしないで付き合って頂き、特に病理の専門家とは違った観点からのアドバイスは非常に有効でした。厚く御礼申し上げます。私の仲間でありますJR東京総合病院検査科の皆さんには、写真撮影や材料の検索にご協力頂きました。また、イラストの原案については、妻早川日奈子の協力を得ました。重ねて感謝致します。

　　2004年3月

早川　欽哉

好きになる病理学 contents

第2版

目次

プロローグ 病気って何？

病理学研究室の中へ　1
病理学とは　3
医療の現場での病理学　3

総論

第1講 病気の原因
外因と内因

1.1　病因〜何が原因で病気になるの？　10
1.2　物理的障害因子〜外因①　11
1.3　化学的障害因子〜外因②　14
1.4　その他の環境要因〜外因③　16
1.5　染色体異常症〜内因①　18
1.6　遺伝子の異常〜内因②　19

第2講 細胞が衰え、機能が乱れる
退行性病変

2.1　ふくよかになったのも病変？　22
2.2　変性〜細胞が変わる？　23
2.3　萎縮〜臓器や細胞が縮む　33
2.4　壊死〜組織や細胞が死ぬ　35
2.5　アポトーシス〜細胞の自殺　37

第3講 組織が増生する、再生する
進行性病変

3.1　進行性病変とは　38
3.2　肥大と過形成〜大きく成長することは良いことだ？　39
3.3　再生〜細胞は一度死んでも生き返る　40
3.4　化生〜細胞が化ける　42
3.5　創傷の治癒〜キズが治れば跡が残る　43
3.6　器質化〜邪魔者は食べちゃう　44
3.7　組織の移植　44

第4講 血流とリンパ流の障害
循環障害

4.1　体の中の循環　46
4.2　局所の循環障害　47
4.3　全身の循環障害　54

第5講 生体の防御反応
炎症と免疫1

5.1　炎症および免疫とは　58
5.2　炎症、免疫で活躍する細胞、組織　60
5.3　炎症に関する化学物質　62

v

5.4 炎症の原因と経過　63

5.5 炎症の形態学的分類　65

5.6 感染症総論～微生物によって起きる炎症　68

5.7 感染症のいろいろ　69

第6講　アレルギーと臓器移植
炎 症 と 免 疫 2

6.1 アレルギー　77

6.2 臓器移植　79

6.3 自己免疫疾患　80

6.4 免疫不全症候群　82

第7講　がんの姿・形
腫 瘍

7.1 がんとは　85

7.2 がんの発生　86

7.3 がんの増殖と転移　87

7.4 がんの形態　90

7.5 がんの悪性度、異型度、分化度　91

7.6 がんに対しての免疫反応は？　92

7.7 がんの誘因　～なぜがんができるの？　93

7.8 がんの診断と治療　95

7.9 上皮性腫瘍～がんの塊ができる　100

7.10 非上皮性腫瘍　104

第8講　先天的な体の形の異常
奇 形

8.1 奇形の原因　108

8.2 奇形の発生形式　109

8.3 各臓器の奇形　110

各　論

第9講　循環器の疾患
心 臓 と 脈 管

9.1 心臓の構造と疾患　112

9.2 冠循環障害（虚血性心疾患）　113

9.3 心筋症　116

9.4 心筋症以外の心筋疾患　118

9.5 心内膜の疾患　118

9.6 心外膜、心嚢の疾患　119

9.7 先天性心疾患　121

9.8 血管やリンパ管の病変　122

第10講　消化器の疾患1
消 化 管

10.1 口腔の疾患　129

10.2 咽頭の病変　132

10.3 唾液腺の病変　132

10.4 食道の疾患　134

10.5 胃の疾患　136

10.6 小腸（十二指腸、空腸、回腸）の疾患　141

10.7 大腸、直腸の疾患　141

第11講　消化器の疾患2
代 謝 臓 器

11.1 肝臓の疾患　146

11.2 胆嚢および胆道の疾患　154

11.3 膵臓の疾患　155

第12講　呼吸器の疾患
鼻 か ら 肺 へ

12.1 鼻腔、副鼻腔、喉頭の疾患～鼻からのどへ　159

12.2 気道と肺胞～肺と気管支の疾患①　162

12.3 肺の循環障害～肺と気管支の疾患②　166

12.4 肺の炎症～肺と気管支の疾患③　167

12.5 塵肺症、サルコイドーシス〜肺と気管支の疾患④　171

12.6 肺と気管支の腫瘍　173

12.7 胸膜と胸腔の疾患〜肺が入っている器　175

第13講　血液・造血器の疾患
血液・リンパ節など

13.1 血液の疾患　176

13.2 骨髄の疾患　181

13.3 リンパ節の炎症　181

13.4 リンパ節の腫瘍〜悪性リンパ腫　183

13.5 脾臓の疾患　186

第14講　内分泌器の病理
ホルモンの分泌器

14.1 下垂体の疾患〜たった1cmの臓器　189

14.2 松果体の疾患〜松ぼっくりの形　191

14.3 甲状腺の疾患〜のど仏の下　191

14.4 副甲状腺（上皮小体）の疾患〜米粒の大きさ　195

14.5 副腎の疾患〜腎臓の上のあたり　195

14.6 ランゲルハンス島（膵島）の疾患　198

第15講　神経系の疾患
脳・脊髄

15.1 頭部の外傷　200

15.2 脳の循環障害　202

15.3 中枢神経の炎症〜脳と脊髄　203

15.4 脱髄疾患　205

15.5 中毒と代謝障害　206

15.6 中高年の疾患　207

15.7 小脳変性症　207

15.8 脊髄の変性疾患　208

15.9 中枢神経の腫瘍　208

第16講　泌尿器の疾患
尿の通り道

16.1 泌尿器の働き　212

16.2 先天異常〜腎臓の疾患①　213

16.3 腎単位の疾患〜腎臓の疾患②　213

16.4 間質と腎盂の病変〜腎臓の疾患③　216

16.5 循環障害と腫瘍〜腎臓の疾患④　217

16.6 尿管の疾患　219

16.7 膀胱の病理　220

第17講　女性の疾患
子宮・乳腺など

17.1 外陰部と腟の病理　225

17.2 子宮頸部の病理　226

17.3 子宮体部の病理　229

17.4 卵管の疾患　230

17.5 卵巣の疾患　231

17.6 妊娠の病理　233

17.7 乳腺の疾患　234

第18講　男性の疾患
精巣・前立腺など

18.1 陰茎の病理　239

18.2 精巣（睾丸）と副睾丸の病理　240

18.3 前立腺の病理　242

第19講　運動器の疾患
筋肉・骨

19.1 筋の疾患　246

19.2 骨の疾患　247

19.3 関節の疾患　250

第20講　感覚器の疾患
眼と耳

20.1 眼の疾患　252

20.2 耳の疾患　255

参考文献　257

索引　258

vii

プロローグ
病理学って何？

病理学研究室の中へ

　看護学部に入学したばかりの「横山咲希」は、ホルマリン臭い病理学研究室の前を通る度に、ここは何をするところなんだろうと不思議に思っていました。まだ桜満開で、春うららの季節なのに、何となく薄暗いそのあたりは、人通りも少なく、どこかアカデミックであり、しかし一方で薄気味悪くもありました。ある日、咲希は、開いているドアからちょっと中を覗いてみました。

　部屋の中は決して薄暗くはありませんでした。ただ、ホルマリン漬けになった臓器が入ったいろいろな形のガラス瓶や、さまざまな薬品が入った瓶、メス、顕微鏡などが雑然と並んでいました。そして、着古した白衣を着た先生らしき人がなにやら顕微鏡を覗いていました。咲希は思い切って部屋の中に入り、その人に何を見ているのか訊ねました。

白衣の人「これは内視鏡*で採ってきた胃の粘膜組織です（図1）。内視鏡というより胃カメラといったほうがわかりやすいでしょうか。その組織を標本にしたものを見ているのです。ここががんの部分です」

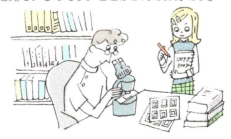

---

*［胃の内視鏡検査］　胃の内視鏡検査は、胃の中に直接小型のビデオレンズを入れて、内部の様子を調べるものです。管の先端に、ビデオレンズと組織をつかむ鉗子がついたファイバースコープを使用します。口から管を胃まで入れますが、喉に麻酔をかけるので、ほとんど苦痛はありません。今では患者自身もモニターを見ながら行われることもあります。

図1　胃の粘膜組織

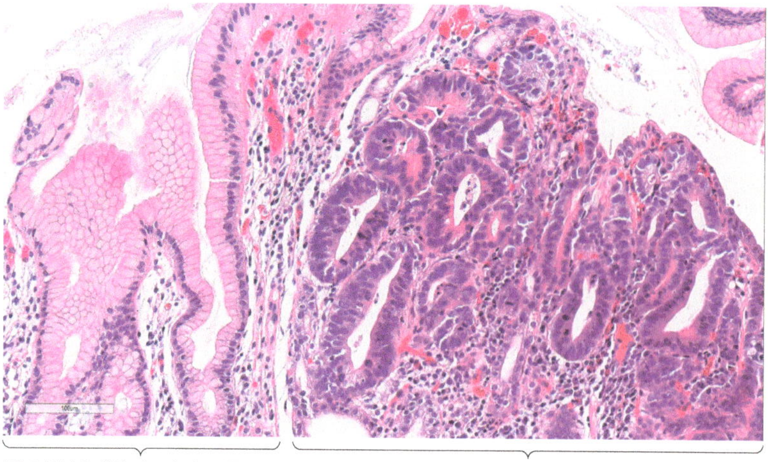

| 胃の粘液を分泌する上皮の過形成 | がんの部分 |

▶がん部分には、腺管構造の乱れ、核腫大/濃染が見られます。

咲希「がんって、あのがんですか。少し恐いですね」

白衣の人「がんの部分は、正常の粘膜と違って、細胞の形が不整で、配列も乱れています。この患者さんは、内視鏡でがんらしき腫瘍がみつかり、良性か悪性かを調べるために組織の一部を切り取って、病理検査となったのです。その結果、がんと判断したのですが、これは病理診断といって最終診断になって、この患者さんは胃の切除手術を受けることになると思います」

咲希「あの、先生がそれを決めているのですか？」

白衣の人「はい。私は病理医の丹野です」

咲希「責任重大なのですね。先生、そもそも病理学って何を研究しているのですか？」

丹野「病理学*は、病気そのもののことを学問するものです。病気の原因、体に与える変化、その影響、結果がどうなるかを検索して、病気の診断や治療、予防に役立てる方法を探ることが目的ということになるかと思います」

....

＊【病理学　pathology】　patho-は、苦しみとか、病気という意味の連結語です。-logyは、学問、学科、－学、－論といった名詞語尾です。ちなみに、logicというと、論理とか推理といった意味を持ちます。

病理学とは

　もう少し具体的にお話ししましょう。病理学は大きく実験病理と外科病理に分けられます。

●**実験病理**　実験病理は、マウス、ラット、モルモットなどの動物や培養した細胞、ときには人間の組織（ヒト組織）などを材料として、病気の原因や成り立ち、経過を研究するものです。これは純粋のいわゆる基礎医学に属し、大学の医学部病理学研究室（教室）や大きな研究所で行われています。このような基礎医学の病理学研究室では、ラットやマウスの飼育カゴがびっしり詰まった棚を見ることができるでしょう。

●**外科病理**　実験病理に対し、外科病理は、人体材料（手術で切り取られたり、検査のために採取された組織や細胞）を対象として、病理診断を下す仕事です。どちらかというと臨床医学に近い部分で、大学病院や規模の大きな一般病院の診療現場で日常的に実施されています。

　外科病理を学ぶ場合、通常は病気の種類によって分類する「病理学総論」と、臓器別にアプローチする「病理学各論」に分けられます。

医療の現場での病理学

咲希「病理の先生は、ふだんは患者さんを診察なさらないですよね。さっきのように、検査のために採取された組織を見て、判断する仕事だけをしているのですか？」

丹野「いいえ。私は、外科病理医なんですが、仕事はいろいろとあります」

（1）病理医の仕事①　～内科・婦人科など各科医師からの依頼

●**細胞診**（図2A）　組織から剥離した細胞や、粘膜をこすって採った細胞（スメア）から標本を作り、光学顕微鏡で見て（検鏡）、診断をつけることです。正常細胞群の中から正常では見られない異型細胞、特に腫瘍性の異

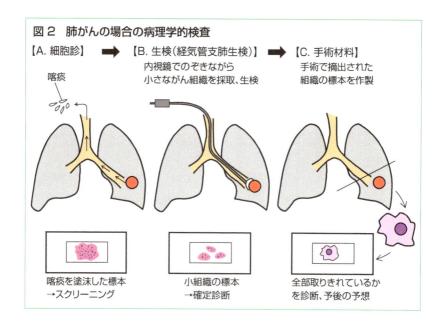

型細胞がないかどうかを調べます。この選別の仕事を、細胞診スクリーニングといい、これは厳しい試験を通った臨床検査技師であるスクリーナーとの共同作業で行われます。患者さんの体への負担が少ない検査といえるでしょう。

　細胞診材料はスライドガラスに塗抹、エタノールなどのアルコール固定して染色して作ります（図3）。肺がんが疑われるときには喀痰*に混じった細胞を、子宮頸がんが疑われるときには子宮頸部のスメアなどを調べることになります。

●生検（図2B）　人の体（生体組織）の一部を切り取って、病理的診断をつけることです。さっき見せた胃の組織検査も、生検です。病理医の一番大きな仕事ともいえるでしょう。その結果によって以後の診療方式が決まります。悪性の場合は、周囲の組織を含めた拡大摘出手術や放射線、化学療法などが行われます。良性の場合は、腫瘍の部分だけを摘出（単摘といいます）したり、摘出せずに経過を観察したりします。

＊［喀痰（痰）sputum］　痰には気道分泌物のほか、剥離した細胞、細菌、ウイルス、腫瘍細胞などが含まれているので、細菌学的検査や細胞診などの材料に使われます。痰は、健康な人でも、1日約100 mL分泌しています。

図3 細胞診での標本の作り方（一例）

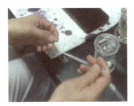
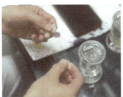
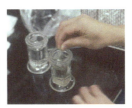

①得られた材料（喀痰）をスライドガラスの上に塗沫する。
②別のもう1枚のスライドガラスを重ねて、軽く押しながら、すり合わせる。
③標本全体を固定液中（95%エタノールなど）に投入する。

　生検材料はホルマリンで固定*、パラフィンに包埋*してミクロトームというナイフで薄切（図4参照）、染色*して、標本を作製します。

(2) 病理医の仕事②　～外科系医師から依頼・提出

●**手術材料**（図2C）　手術で切り取られた材料（臓器、器官など）も、病理検査の対象になります。診るポイントは、がん組織など、取るべき組織がすべて取りきれているかどうかです。また、たとえばがんだった場合、がんがどのくらい広がっていたか、悪性度はどうか、リンパ節への転移があるかなどを診ます。手術材料を診ることで、その後の治療や経過に役立つ情報を得ることができます。

(3) 病理医の仕事③　～担当医等からの依頼

●**病理解剖（剖検）**　病気で亡くなった患者さんに対して、遺族の了解を得て解剖し、診断、治療が正しかったか、死因は何であったかなどを検索して、以後の診療の参考にします。

＊［ホルマリン固定］　蛋白質の変性を防ぎ、構造を保つために行います。
＊［包埋］　顕微鏡で組織を観察するためには、組織を薄く切ることが必要です（薄切）。組織が適度に硬くないと薄く切れないため、ホルマリンで固定したあと、パラフィンなどを組織にしみこませて硬くする方法（包埋法）があり、それをパラフィン包埋といいます。時間がかかるのが欠点ですが、長期保存性にすぐれています。
＊［染色］　標本を作る際には、組織を染色し、顕微鏡で観察しやすくします。一般的な染色方法は、HE染色で、ヘマトキシリンという染色液で染めたあと、エオジンという染色液で染めます。細胞の核は紫色に細胞質はピンクに染まります。その他、目的に応じてさまざまな染色法が選択されます。

咲希「いろいろとお忙しいのですね」

丹野「はい。標本の作製は臨床検査技師の方々に担当してもらっていますが、それでも結構忙しいんですよ」

咲希「看護学部でも病理学のカリキュラムがかなりの時間あります。医学部ではないのに、私たち看護学生にも病理の知識が必要なんですか？」

丹野「もちろんです。医療現場で病気のすべてを知っていれば、正しい看護ができますし、患者さんから何かを聞かれたときに、即座に対応するためには病理学の知識は必要不可欠です」

咲希「わかりました。頑張って勉強します」

丹野「では、病院のほうの病理検査室をご案内しましょう。外科病理の実際の雰囲気がわかると思いますよ」

●●●●●

咲希「ここも、研究室と同じで、少しホルマリン臭いですね」

丹野「もちろんです。ここでは、毎日数十件の検体を扱っています」

咲希「この、大きな、包丁みたいなのは何ですか？（図4）」

図4　ミクロトーム

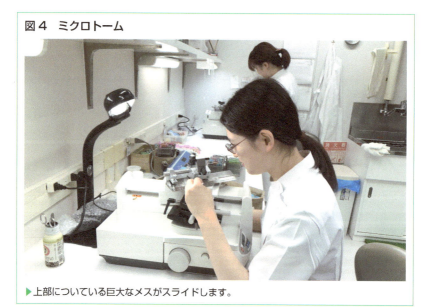

▶上部についている巨大なメスがスライドします。

丹野「これはミクロトームといい、先程説明した、生検の標本を作るときに使います。パラフィンに包埋した組織を薄切する装置です。検体を固定して、メス（包丁みたいなもの）をスライドさせて切るのです。通常4ミクロン前後の厚さです」

咲希「とても薄く切るのですね。難しそうですね…。あちらでは、大きな箱の中に手を入れて仕事されていますね」

丹野「はい、あれはクリオスタット（図5）といって、中で操作のできる大きなアイスボックスのようなものです。マイナス35℃くらいまで設定できます。近くに来て、中を見てください。中で霜が吹いているでしょう」

咲希「はい。冷たそうです」

丹野「そして小さなミクロトームのメスがあるでしょう。手術室から送られてきた生（なま）の検体を、炭酸ガスを使って瞬時に凍結＊させて、パラフィンに包埋

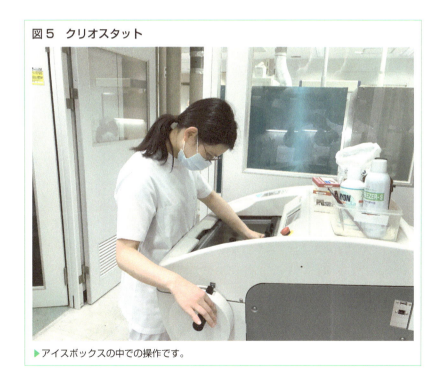

図5　クリオスタット

▶アイスボックスの中での操作です。

＊［凍結］　パラフィン包埋とは別の方法で、凍結することで組織を硬くして薄切しやすくします。すばやい薄切標本の作製が可能になります。

することなく薄切するのです」

咲希「どんなときに使うのですか？」

丹野「迅速診断といって、どうしても手術中に病理診断を知りたいときに、病変部の一部を持ってきて、凍結、薄切、染色します。5〜6分で標本ができます。そして標本を顕微鏡で見て、病理診断を下すのです。これは、たとえば乳腺の腫瘍で、良性ならば、その部分だけで手術を終了しますが、悪性だと拡大摘出になります。また、胃がんの手術で、断端にがんが残っているか否かで、追加切除をするかどうか、その場で決めます。結果は、検査室からインターフォンで直接手術室に連絡します。ほかに、生の検体でなければできない免疫染色*などで使います」

咲希「責任重大ですね」

丹野「そうです。病理医は、二日酔いになってはいけません。眼と脳の機能が落ちます」

咲希「この、いろいろな色の液体が入った機械は何に使うのですか？」

丹野「これは、自動染色機で、細胞診の検体を60枚同時に染めることができます。スクリーナーの人の能率向上に役立っています。組織検査用のものもあります」

咲希「次の部屋は、これは電子顕微鏡ですね」

丹野「そうです。今では光学顕微鏡だけでなく、電子顕微鏡も日常の診断に使います。特に腎臓や血液の疾患では、電子顕微鏡が必需になる場合があります。電子顕微鏡の検体は、ダイヤモンドのメスで、60〜70ナノミクロン*の厚さで切ります」

咲希「想像がつかない厚さというか、薄さです」

丹野「その他に、近年では免疫学的検査、遺伝子検査も日常的な病理医の仕事になっています」

●●●●●

丹野「では、地下の解剖室へ行きましょう。いろいろな感染症で亡くなられた患者さんを解剖させていただくことがあるので、清潔を保っています」

咲希「本当に、きれいで明るいですね。予想外です」

＊【免疫染色】 免疫組織化学的染色のことで、組織内に存在する目的蛋白質、ホルモン、微生物などの抗原物質を抗原抗体反応によって検出し、顕微鏡下で観察することができる方法です。
＊【ナノミクロン nanomicron】 ナノミクロンは1ミリの百万分の1の大きさ。

丹野「暗くて、汚いところだと思っていたんですか？」

咲希「……そんなことはありませんが……」

---

column　　　　　人体解剖の分類

　人体解剖には、法律で定められた、いくつかの目的別の分類があります。それぞれ資格を持った医師、またはその指導のもとで行われます。

●**系統解剖**：大学などでの、学生の実習や、解剖学の研究のためのもの。

●**病理解剖**：さきほど説明しましたね。

●**行政解剖**：事件性のない異常死の場合（自殺、事故死、行き倒れなど）で、監察医が実施します。

●**司法解剖**：殺人の疑いなど、事件性のある遺体に対して、主として大学の法医学研究室で行います。

●●●●●

咲希「突然お邪魔しましたのに、詳しく教えてくれてありがとうございました。なんだか病理に大変興味がわいてきました。これからも、時々伺ってもいいですか？」

丹野「もちろん大歓迎です。まずは、病気の種類について勉強する総論から、始めましょう」

プロローグのまとめ

●病理学とは、病気そのものについて学ぶもので、実験病理と外科病理に分けられ、病院の診療現場では外科病理診断が診療で大きな役割を担っている。

●病理診断には細胞診、生検、手術材料、病理解剖がある。

●細胞診、生検は主として術前診断として内科医から病理医が依頼を受ける。手術材料は外科から提出される。看護師は医師とともに患者の診療・看護にあたり、臨床検査技師は標本の作製やスクリーニングを担当する。

第1講 外因と内因
病気の原因

　咲希は、幼なじみの壮健君に病理学研究室へ通うことになった話をしました。壮健君は医学部に通っています。

壮健「面白そうだね。僕も一緒に行っていい？」
咲希「いいけど」
壮健「最近テレビでも、医療の現場を扱ったドラマが多いし、内容を理解するのに参考になりそうだ」

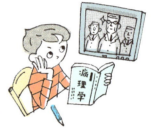

咲希「壮健君は、医学生なんだから、もっと純粋に病理学に興味をもつべきでしょ」
壮健「冗談だよ。僕はこれでもまじめなんだよ。よーし、予習しようっと。咲希ちゃんには負けないからな」
　壮健君は、熱くなりすぎるのが欠点だと、咲希は思っていました。

1.1 病因～何が原因で病気になるの？

丹野「今日は、病気の原因について話をしましょう。おや、そちらの男性は？」
壮健「鈴木壮健です。医学部の一年生です。よろしくお願いします」
咲希「あの、さっそくですが、病気の原因はよくわからないとか、精神的なものだといわれることもありますよね」
丹野「突き詰めるとわからないこともありますが、病気の原因はいくつかのグループに分けることができますので、そのことを説明しましょう」

図 1　病因

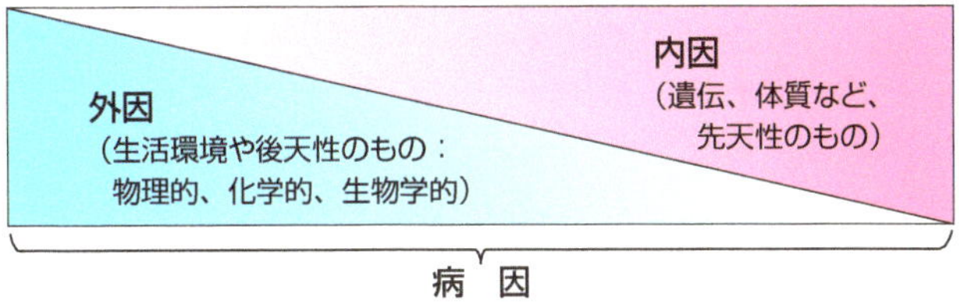

外因
（生活環境や後天性のもの：
　物理的、化学的、生物学的）

内因
（遺伝、体質など、
　先天性のもの）

▶病因には内
　因と外因が
　あります。

病　因

（1）病因には内因と外因がある

　病気の原因のことを病因といいます。病因は大きく分けて、遺伝や体質による先天性のものと、生後の生活環境や体内の変化による後天性のものがあり、先天性のものを内因、後天性のものを外因といいます。両方が関与する疾患も多くあります（図1）。

　内因と外因では、どちらが多いのでしょう。実際、発病するのは外因である後天性の原因のもののほうがはるかに多いと思います。しかし、増減で考えると、近年では、抗生剤をはじめとする薬の発達や、食生活をはじめとする生活環境の改善などで、感染症や栄養障害などの疾患は激減し、相対的には、内因である先天性の疾患が増えているように思われます。

　また、がんや糖尿病の一部など、原因や発病のメカニズムが解明されていない病気も数多くあります。

　まず先に、外因について勉強します。外因は物理的、化学的、生物学的な障害因子に分けることができます。生物学的なものに関しては、感染症として後日説明します（第5講）。

1.2　物理的障害因子 〜外因①

（1）外力 〜外傷や整形外科的慢性疾患

　外力とは、打撲、切り傷などの外傷や、テニス肘などの整形外科的慢性疾患を起こす原因となるものです。なお、外傷による出血や痛みが激しいと、ショック（p.56）におちいることがあります。

(2) 温度 〜熱傷、熱中症、凍傷など

●**高温** 熱傷(ねっしょう)（図2）は、ちょっとした日焼けの程度から、組織が壊死したり炭化を起こすまで、皮膚のどの深さまで熱の影響が及んでいるかにより、Ⅰ〜Ⅲ度に分けられます（熱傷深度）。体表面積の1/3以上の広い範囲での熱傷になると、患部から血漿（血液の液体成分）が流出したり、異常分解産物が発生することによってショック状態をきたし、死に至ります。

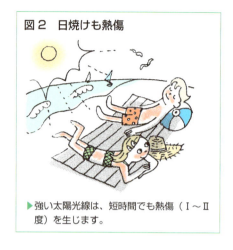

図2　日焼けも熱傷

▶強い太陽光線は、短時間でも熱傷（Ⅰ〜Ⅱ度）を生じます。

熱中症は、炎天下での運動や、高温多湿な環境で作業や運動をしているときに発症します。重症度によってⅠ〜Ⅲ度に分けられます。一過性の脳血流低下により、めまい、脱力感が生じるものから、全身から汗が過剰に出ることで、電解質の減少を生じて痙攣(けいれん)を起こしたり、体温が上昇しショック状態におちいることもあります。また、脳の損傷をきたし、意識障害や昏睡(こんすい)におちいり、死を招くこともあります。これらを総称して熱中症といいます。テニスなど、屋外で長時間にわたってスポーツをする場合は、水分・電解質の補給を忘れずに、そして帽子をかぶって日差しを防ぐようにしましょう。

●**低温**　低温は凍傷をもたらします。しもやけと呼ばれる軽度のものから、局所の細胞組織が死んでしまう壊死(えし)（p.35）を生じる高度のものまで、1度〜3度に分けられます。形態学的には、初めに患部の末梢血管が収縮し、次いで充血（p.48）を起こし、浮腫(ふしゅ)（p.54）を生じ、高度になると、壊死に至ります。体温が20℃以下になると死に至ります（凍死）。

(3) 放射線

壮健「放射線科の先生や看護師さんは、レントゲンの検査や治療のとき、重そ

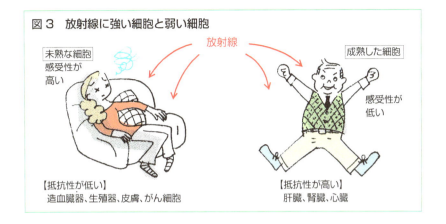

図3 放射線に強い細胞と弱い細胞

うな予防着を着ていますが、あれは何のためですか？」
丹野「あの予防着には、鉛が入っていて、放射線が通過するのを遮断するのです。皮膚や、肺、生殖器、そして骨髄などの造血臓器などを放射線障害から守るため、あの予防着を着るのです」
咲希「歯医者さんで歯のレントゲンを撮ったときにも、鉛のエプロンをかけてもらいました」

●**放射線が体に及ぼす影響**　放射性物質を利用した原子力発電所の事故で、作業員の人が被爆して亡くなったという話を聞いたことはないでしょうか。放射線にはX線やγ線といった電磁波と、陽子や中性子などの粒子線があります。放射線は体内を通過し、細胞を障害します。大量に被爆すると、放射線火傷を生じます。

●**放射線の影響を受けやすい細胞と受けにくい細胞**　ヒトの細胞には、放射線に対して影響を受けやすい（感受性が高い）細胞と、影響を受けにくい（感受性が低い）細胞とがあります（図3）。一般的には、生殖細胞や生まれ変わりの早い細胞、つまり低分化、幼弱、または再生を繰り返す細胞は放射線に対する感受性が高く、一方、高分化、成熟、安定した細胞は感受性が低くて、強い抵抗性を示します。がん細胞は特に未熟で、分化度が低く、放射線に対する感受性が強いので、がんの治療として放射線治療

1.3 化学的障害因子〜外因②

表1　各臓器の放射線に対する感受性

臓器	放射線に対する感受性	
皮膚	高い	皮膚は常に剥離、再生を繰り返しているため、放射線に対する感受性は高い。放射線障害は1度（脱毛）から4度（潰瘍形成）まで分類
肺	比較的高い	がん治療のために大量の放射線照射を受けると、放射線肺炎をきたし、肺線維症などの病変を生じる
生殖器	高い	不妊や流産、胎児の奇形などの危険性が増す。チェルノブイリ原発事故後の多くの奇形の発生はご存知のとおりです
骨髄などの造血臓器	高い	再生不良性貧血や白血病の発生をもたらす
肝臓、腎臓、消化管、脳など	低い	障害は軽度
がん細胞	一般的に高い	がん治療に応用

が選択されるのです。

　表1に各臓器と放射線の感受性についてまとめました。

1.3 化学的障害因子〜外因②

咲希「少し前に、私の好きな食べ物に、有害な添加物が入っていたことがわかって、回収騒ぎがありました。びっくりです」

丹野「国によって食品添加物の安全基準が違うので、輸入食品には特に気をつけましょう。だけど、あまり神経質になりすぎると、何も食べられなくなっちゃいますよ」

壮健「食品添加物による毒性で、病気になった場合は、病因は化学的障害因子といえますね。いわゆる毒物のイメージですね」

丹野「化学的物質による障害は、古くから知られているものから、新しく問題

になったものまで非常に多いので、ここでは代表的なものだけあげてみましょう」

(1) ダイオキシン類

強い毒性を持つ有機塩素系化合物で、発がん性、軽度の催奇（形）性*や皮膚障害をきたすことがありますが、その発生機序は不明です。内分泌撹乱作用があるといわれています。ゴミ焼却のときなどに副次的に生じます。

(2) ホルムアルデヒド

一部の建築資材に含まれるほか、自動車の排気ガスからも発生します。発がん性を指摘されています。またシックハウス症候群の原因物質の1つとしてもあげられています。

(3) 水銀

水銀の中でも特に有機水銀が問題で、有機水銀中毒による水俣病が有名です。これは、工場廃水中の有機水銀に汚染された魚貝をヒトが摂取して、その結果有機水銀中毒となり、神経症状を呈するもので、大きな社会問題になりました。有機水銀中毒では、中枢神経が、脳幹部・大脳皮質・小脳・脊髄と広い範囲の変性をきたし（脱髄や軟化巣の形成）、痺れや運動失調、言語障害、知覚障害などを生じます。

(4) カドミウム

カドミウム中毒では、痛みを伴う骨の変形が生じます。富山県の神通川流域にみられたイタイイタイ病は、経口的に摂取されたカドミウムによるものとされています。

(5) アルコール

お酒としてなじみのあるアルコールも、飲み方によっては、病気の原因になります。急性アルコール中毒は、会社や大学の新人歓迎会で一気飲みをした人たちでよくみられます（図4）。顔面紅潮、頻脈（脈が速い）、意識障害などをきたし、高度になると昏睡から死に至る場合があります。気をつけましょうね。

慢性アルコール中毒では、直接的にアルコールの影響を受ける肝障害（アルコール性肝炎、脂肪肝、肝硬変）のほか、神経・精神にも影響を与

＊[催奇（形）性　teratogenicity]　発生途上の胎芽や胎児に作用して、奇形を誘発する性質。

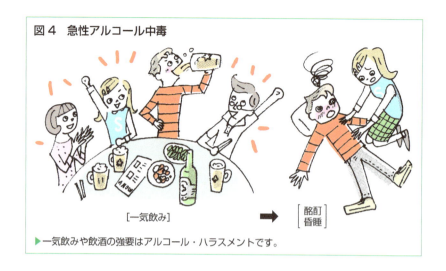

図4 急性アルコール中毒

[一気飲み] → [酩酊 昏睡]

▶一気飲みや飲酒の強要はアルコール・ハラスメントです。

えます（p.206）。また、慢性アルコール中毒の母親からは、有意の差で奇形児が生まれるという報告もあります。

1.4 その他の環境要因～外因③

(1) 大気汚染

　各種工場の煙突から排出されるSO_2（亜硫酸ガス）、硫酸ミストは気管支喘息の原因となります。四日市市や川崎市では、住民訴訟が起きました。また炭鉱ガス爆発や、石炭などの不完全燃焼で生じる一酸化炭素は、ヘモグロビンとの結合力が酸素よりも強く、窒息死をもたらします（一酸化炭素中毒）。慢性化すると神経症状を呈します。炭鉱労働者や石工に多い珪肺症は、粉塵に含まれるケイ酸の吸引によって肺線維症をきたすものですが、肺がんの原因になることもあります。

(2) 食物汚染

　食物は口から体内へ入れるものですから、食べ物が汚染されると、それが病因となります。残留農薬として長期間摂取されるものをはじめとして、多くの有害物質が健康に影響を及ぼすと考えられますが、大半のものは法による規制で、大きな問題は生じていません。食品メーカーの過失に

よる大事件としては、過去に森永ヒ素粉ミルクやカネミ油によるPCB中毒の事例があります。

(3) 医原病

不適当な医療による、または適正な医療でも副作用として生じる疾患を医原病といいます。特に近年は医療に対する批判の眼が厳しく、医療過誤の事例が毎日のように話題になっています。医療に携わるものとして、将来、咲希さんも壮健君も、十分注意して診療・看護にあたってください。

投与された薬剤の副作用による過去の医原病としては、整腸剤のキノホルムによるスモン病、ストレプトマイシンによる難聴、ステロイドによるクッシング症候群、抗生剤の乱用による菌交代現象、抗がん剤による消化管障害などがありますが、必要悪としてのものもあり、原疾患とのバランスを考えながら診療することが大切でしょう。

また、近年では、血友病患者の止血治療として使われていた非加熱血液製剤がエイズウイルスに汚染されていたため、多くの患者がエイズに感染してしまったことが社会問題になりました。

(4) ストレスと疾患

現代の生活環境では、対人関係をはじめとする種々のストレスに満たされており、その緊張感や悩み、葛藤の連続は、多彩な精神的、肉体的障害をもたらします（図5）。これには不眠症や神経症、ストレス性消化管潰瘍、心臓神経症、高血圧症などがあり、心

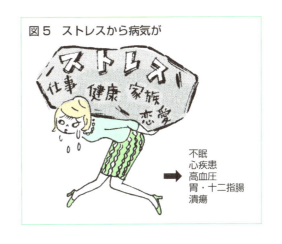

図5 ストレスから病気が

身症または精神身体症と呼ばれます。この場合、個人の精神的素因もある程度関与します。

●●●●●

丹野「では、外因に引き続き、内因について説明しましょう」
壮健「内因は、遺伝や体質などの先天性の原因のことですよね」
丹野「そうです。内因には、染色体の異常、遺伝子の異常、体質（素因）、心因などがあります。統計によっては、ごく軽度のものを含めると、新生児の3%に何らかの先天異常がみられるといわれています」

1.5 染色体異常症〜内因①

（1）染色体とは？

　染色体*は分裂期の細胞核内に糸状に見られるもので、その上に遺伝子が存在します。ヒトの細胞にはそれぞれ計46本の染色体が存在しています（図6）。46本のうちの2本は性染色体で、22対44本は常染色体です。女性の性染色体はXX、男性の性染色体はXYとなっています。染色体の形態学的な状態は、染色体分析によって光学顕微鏡で確認できます。染色体の数や構造の異常を染色体異常症といい、性染色体異常と常染色体異常に分けられます。

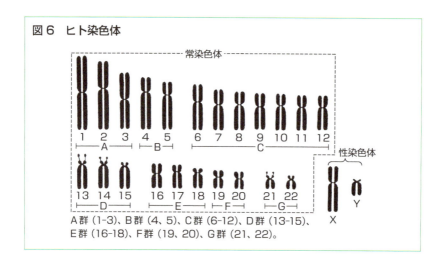

図6　ヒト染色体

A群（1-3）、B群（4、5）、C群（6-12）、D群（13-15）、E群（16-18）、F群（19、20）、G群（21、22）。

＊ [染色体　chromosome]　ヒトの細胞1つ1つには、核があり、その中にはDNAという化学物質が詰まっています。DNAが凝縮してまとまったものを染色体といいます。

（2）性染色体に異常がある

●**クラインフェルター症候群** 外見は男性ですが、生殖器の発達が未熟で、女性化乳房や精神発育の障害を伴います。性染色体は XY に X がもう1つ増えて、XXY を基本とします。

●**ターナー症候群** Y 染色体を欠如し、XO の性染色体を示します。外見は女性の疾患です。体が十分に発育せず、小児のような体型となるとともに、生殖器も未発達で、外反肘（手のひらを上にして、両手を伸ばしたとき、前腕が肘関節で外側に向く異常）や翼状頸（首から肩にかけて膜のような皮膚が見られる）を伴うことがあります。

（3）常染色体に異常がある

●**ダウン症候群** 最も多い染色体異常症で、出産 1/700 回の割合で出現するといわれ、高齢初産婦の子に多くみられます。G 群 21 番目の染色体が1本余分にある（トリソミーといいます）タイプです。特異的な外観［短頭（頭の前後径が短い）、つり目、扁平な顔面、鞍鼻、猿線（手掌の中央を横切る1本の皺など）］とともに、心奇形の合併や精神的発育障害（IQ 20 ～ 60 程度）を伴います。

●**その他** 数多くの常染色体異常症がありますが、18 番の染色体のトリソミー症候群、5 番染色体の一部欠損による猫泣き症候群（新生児期に子猫のような泣き方をする）、そして D-13 トリソミー症候群などが比較的知られています。

1.6 遺伝子の異常（染色体異常を伴わない遺伝性疾患）〜内因②

遺伝子とは、遺伝情報の単位をいい、その本体は DNA です。遺伝子に異常があると、それによって設計される蛋白質に機能の変化が生じ、さまざまな異常が体に現れます。遺伝子の異常には、単一遺伝子の異常によるものと複数の遺伝子の複合作用によるものがあります。

（1）伴性遺伝病（単一遺伝子の異常）

咲希「伴性遺伝病という言葉を聞きますが、どんな場合をいうのですか？」

丹野「遺伝子は染色体上にあることは前にもお話ししましたが、性染色体上に

ある遺伝子の単一の遺伝子異常症を、伴性遺伝病といいます」

壮健「たいていの場合が、Ｘ染色体上の劣性*の遺伝子異常症なんですよね。女性はＸ染色体を２本もつので、保因者となっても発病はしにくく、逆に男性は１本のみなので、保因者になれば発病するんですよね」

丹野「よく勉強していますねえ」

●**血友病**　男子にみられる疾患で、血液凝固の第８または９因子の欠乏による出血傾向を示し、関節や体深部の持続性出血をきたします（p.51）。

●**色覚異常**　最も多いのは、眼の網膜の錐体細胞の機能不全により赤と緑の色覚異常を生じる赤緑色盲、色弱で、日本人に多く、軽度のものを含めると４〜５％の男児にみられるといわれています。

（2）常染色体優性*遺伝病（単一遺伝子の異常）

●**マルファン症候群**　四肢や手足の指が長くなってクモ状指趾を示し、水晶体脱臼、解離性大動脈瘤を伴う結合組織の代謝異常にもとづく疾患です。身長も高くなるので、バレーボールやバスケットボールの選手として活躍することが多く、運動時に、ときに大動脈瘤の破裂を生じて急死をきたすことがあります。

●**異常ヘモグロビン血症**　鎌状赤血球症や球状赤血球症などは、遺伝子の異常によりヘモグロビンの機能が障害され、チアノーゼや貧血をきたします。

●**その他の常染色体優性遺伝病**　進行性筋ジストロフィー症、巨大結腸症などもこれにあたります。

（3）常染色体劣性遺伝病（単一遺伝子の異常）

常染色体劣性遺伝病の大半が、先天性酵素代謝異常症と呼ばれるものです。遺伝子の欠落により、特定の酵素の活性が著しく低下、もしくはなくなってしまうものです。

●**フェニルケトン尿症**　フェニルアラニン水酸化酵素をつくる遺伝子の欠損により、メラニン形成不全を生じ、赤毛、色白皮膚、知能障害をきたします。

●**脂質蓄積症**　グルコセレブロシダーゼという酵素の欠損によるゴーシェ

──────────

＊［**優性・劣性**］　遺伝様式の区別。簡単にしていうと、Ａとａの対立する遺伝子があり、Ａがａに対して優性だとすると、Ａａ、ＡＡの組み合わせで（1つしかＡがなくても）、Ａの形質が現れます。ａは劣性なので、ａａ（ａが2つ）のときに、ａの形質が現れます。

病、スフィンゴミエリナーゼという酵素の欠損によるニーマン–ピック病など、リンパ節や脾臓に脂質の蓄積をみる疾患です。

（4）多数の遺伝子の相互作用による遺伝病

影響度の少ない複数の遺伝子の異常もしくは変化に、たいていの場合外的要因が加わって発症するものです。病気の成り立ちには未解の部分が多くあります。心奇形、兎唇、口蓋裂、斜視などが含まれ、統合失調症や糖尿病、高血圧症などもこの範疇に入ります。

第 1 講 の ま と め

● 病気の原因には、外因と内因がある。

● 外因には、温度や放射線などの物理的、薬物や酸、アルカリなどの化学的、細菌やウイルスなどの感染による生物学的なもののほかに、食物や大気汚染などの環境要因がある。

● 内因として、染色体の数や位置の異常によるものと、染色体は正常でも、遺伝子の異常を示すものがある。

● 近年では外因性の疾患が減少、相対的に内因性疾患が増加しつつある。

総論　第1講　病気の原因（外因と内因）

第2講 退行性病変

細胞が衰え、機能が乱れる

丹野「さて、今日は細胞や組織の機能が衰えてしまう病変のことをお話ししましょう。専門用語では退行性病変といいます。たとえば、そう、お父さんやお母さんの昔の若い頃の写真を見て驚いたことはないですか？ 今と違って、スマートでやせていて……」

壮健「父や母の若い頃の写真は見たことがないのですが、最近母が、『このごろ太って、服が合わなくなった』とこぼしています。それが、細胞や組織の機能の衰えと関係があるのですか？」

丹野「ええ、あるのです」

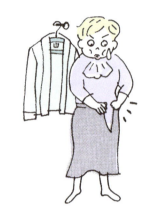

2.1 ふくよかになったのも病変？

肥満は、エネルギーの摂取と消費のバランスが極端に崩れて、エネルギーが過剰になり、余った分のエネルギーが脂肪として蓄積されるのが原因です。程度にもよりますが、脂肪の蓄積量が極端に増えると、体に何らかの障害（衣服代の上昇も？）を生じることになり、その場合は病的状態といえます。

このように、何らかの原因で細胞の物質代謝に異常をきたして、形態的または機能的に変化を生じる場合を「退行性病変」といいます。

退行性病変には 1. 変性、2. 萎縮、3. 壊死（えし）、4. アポトーシスという 4 つのパターンがあります。順番に説明していきます。

2.2 変性〜細胞が変わる？

変性*というのは、普段そこにはない物質が、細胞・組織に出現したり、通常細胞・組織にある物質でも、「異常な量」または「異常な場所」に見られることをいいます。変性には多くの種類があります。

(1) 混濁腫脹（こんだくしゅちょう）〜細胞がくもる

肝臓、腎臓、心筋などの中身の詰まった臓器（実質臓器）が、肉眼的に、透明感を失って、濁ってくもったように見えるので、混濁腫脹と呼ばれます。

顕微鏡で見ると、細胞が大きくなり（腫大）、細胞質は無数の小さな粒（空胞）でいっぱいに満たされています。このため濁って見えるのです。この小さな粒はミトコンドリアが腫大したものです。薬物中毒や感染症、あるいは慢性貧血やうっ血（p.48）によって、細胞が低酸素状態になると、このような濁った細胞が出現します。

(2) 角質変性（過角化症）（かくしつへんせい）〜ツノになる

「角化」ともいい、皮膚では生理的にみられる現象です。日常的に皮膚の一番表層側の細胞は、時期が来ると核を失って角質に変性して剥離（はくり）し、その下の層の新しい細胞と置き換わるわけです。これが異常に亢進する場合を過角化症といいます。原因は種々の慢性刺激や感染症、代謝異常症などですが、日常みられるものとして胼胝（べんち）（タコ；ペンダコ、テニスのラケットダコ（次ページ図1）など）、鶏眼（ウオノメ）などがあります。また口腔、食道、腟、尿路などの粘膜に見られる角質変性は、肉眼的に白く見えるため、「白板症」（はくはんしょう）とも呼ばれます。

(3) 水腫変性（すいしゅ）〜水ぶくれ

空胞変性とも呼ばれ、わかりやすくいえば細胞の水ぶくれのような病変です。細胞質内に多数の円形空胞（丸い形の気泡）が出現する変化で、肝臓、腎臓などの実質臓器、粘膜上皮細胞、線維や筋肉組織の細胞に見られます。水腫変性が起きる原因として、薬物中毒や、持続する激しい下痢に

＊ [変性 degeneration] de-は、downとかout offといったネガティブな意味で、generationは、ご存知のとおり世代とか子孫といった意味で使われますが、第一義的には産出とか発生といった意味です。合わせて、細胞が弱まっていく姿を表現すると考えていいかもしれません。

2.2 変性〜細胞が変わる？

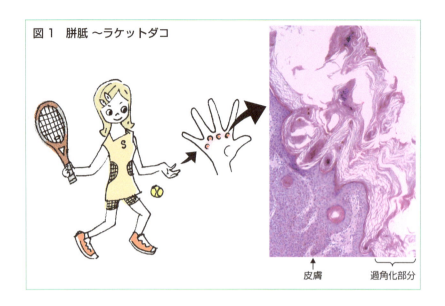

図1 胼胝〜ラケットダコ

皮膚　過角化部分

よる低カリウム性腎障害などがあります。
咲希「水ぶくれなのに、気泡が出現するのですか？」
丹野「顕微鏡で見ると気泡に見えますが、中に水が詰まっています」

（4）粘液変性〜ネバネバに

　粘液とは、ヌルヌルした糸を引くような物質の総称で、その成分は多彩な物質からなります。粘液の主成分は粘液蛋白と呼ばれる蛋白質で、糖分を含んでいる場合が多いです。細胞が粘液を多量に産出するようになる変性を粘液変性といいます。粘液には２種類あります。

●**上皮性粘液によるもの**　上皮性粘液とは、全身の粘膜や腺上皮から分泌されるもので、酸性あるいは中性のムコ多糖類を含んでいます。粘膜が炎症を起こすと、粘液の過剰産生がみられます（カタル性炎、粘液性カタル）。たとえば風邪をひいた場合に鼻汁や痰が出ますが、これは鼻粘膜や気管支粘膜の細胞が、過剰に粘液を分泌することによります。

　また胃がんのタイプの１つに印環細胞がんというのがあり、これはがん

24

細胞が自ら産生した粘液が細胞内に充満して、核が端に寄せられて、あたかも欧米人が使用する印章付きの指輪のように見える（図2）ことから、このように名づけられました。

図2　印環細胞がん

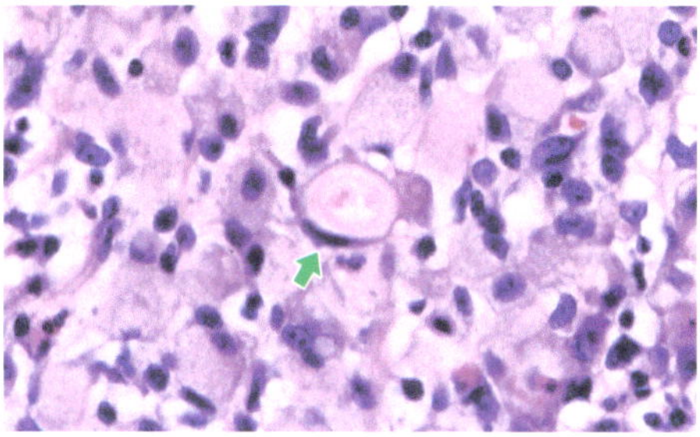

▶核（濃い紫色の部分）が端に寄って指輪のように見えます。

●**非上皮性粘液によるもの**

　血管、筋肉、脂肪、骨、軟骨などの間葉系組織（コラム）において、そのすきまの間質が脱落してしまい粘液に置き換わる現象です。代表的なものとして、甲状腺機能の低下によって全身の皮下結合組織に粘液が蓄積する粘液水腫（p.193）があげられます。また粘液産生の著しい非上皮性腫瘍として、粘液腫があります。

---

column　　　　　　　　間葉系組織

　間葉系（性）組織（mesenchymal tissue）は中胚葉性組織で、ほとんど非上皮性組織と同意です。間葉系組織には、線維組織、脂肪組織、血管、リンパ管、筋肉、骨などがあります。

　ちょっと無理があるかもしれませんが、体を家にたとえると、間葉系組織は、家を支えたり、家に必要な物質を供給する部分にあたります。つまり、柱は「骨・軟骨」、壁は「筋・結合組織・線維組織」、電気系統、上下水道は「血管・リンパ管」です。

　一方、これに対して、上皮性組織は、家と外との接点となるものです。外壁は「皮膚」、外の熱い空気を冷たくして送り込むエアコンは「肺」、外で買ってきた食材を調理したりする台所は「胃や食道」。食べ物を冷やしておく冷蔵庫は「肝臓」。排出物を下水に流すトイレは「泌尿器や大腸」です。なんとなくニュアンスはわかりますね。

（5）硝子変性 ～ガラスになる？

　組織学的に（顕微鏡で見て）透明で、一見してガラスのような物質が、間葉系組織（血管、筋肉、脂肪、骨、軟骨など）に沈着する変性です。一般に老化現象として出現する場合が多く、乳腺の乳腺症の間質、動脈硬化症の動脈壁部、胃潰瘍瘢痕部などで認められます。

（6）脂肪変性（脂肪症）～ふくよかに

　脂肪変性には、いくつかのタイプがあります。

●**本来ある脂肪組織が増加するもの**　全身の脂肪組織が異常に増えるのは、肥満症といわれ、その原因としては、食生活などの環境要因と遺伝要因の両方が考えられます。しかし、結局はカロリーの収支のアンバランスに原因があります。

壮健「ということは、太ったとなげいている僕の母は、脂肪が多く蓄積されているので変性の一種ということですか？」

丹野「先程言ったように、程度によりますが、何らかの障害を体に与えるようになると病的状態、つまり脂肪変性ということになります」

●**実質臓器の脂肪変性**　肝臓、心筋、腎臓などの実質臓器に見られる脂肪化で、その原因として薬物中毒、低酸素症、糖尿病などがあります。

　肝臓：肝臓は全身の代謝の中心臓器で、脂肪の貯蔵や、脂肪を代謝して、エネルギーとする作用があります。肝臓の機能が障害されたり、飢餓状態（エネルギー不足の状態）、脂肪の摂取過多などで、肝臓の脂肪化を生じます（脂肪肝、図3）。

　心筋：心筋の間に横縞状に脂肪組織が沈着し、肉眼的に見て、虎の皮の模様に似るため、「虎斑心」と呼ばれます。この際、心筋線維は萎縮しているのに心臓全体は大きくなっているように見えます（p.40 仮性肥大）。

　腎臓：リポイドネフローゼという病態の場合、尿細管上皮に脂肪滴（脂肪の粒）が沈着します。また糖尿病やバセドウ病でも同様の所見が見られることがあります。

●**間質の脂肪症**　間質（組織や構造間のすきま）や、結合組織に脂肪が沈着するもので、大動脈に見られる粥状動脈硬化症（p.114、123）や、老化

図3 脂肪肝

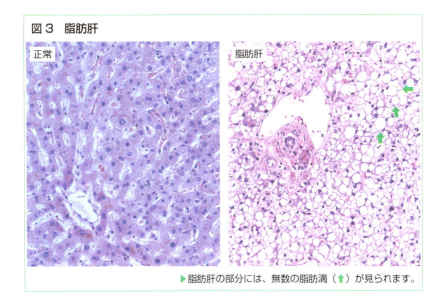

▶脂肪肝の部分には、無数の脂肪滴（↑）が見られます。

現象の一つで、角膜に脂肪の一種が沈着する（角膜）老人環などがあります。

●**遺伝性の脂肪変性**　遺伝性のものとして、全身の網内系、肝臓などに系統的に脂肪が沈着するニーマン-ピック病やゴーシェ病などがあります。いずれも脂肪の代謝に関与する酵素の、先天的欠損によります。

（7）アミロイド変性（アミロイドーシス）～デンプンができる？

　アミロイド（類デンプン質。成分は線維タンパク）と呼ばれる物質が、血管壁や間質に沈着するものです。骨髄腫や甲状腺がん、結核などに伴うタイプ（続発性）と、要因なしで出現するタイプ（原発性）があります。また全身性と局所性があり、心臓に出ると心肥大、舌に出ると巨舌症を生じます。老人性、遺伝性の場合もあります。なお、アミロイドは偏光顕微鏡下で緑色の結晶として偏光を呈します。

（8）色素変性　～赤くなったり、黒くなったり

咲希「先生、私はテニス部に入っていて、毎日練習ですっかり日焼けしてしまったんですが、これも皮膚の変性ですか？」

丹野「そうです。色素変性といいます。皮膚にはメラノサイトという黒いメラニン色素をつくる細胞があって、日焼けの刺激でその細胞が活性化して、たくさんの色素をつくってしまうのです。ときにはシミを残すことがあるので注意しましょう。では、その色素変性の話をしましょう」

● **体内性の色素と体外性の色素**　体の中の色素には、体外から侵入して沈着する体外性のもの（入れ墨や大気中の炭粉、たばこのタールなど）と、体内で産生される体内性のものがあります。体内性の色素は、もともとその細胞がもつ色素（自所性色素）と、ヘモグロビン*（血液の色素）由来のものがあります。これらの色素の代謝過程に異常があると、病的な色素沈着が現れます。

● **体内性の色素① ～自所性色素に関する変性**

　メラニン：皮膚、毛髪、眼の網膜などの黒い部分に生理的に存在する色素です。黒色メラニンと黄色メラニンがあります。妊娠やアジソン病の場合には、脳下垂体から分泌される MSH というメラニン細胞刺激ホルモンが増加して、皮膚、特に妊娠時の顔面、乳房、外陰部に顕著なメラニン沈着が見られます。

　日本人をはじめ黄色人種の新生児の臀部や背部に見られる蒙古斑は、皮膚の真皮にメラニンが沈着するもので、人種的な現象です（図4）。

　ときに大腸にメラニンを含む組織球*が出現することがあります（大腸メラノーシス）。メラニン生成細胞（メラノサイト）が腫瘍化したものは悪性黒色腫と呼ばれ、非常に悪性度の高いがんになります（p.106）。良性のものとして母斑（ほくろ）があります。

　リポフスチン：肝細胞や心筋細胞に生理的に存在する黄褐色の色素です。老化や、消耗性疾患（悪性腫瘍や慢性伝染病、高熱を出す疾患など）のときに増加するため、消耗性色素と呼ばれます。リポフスチンが沈着すると、血液中の臓器は茶色調が強くなり、褐色萎縮（p.147）におちいります。

● **体内性の色素② ～ヘモグロビン性（血色素性）色素に関する変性**

　ヘモジデリン：鉄と蛋白質が結合した物質にヘモジデリンというものがあり、赤血球を形成しています。

＊［ヘモグロビン（血色素）hemoglobin；Hb］　鉄キレート化合物のヘム（heme）と蛋白質の一種のグロビン（globin）からなるもので、血中で酸素と結合して、酸素を配達する機能をもちます。
＊［組織球　histiocyte］　本来は結合組織を構成する細胞で、やや大型のものです。血液中の単球由来で、大型化して貪食能を持つマクロファージもこれに含まれます。

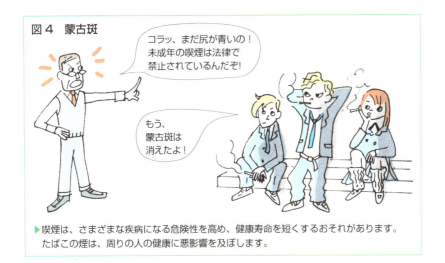

▶喫煙は、さまざまな疾病になる危険性を高め、健康寿命を短くするおそれがあります。たばこの煙は、周りの人の健康に悪影響を及ぼします。

慢性の心不全で、肺にうっ血（血流が滞ること、p.48）が生じると、赤血球が壊れてヘモジデリンが分離され、それが喀痰に混ざってさび色になります。またそのヘモジデリンを貪食した組織球が同時に喀出されますが、それを心不全細胞と呼びます。

ビリルビン：赤血球が壊れると、成分のヘモグロビンは分解され、最終的に肝細胞でビリルビンとなり、胆汁の主成分として、十二指腸に分泌されます。肝炎などで肝細胞が破壊されたり（肝細胞性）、結石や腫瘍で胆道が閉塞して、胆汁が十二指腸に流れ出れなくなったり（閉塞性）、不適合輸血で赤血球が壊れたり（溶血性）すると、血液中にビリルビンが増加し、黄疸を生じます。黄疸になると組織が黄染しますが、成人の脳、軟骨、角膜だけは黄色くなりません。

（9）カルシウム代謝障害〜骨が軟らかくなる

生体内において、大半のカルシウムは骨に含まれて存在しますが、一部は血液中にあって生体の需要に応えています。

壮健「小魚や牛乳などカルシウムの多いものをたくさん摂らないと、大きくなれないよといつも母が言っていましたが、カルシウムを摂るだけではだめなんですか？」

2.2 変性〜細胞が変わる？

丹野「そうです。摂ったカルシウムを骨に変えるためには副甲状腺ホルモンとビタミンD*が必要なんです。血中のカルシウム代謝障害としては、多すぎる場合と少なすぎる場合があります」

●**低カルシウム血症**　カルシウム摂取不足、また妊娠や授乳などによるカルシウム需要の増加、副甲状腺機能不全、ビタミンDの不足などで生じるもので、くる病や骨軟化症を引き起こします。

●**高カルシウム血症**　副甲状腺の機能が腫瘍などによって亢進したり、骨折を治癒するために、ほかの骨のカルシウムが動員されて、血中のカルシウムが増加する場合もあります。その分、骨のカルシウム成分が減少して骨粗鬆症（p.247）などを引き起こします。

（10）結石 〜体に石ができる

　胆嚢や膀胱などの袋状の臓器の中に固形物を形成し、その臓器の出口をふさいだり（閉塞）、二次的炎症を起こす場合を結石（症）といいます。固形物が形成される要因として、結石の材料成分の過剰分泌、濃縮、結石の中心になる物質があることなどがあります。結石のできる場所によって、胆石（胆管、胆嚢）、尿石（膀胱、尿管など）、唾石（唾液腺）、糞石（消化管）と呼ばれます。

（11）尿酸代謝異常 〜風が吹いても痛い（痛風）

　細胞の核にある核酸という物質が分解されると、プリン体と呼ばれる物質が生じ、最終的に尿酸になります。痛風は遺伝要素の高い疾患で、大半は男性に出ます。尿酸が結節を形成して手や足の関節に沈着し（図5）、激痛を伴います。風が吹いても痛みを生じるために、痛風と呼ばれます。尿酸生成の元となるプリン体は肉や魚に多く含まれるため、贅沢病とされています。

（12）糖の代謝異常 〜尿に糖が？

咲希「先生、糖尿病は尿に糖分が排泄される病気で、太った、中高年で、甘いものが好きな人に多いんですよね」

丹野「一般的にはそういわれていますが、そうとも限らないのです。若い人にも糖尿病の人はいますし、むしろ糖尿病が重くなるとやせてきます」

＊［ビタミンD　vitamin D］脂溶性のビタミンで、小腸でカルシウムやリン酸の吸収を促し、腎臓では尿細管でのカルシウム、リン酸の再吸収を促進させ、骨で骨塩の動員に関与します。食物では、魚肉、卵黄、バター、魚の肝などに多く含まれます。ビタミンDの活性化には紫外線が必要です。

30

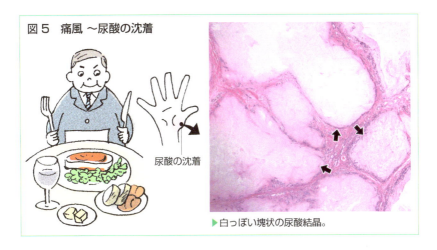

▶白っぽい塊状の尿酸結晶。

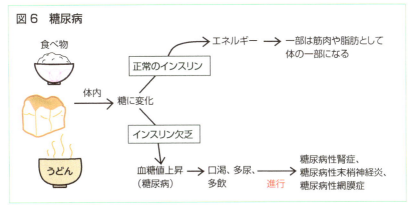

●**糖尿病とは？**　糖は、炭水化物として、主としてご飯やパン、麺類などの穀物から摂取されて、大半はエネルギー源として消費されますが、一部は脂肪やグリコーゲンとして体の構成成分となって貯えられます。

　糖の代謝は膵臓のランゲルハンス島 A 細胞から分泌されるグルカゴンと B 細胞からのインスリンというホルモンで支配されています。グルカゴンは血糖値を上げ、インスリンは下げる作用をします。何らかの原因でインスリンが不足したり、作用しなくなって血糖値が上がり、空腹時 126 mg/dL 以上になった場合を糖尿病（図6）といいます。したがって、

尿に糖が出ていなくても、血糖値が高ければ糖尿病とされます。

●**糖尿病の原因** 糖尿病の大半が、原因不明の本態性糖尿病で、遺伝の関与も指摘されています。また、内分泌疾患や膵臓疾患など、原因のわかっているタイプ（二次性糖尿病）もあります。また若年性の糖尿病も近年増加しており、予後の悪いケースが多いとされています。

　糖尿病は、それ自体による多尿、口渇、高脂血症、高度になると昏睡を生じたりしますが、むしろ全身の循環障害（糖尿病性血管障害）による二次病変のほうが問題になります。糖尿病性網膜症による視力障害、糖尿病性腎硬化症による高血圧や腎不全、糖尿病性末梢神経炎、循環障害による手足の壊死、感染症などがあり、きわめて重篤な状態におちいる場合があります。

壮健「糖尿病ではなくても、尿に糖が出ることがあると聞いたのですが」

丹野「はい。腎臓が悪かったり、血圧が高かったりしても、糖が尿に出ることがあります」

（13）無機質代謝障害 ～こんな金属まで体に

　地球上の大半の元素が人体に含まれており、きわめて微量のものもありますが、すべて必要不可欠のものとされています。なかでも電解質*と呼ばれるナトリウム、カリウム、塩素、カルシウム、マグネシウムは浸透圧の維持、酸塩基平衡の維持、水の分布、神経、筋の刺激調節などに大きく関与し、生命の維持に多大な影響を及ぼします。重症感染症や腫瘍の末期には、電解質のバランスが崩れ、これは予後不良のきざしとして重要な所見となります。

　痕跡元素（きわめて微量の体内にある元素）としては、**亜鉛**は精巣に多く含まれ生殖活動に、**フッ素**は歯の構成に関連があります。**コバルト**はビタミン B_{12} に多く含まれ、造血に大きな意味を持っています。それぞれ代謝が障害されると病変をきたします。

　また銅は、血中で蛋白と結合してセルロプラスミンとして存在し、妊娠時に増加します。セルロプラスミンの代謝異常の疾患としてウイルソン病

---

*［電解質 electrolyte］ 電気を通すという意味からくる言葉で、プラスやマイナスのイオン（電気）を帯びているものを指します。体内には、Na^+、K^+、Ca^{2+}、Mg^{2+}、Cl^-、HCO_3^- などがあります。

があり、大脳基底核と肝硬変を生じる、いわゆる肝脳疾患の代表的なもので、遺伝の関与が指摘されています。

2.3 萎縮〜臓器や細胞が縮む

(1) 萎縮と低形成、無形成

退行的病変の2つ目のテーマとして、「萎縮（atrophy）」のお話をします。萎縮というのは、いったん正常に成長した臓器や組織がいろいろな原因で、その体積を減少する場合をいいます。初めから正常の大きさに達しないのは「低形成*」または「形成不全」といいます。また、萎縮には「単純萎縮」と「数的萎縮」があります（図7）。

咲希「私、実は子どもの頃、ピアノを習っていたんですけど、指が他人より短くてうまくできなくて、ピアノの先生にピアノはあきらめなさいっていわれて、バイオリンに転向したんです。これも指の萎縮ですか？」

丹野「咲希さんは、ピアノが駄目でもバイオリンができたんですから、ごく軽度の低形成で、正常範囲内で、病的とはいえません」

咲希「安心しました。そういえば、このごろはあまり短いと感じなくなりました。手がもみじ饅頭みたいでかわいいって、時々言われますけど」

丹野「ピアノにバイオリン。お嬢様なんですね。それはいいとして、萎縮の種類について説明しましょう」

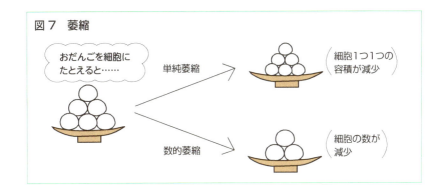

図7 萎縮

＊［低形成　hypoplasia］　hypo-はより少ない、あるいは、下方を示す接頭語で、-plasiaは形成、成長、発達を意味します（→p.39過形成参照）。極端な低形成で、まったく形成の認められない場合を「無形成（aplasia）」といいます。

(2) さまざまな萎縮

●**老人性萎縮** 全身に平等に生じる生理的な萎縮で、まず脂肪組織や筋肉に起きて、次いで臓器に及びます。臓器では、皮膚、骨髄（脂肪変性による骨髄細胞の萎縮）、睾丸、卵巣、筋肉などが顕著で、心臓、肺、肝臓、腎臓、脳などは遅れて、しかも軽度の萎縮に終わります。年をとると筋肉が落ちたとか、肌がしわしわになったとかいいますよね。

●**飢餓性および消耗性疾患による萎縮** 栄養が不足した場合（飢餓性）や、悪性腫瘍や慢性伝染病、高熱を出す疾患などの消耗性疾患にみられる全身性の萎縮で、老人性と同様の全身性の変化を生じます。消耗性疾患の場合は「悪液質性萎縮」といいます。

●**廃用（無為）萎縮** すべての臓器組織は正常な機能を営んでいて、その体積や形を保っているわけですが、何らかの原因で使わなくなると、血流量が減少し、萎縮におちいります。骨折などで入院して、ベッドに一週間くらい寝たままでいると、下腿部の筋肉が萎縮し、ペラペラに薄くなります。これは退院して歩き出すと、短期間で元に戻ります。

●**貧血性萎縮** 局所の循環障害で、組織が栄養障害におちいり、萎縮を生じます。

●**圧迫萎縮**（図8） 持続する圧迫によって生じる萎縮です。尿管が閉塞

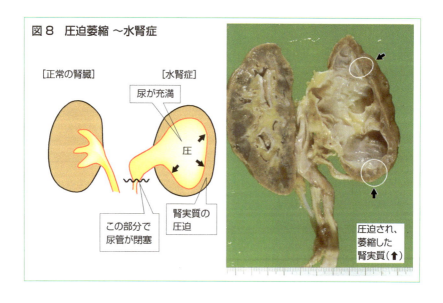

図8 圧迫萎縮 〜水腎症

してしまい、腎盂に尿が貯留し、腎実質を圧迫して披薄化し、腎が袋状に
なる場合が典型的です（水腎症）。

●**退縮**　胎生期や幼児期に免疫学的な役割をなす胸腺が、成長とともに萎
縮、消失する場合をいいます。機能を消失してからの生理的萎縮といえる
でしょう。

2.4 壊死 ～組織や細胞が死ぬ

壮健「先生、萎縮の状態でも細胞は生きていますよね。個々の細胞や組織は、
　　　個体が生きている限りは、ずっと生きているのですか？」

丹野「いいえ、細胞の種類によって寿命は異なりますが、細胞は常に（中枢神
　　　経細胞を除いて）生まれ変わっていて、新しい細胞と置き換わり、古い細
　　　胞は除去されていきます。これは正常な営みです。一方で、細胞が病的な
　　　状態になって、局所の組織や細胞が死ぬことがあり、それを壊死と呼びま
　　　す」

（1）壊死とは

　退行性病変の3番目、「壊死」についてお話ししましょう。細胞や組織
が病的に死ぬことを壊死*といいます。壊死におちいると、自己融解とい
う現象を起こして、細胞はその構造を失います。

（2）壊死の原因 ～なぜ細胞が死ぬ？

●**血液循環障害**　壊死の主要な原因は循環障害（p.46）で、組織が酸素欠
乏状態になり、エネルギー不足におちいり、壊死をきたします。低酸素
状態に最も弱い臓器は脳で、3分前後の血流遮断で壊死におちいりはじめ
ます。

●**物理的原因（褥瘡、凍傷）**　強い外力、圧迫などの機械的作用、高温お
よび低温、放射線などの影響があります。寝たきりのご老人など、体位の
変更ができなくなった場合に生じやすい褥瘡（床ずれ）は、持続的な圧迫
と感染症による壊死です。凍傷は細胞の凍結と循環障害によります。

●**化学的原因**　ある種の毒物、強酸、強アルカリ、フェノールやホルマ

＊〔**壊死（ネクローシス）necrosis**〕　necro-とは、死あるいは死体の意味を示す連結語です。
-osisは、状態とか過程を意味する名詞語尾ですが、医学用語では病名に使われています。

総論｜第2講　細胞が衰え、機能が乱れる（退行性病変）

35

リンなどは、蛋白凝固あるいは融解作用を生じて組織に壊死をもたらします。

●**生物学的原因**　種々の病原微生物の感染による炎症で、二次的な循環障害や酸素欠乏による壊死をきたします。

咲希「壊死の原因はよくわかりましたが、どんな原因でも同じような状態になるのですか？」

丹野「壊死にもいくつかの種類があって、その所見から原因を推定できる場合もあります」

(3) 壊死の種類 〜ミイラも壊死です

●**凝固壊死**（図9A）　循環障害による貧血性の壊死で、組織中の蛋白質が凝固して壊死におちいるものです。肉眼的には比較的元の形をとどめる場合が多く、心筋や腎臓、脾臓に見られるくさび型の壊死がこのタイプです。

●**融解壊死**（図9B）　蛋白質が少ない組織に見られるもので、脳軟化症がその代表です。壊死になると速やかに組織が融解軟化し、その部分は豆腐みたいになり、やがて吸収空洞化し、表面はへこんで見えます。

●**壊疽（えそ）**　壊死に他の因子が加わる場合で、水分が蒸発してミイラ状になる

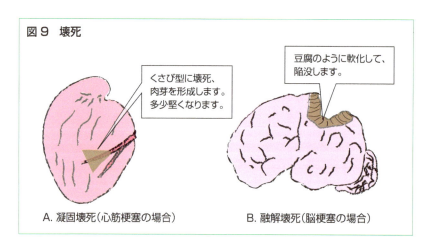

図9　壊死

くさび型に壊死、肉芽を形成します。多少堅くなります。

豆腐のように軟化して、陥没します。

A. 凝固壊死（心筋梗塞の場合）　　B. 融解壊死（脳梗塞の場合）

「乾性壊疽」と、感染が加わって腐敗する「湿性壊疽」があります。ときにガス産生性の細菌感染によるガス壊疽があります。

●**脂肪壊死**　急性膵壊死で見られるタイプで、壊死におちいった脂肪組織が、酵素の働きで結節状の不溶性の石鹸を形成します。

●**乾酪（チーズ）壊死**　炎症性の滲出物が、均一の黄色のチーズ様壊死巣を形成する場合で、結核や梅毒の肉芽腫巣に特異的に出現します（p.67）。

2.5 アポトーシス〜細胞の自殺

咲希「アポトーシス*という言葉を聞いたことがあるのですが、壊死とは違うのですか？」

丹野「難しい言葉を知っていますね。アポトーシスというのは、1970年代になってから提唱された概念で、「予定されたあるいは自発的な細胞の死」ともいうべき現象です。壊死とは異なり、身体の保持に不要な細胞を排除するもので、生後の胸腺や離乳後の乳腺、月経に伴う剥離子宮内膜などに見られます。放射線や制がん剤治療によって、がん細胞にもアポトーシスを生じることがあります。電子顕微鏡で観察すると、特異的なアポトーシス小体が見られます。種々の遺伝子の関与が指摘されていますが、まだ100%明らかになってはいません」

第2講のまとめ

●退行性病変には、変性、萎縮、壊死、アポトーシスがある。

●変性とは、異常な物質が出現、または正常な物質でも、異常な量になる場合をいう。

●萎縮には、単純萎縮と、数的萎縮がある。

●壊死とは、細胞や組織が部分的に死に至ることをいう。

●アポトーシスは、生理的な、あるいは予定された細胞の死である。

---

* ［アポトーシス　apoptosis］　apo-は、offとかawayといったことを表して、去るとか、終わりといった意味です。-ptosisは下垂、垂れ下がる状態を指して、胃下垂（gastric ptosis）という使い方をします。なんとなくアポトーシスの言葉のニュアンスがわかりますね。

第**3**講　進行性病変

組織が増生する、再生する

咲希「最近、テニス部の練習が厳しくなって、ラケットを持つ右腕が太くなってきたように思うのですが、これも病気の一種と考えられるのですか？」

壮健「病気だなんて、咲希ちゃんはオーバーだなあ」

丹野「そうでもないですよ。それは、進行性病変といえます。右腕が太くなるのは、たぶん筋肉が太くなったからです。このように、病気ではなく、大半は体にとって有益になる現象で、細胞や組織が増生する場合を、『進行性病変』または『増殖性病変』といいます」

壮健「え、それっておかしくないですか。病気ではないのに病変という名前がつくなんて」

丹野「体にとっていい出来事でも、正常あるいは生理的な現象ではないという意味で、病理的変化、すなわち病変となります」

壮健、咲希「なんとなく納得しました」

3.1　進行性病変とは

　進行性病変とは、細胞や組織が何らかの障害を受けたときに、機能を正常に戻そうとしたり、環境の変化に対して適応しようとして、細胞が増生するもので、機能的適応反応といえます。大きく分けて、肥大と過形成、再生、化生、創傷治癒、器質化、移植があります。

3.2 肥大と過形成〜大きく成長することは良いことだ？

(1) 肥大と過形成の違い

　進行性病変は、主として細胞の肥大と過形成（増生）によって生じます（図1）。肥大*とは細胞組織の容積が増加し、組織や器官の容積が大きくなる場合です。一方、過形成*とは、組織や臓器で細胞分裂がさかんに起こり、細胞の数が増加することをいいます。肥大や過形成の現象は、生理的なもの（成長期などに活発に見られる）と病的なものがあります。腫瘍（p.85）と異なり、増生には一定の限度があります。

(2) 肥大と過形成の例

●**労作性肥大（仕事肥大）**　スケート選手の大腿部や、重量挙げ選手の腕の筋肉のように、連続的な筋肉の使用により、機能の増強を伴う場合をいいます。筋肉が太くなるのは、筋細胞の数が増えるのではなく、筋細胞が肥大するからです。

●**代償性肥大**　腎臓や肺を種々の原因で片方摘出すると、残された側の組織が失われた部分の機能を補うために肥大するようなケースです。

●**内分泌性肥大**　下垂体腫瘍などで、成長ホルモンが過剰になって末端肥大症や巨人症になる場合がこれです。

●**慢性刺激による過形成**　ペンダコや、野球の選手のバットによるタコな

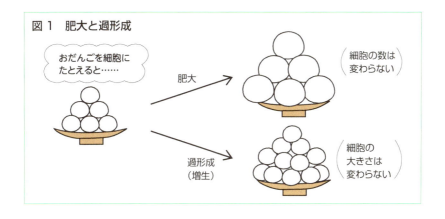

図1　肥大と過形成

＊［肥大　hypertrophy　と過形成　hyperplasia］　hyper-は、過度の、あるいは超えてなどの意味の連結形で、-trophyは栄養の意味の名詞語尾です。-plasiaは形成、成長、発達を意味する名詞語尾です。

ど、慢性刺激による皮膚の肥大などです。角質変性を伴っています。

●**仮性肥大** 本来の組織細胞は無変化または萎縮しているのに、間質の脂肪組織の増加により、臓器が肥大しているように見られる場合で、進行性筋ジストロフィーの筋組織や虎斑心（こはんしん）（p.26）などで見られます。

咲希「右腕が太くなったのは、労作性肥大ということなのですね」

壮健「咲希ちゃんは頑張っているからね。そういえば、この前なんて、転んで膝をすりむいていたよね」

丹野「ケガをしたときにその傷が治るのも、骨折をしたときに骨が元に戻るのも、進行性病変の1つです。今までお話しした、肥大や過形成は、機能に適応して細胞が成長するものでしたが、今度は、ケガや骨折などのように、細胞がなくなってしまった場合に、それを補充するために細胞が増生する病変を説明していきますね」

3.3 再生～細胞は一度死んでも生き返る

（1）再生とは？

原因はいろいろですが、壊死におちいったり、失われたりした組織や細胞が、元の細胞の増生によって補われることを再生＊といいます。血球や表皮などのように、生理的に古い細胞が新しい細胞と交代する場合は、生理的再生といいます（図2）。

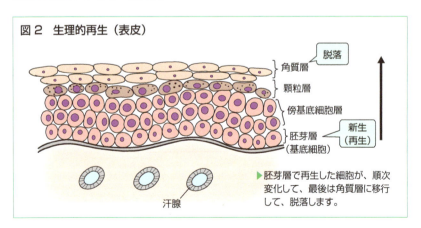

図2 生理的再生（表皮）

▶胚芽層で再生した細胞が、順次変化して、最後は角質層に移行して、脱落します。

＊[再生 regeneration] re-は、元の状態に、とか、返す意味します。generationは、ここでは、世代あるいは子孫の意味にとって、合わせて元の状態に復するということになります。re-は、度々出てきます。

一定以上の障害を細胞・組織が受けると、完全に元どおりにならないことがありますが、これを不完全再生といいます。

　細胞・組織には再生力の強いものと弱いものがあります。

（2）再生力の強い細胞・組織

・**表皮、粘膜**（扁平上皮、立方上皮）は、潰瘍などで失われると、基底細胞から増生して再生します。生理的再生もあります。

・**血管**は、すべての組織の再生に伴って再生し、エネルギー供給のためにおう盛な再生力を示します。

・**骨**は、骨折などの場合は、骨芽細胞の増生により速やかに再生します。

・**血球**は、生理的にも骨髄などで再生を日常的に繰り返しており、ある程度までの出血では、速やかに失われた分を補います。

・**肝細胞**は、非常に再生力が強く、生体肝移植では、正常な肝組織を30%程度摘出された場合、50〜100日くらいでほぼ完全に元の肝の重量と機能を取り戻します。

・**末梢神経**は、断端の軸索が延長して末梢部に入り込んで、つながって再生します。

（3）再生力の弱い組織

・**筋肉**は一般に再生力が弱く、筋肉の損傷部分は、機能を持たない結合組織や脂肪組織で補われます。心筋梗塞の跡は、結合組織と線維組織からなる瘢痕を形成します（p.36およびp.43）。胃潰瘍でも筋層まで及んだ場合は瘢痕を残します。

・**肺、膵臓、腎臓、内分泌組織**はある程度は再生しますが、その力は比較的弱いです。

（4）再生しない組織

　中枢神経細胞は、まったく再生しないといわれ＊、脳軟化症などで壊死におちいった組織は、グリア細胞の再生で補われます。この場合、機能は失われたままになります。

壮健「それで脳梗塞や脳出血で麻痺を生じた人は、機能が回復しないんですね」

丹野「まったく回復しないわけではなく、リハビリテーションによってある程

＊［神経細胞の再生］　近年、遺伝子治療による再生因子の機能亢進を生じて、ある程度の再生をみた報告がみられるようになりました。

度は回復しますが、それは神経細胞の再生によってではなく、訓練による、いわば見かけの回復で、完全なものではありません」

3.4 化生～細胞が化ける

　胃の粘膜細胞の円柱上皮が、何らかの原因で傷ついたときに、正常に再生しないで、本来の細胞とは別の組織の細胞である、腸上皮が出現することがあります。このように、本来の組織ではない他の型の細胞に変化する現象を化生*といいます。

咲希「別の組織の細胞が出てくるなんて、そんなことがあるんですか？　どういう場合にみられるんですか？　偶然ですか？」

丹野「通常は、炎症や潰瘍などで障害された組織が再生する場合に生じます。化生とは、いったん成熟した細胞組織が、別の細胞組織に変化することをいい、同一胚葉間*でみられます。一般にみられるのは胃の腸上皮化生、子宮頸部の扁平上皮化生、気管支の扁平上皮化生などです（図3）」

咲希「別のものに変わってしまうというのは、何か病理組織学的に大きな意味があるのですか？」

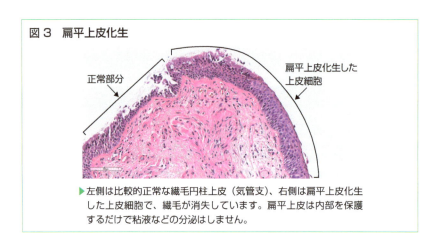

図3　扁平上皮化生

正常部分　　扁平上皮化生した上皮細胞

▶左側は比較的正常な繊毛円柱上皮（気管支）、右側は扁平上皮化生した上皮細胞で、繊毛が消失しています。扁平上皮は内部を保護するだけで粘液などの分泌はしません。

＊［化生　metaplasia］　meta-は医学的には、変換とか派生の意です。plasiaは増生のところで出てきましたね。合わせて別の細胞や組織に変化することを化生といいます。
＊［胚葉　germ layer］　多細胞動物の、初期胚（妊娠初期）の時期に細胞が3層に分かれます。胃腸管や呼吸器などの内臓になる内胚葉、骨、筋肉、脂肪組織などになる中胚葉、皮膚、神経、口や肛門の粘膜になる外胚葉があります。

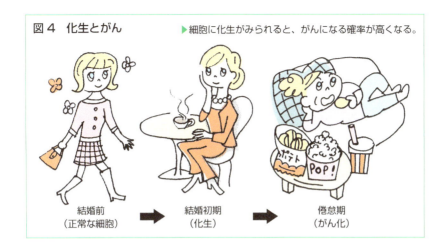

図4 化生とがん　　▶細胞に化生がみられると、がんになる確率が高くなる。

結婚前（正常な細胞） → 結婚初期（化生） → 倦怠期（がん化）

丹野「おおありです。化生がみられるときは、がんの発生への関与が疑われて、その第1段階とみる研究者もいます。動物を使って、実験的に気管支の扁平上皮化生から扁平上皮がんを発生させた報告があります。また、ヘビースモーカーの経時的な気管支上皮の細胞変化の観察で、扁平上皮化生から上皮内がんへの移行を証明した症例報告もあります。ですから、子宮頸部のスメアや喀痰の細胞診（p.3）を行ったときに、異型を伴った化生細胞が出現しているのが見つかると、要注意になって、さらに精密検査を受けることになります」

咲希「がんになる前に、ある程度の予測も成り立つわけですね」

丹野「すべての化生が、がんになるというのではありませんが、確率、あるいは危険度がやや高くなることは間違いないと思います（図4およびp.86）」

3.5 創傷の治癒〜キズが治れば跡が残る

ケガをした後、傷口が閉じたり、障害を受けた組織が治癒するのも、一種の進行性病変といえます（p.58、炎症参照）。損傷を受けると、まず毛細血管の増生と充血反応が起き、次いで白血球の仲間である好中球が遊出し、線維芽細胞の増生を生じ、肉芽組織という損傷部位を補う組織ができ

ます（肉芽形成）。肉芽組織は、線維芽細胞、結合組織、血管からなり、やがて好中球が消失してリンパ球や単球に代わります。そして、一定期間が過ぎると、肉芽組織から細胞反応が治まり、膠原線維化して瘢痕を形成して、治癒に至ります。

壮健「治癒するのに病変というのは、やはりピンときません」

咲希「肉芽組織ができて、そして瘢痕を形成するというように、細胞が病理的に変化しているから、病変なのよ。ところで、内臓の損傷でも瘢痕を形成するのですか？」

丹野「そうです。胃潰瘍や肺結核の瘢痕は、臨床的にもはっきりわかることが多いですね。ただし、肝臓のように再生力の強い組織は、肝細胞自体が再生するので、瘢痕をほとんど作りません」

咲希「大きなケガをしたときにできるケロイドは？」

丹野「ケロイドというのは線維芽細胞性の良性皮膚腫瘍で、瘢痕や慢性刺激によって生じます」

3.6 器質化〜邪魔者は食べちゃう

体外から異物が侵入したり、体内で大きな不要物質が産生されたときは、肉芽組織が増生して取り込んで処理しますが、この処理過程を器質化といいます。一方、異物が細菌や炭粉などの細胞単位の小さいものなら、器質化ではなく、好中球、単球、マクロファージ（大食い細胞）*が貪食して消化してしまいます（図5）。体内で形成された石灰物質など、やや大きい異物は、貪食できないので、異物巨細胞と呼ばれる多核の大型細胞が処理します。壊死物質や血液塊、膿瘍なども同様に器質化を生じます。

3.7 組織の移植

近年では、生体肝移植をはじめ、各臓器の移植が積極的に行われるようになりました。組織の移植も、人工的な創傷の修復という点で進行性病変として取り上げられますが、詳しくは、炎症と免疫の章（第6講）で取り

＊［マクロファージ、大食い細胞 macrophage］ macro-は、micro-の反対で、巨大な、長大なの意です。-phageは、一を食べるという意味で、そのままでわかりやすいですね。

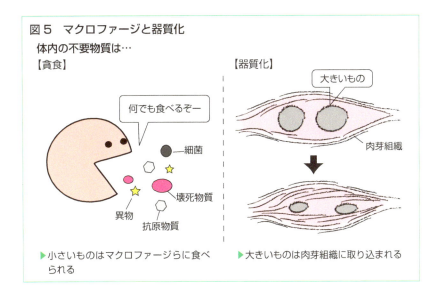

図5 マクロファージと器質化

上げます。

第3講のまとめ

- 進行性病変は、本来、障害された細胞組織を修復しようとする、機能的適応ということができる。
- 肥大は細胞の体積が大きくなり、増生は、細胞の数が増える場合をいう。
- 肝細胞や血管、粘膜、皮膚などは再生力が強く、筋肉、肺、腎臓などは再生力が弱い。また、中枢神経細胞は再生しないとされていたが、近年、ある程度再生を証明した報告がみられる。
- 一部の化生は、がんの先行病変としての意味をもつ。
- 創傷の治癒として、肉芽形成から瘢痕までの過程がある。
- 不要物質の処理は、マクロファージによる貪食と、器質化による。

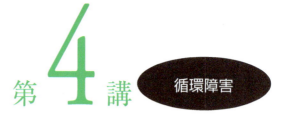

血流とリンパ流の障害

　咲希は壮健君とお昼を一緒食べようと待ち合わせていましたが、なかなか現れません。そこへ友達の佳代ちゃんがやって来ました。

佳代「知ってる？　壮健君、倒れちゃったんだって。健康診断の採血で」
咲希「採血で？　どうして壮健君が？」
佳代「さあ、知らないわ。本人に聞いてよ。彼ってちょっと軟弱なのね。あれで医者になれるのかしら」
咲希「壮健君は、貧血気味なのかもしれないわ。心配。丹野先生に何気なく聞いてみようっと……」

4.1　体の中の循環

　ヒトの体にはいろいろな循環装置があって、種々の物質が運搬されています。体内の循環には、大きく分けて血液循環とリンパ循環があり、栄養、酸素、リンパ液や液性成分に含まれる免疫物質などの供給や、老廃物、炭酸ガスの排出を行って、細胞組織の機能を維持しています。したがって、この循環装置に障害が生じると、生命の維持に重大な影響を及ぼします。

　循環障害に関与する要因としては、心機能、血管壁や血液の性状、血流量、神経支配などがあります。また、循環障害には、体の一部が循環障害を起こすものと、全体的に起こる場合があります。循環装置の原動力は主として心臓ですが、血管自体にも神経的、化学的な調節によって収縮、拡張する機能があり、血液循環の手助けをしています。また、血

管系は、臓器のそばでは、細い細動静脈や毛細血管となって、臓器組織に入り込みます。そして、血管壁と細胞膜の透過性を利用して物質や水分の交換を行っています（図1）。

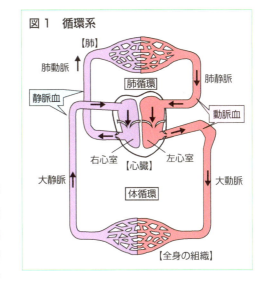

図1　循環系

咲希「運搬を担当している部分の血管のほうが、組織に入り込んで物質の交換を行っている部分の血管よりも、ずっと長いのですよね」

丹野「いいえ、違うのです。実は、物質交換をしている毛細血管の部分の長さ（合計）は、はるかに長く、血管全体の90％に及びます」

4.2 局所の循環障害

咲希「午後の最初の授業は眠くて、眠くてどうしようもないときがあります。一度眠くなると、もうだめです」

丹野「昼食を食べると、消化のために胃の機能が亢進して、一時的に胃に動脈血が集まります。すると、当然、頭に流れる血液量が減って、頭がお留守になるため、眠くなるのです。食事をした後の胃のように、消化のために組織などの機能を高めるために血液が集まってくることを、機能性充血*といいます」

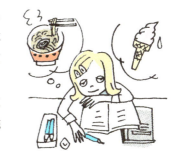

咲希「充血って、『目の充血』とかいうふうに使うと思っていましたけど、『胃の充血』っていうのもあるんですね」

＊［機能性充血のその他の例］　寒い場所へ急に出た時に、ほっぺたが赤くなるのは機能性充血です。少しでも温度を上げようとして、血液が集まってきて充血します。

（1）充血（hyperemia）～動脈の拡張

　充血とは、細動脈や毛細管の拡張によって、局所（体の一部分）に流入する動脈血が増加することをいいます。充血には、機能性充血のほかに炎症性*、代償性、筋麻痺性などの充血があります。充血した部分は、赤みを帯びて、やや温度が上昇します。

（2）うっ血（congestion）～静脈の拡張

咲希「そういえば、心臓の力が弱くなると、循環がうまくいかなくなって、静脈血がすっと心臓に戻れなくなってしまうということを聞いたことがありますが、これはどういう状態なのですか？」

丹野「それは、うっ血といいます」

●**局所性のうっ血と全身性のうっ血**　静脈血の心臓への還流が、何らかの原因で妨げられて、血管内に静脈血がたまっている状態を、うっ血といいます。うっ血は局所性のものと、全身性のものがあります。

　局所性のうっ血の原因としては、腫瘍などによって周囲から圧迫されている場合、炎症などによって静脈壁が厚くなってしまって静脈の流れが悪くなった場合、血栓（p.52）をはじめとする塞栓（p.53）などによって静脈が狭窄したり、閉塞した場合があります。また、全身性のうっ血が起こる原因としては、心機能不全による還流障害があります。

●**うっ血すると？**　うっ血した部分は、毛細血管が拡張し、たまった静脈血により、暗紫色を呈してチアノーゼと呼ばれる状態になります。

咲希「先日人気のスイーツを買うのに、2時間も並んでいたら、クラクラしてしゃがみ込んでしまいました。貧血を起こしたのでしょうか」

丹野「2時間も？　それはいったいどんなスイーツですか？」

咲希「え、それは内緒です」

丹野「そうですか。細かいようですが、「貧血*」というのは医学的には一般的に全身的な貧血のことをいいます（p.176）。立っていて目の前がクラクラしたりするのは、脳の局所的な貧血で乏血といいます」

---

* ［炎症性充血］　炎症反応のために血液が集まってきます。目の充血は炎症性が多いです。
* ［貧血　anemia］　種々の原因で、ヘモグロビン量が減少して、酸素の供給が不十分になることです。男子では13g/dL、女子では12g/dL以下になると貧血といいます。

(3) 乏血（虚血、局所性貧血）（hypoemia、ischemia）〜血液の体内移動

●**血液が乏しくなる乏血**（図2）

長時間立っていると、下半身の機能が亢進して動脈血が下半身に集まり、脳の血液が減少して、気分が悪くなったりすることがあります。先程の食後に眠くなる話も、胃の機能が亢進して胃に血液が集まり、脳の血液

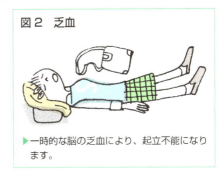

▶一時的な脳の乏血により、起立不能になります。

が減少して眠くなったと考えられましたね。このように、体のある部分の機能が亢進して、逆に体の別の部分の動脈血の流入量が減ってしまうものを、「代償性乏血」または「傍側性（側副性）乏血」といいます。

乏血（虚血）とは、局所の動脈血の流入量が減少した場合をいいます。ほかに、動脈の狭窄や閉塞により（動脈硬化症、血栓など）、動脈血が流れ込みにくくなって起こるものや、血管を収縮させて血液を送る血管運動神経が障害を起こして、攣縮（血管の収縮が停止すること）してしまい、動脈血の流入量が減る場合などがあります。

●**乏血を起こすとどうなる？** 乏血（虚血）部位は色がさめて、温度がやや低下します。長時間に及ぶとその血管支配下の組織は壊死におちいり、梗塞と呼ばれます（p.54）。

咲希「そういえば、壮健君が、健康診断の採血で貧血を起こして倒れたって、聞いたのですけど。採血くらいで貧血になるんですか？」

丹野「それは、採血に対する恐怖からの精神的なショックによるものだと思います。少し鍛えなければ」

●●●●●

咲希「テニス部の練習の後、覚えのないところにあざがあって、びっくりしたことがあります。そのあざは、内出血の痕だって聞きましたが」

丹野「きっと、練習中に、ボールをぶつけたり、転んだりしたのでしょう。打

撲時に内出血することはよくあります」

咲希「内出血って、そもそもどういう状態をいうのでしょうか。内出血の痕は、最初は紫なのに、後から黄色くなるのですが、これは何なのでしょう」

（4）出血（hemorrhage）～血管外への血液成分の流出

●**内出血と外出血**　出血というのは、血液の全成分が血管外に出ることをいいます。体内に出るのが内出血で、体外へ出るのを外出血といいます。出血の分類には、内出血、外出血のほかにいろいろあります。

●**出血の種類**　外傷などで血管が損傷して生じる破綻性出血と、感染症や中毒などで、血管細胞壁の内皮細胞間からじわじわ出血する漏出性出血があります。また出血の形態のようすから点状出血、紫斑、血腫（血の塊）などに分けられます。出血の部位によって鼻出血、喀血（肺や気道からの出血が口から）、吐血（消化管からの出血が口から）、下血（消化管からの出血が肛門から）、血尿（腎臓、尿道などの出血が尿に混じる）などといいます。同じ口からの出血でも、喀血は真っ赤な鮮血で、吐血は消化液の影響で黒みを帯びて暗赤色になります。また、下血は胆汁などと混じるため、真っ黒になり、タール便と呼ばれます。

咲希「出血すると、体にどんな影響が出るのでしょうか？　大量だと死んでしまいますよね。刑事物のドラマで、死因は出血死というようなことを言っているのを聞いたことがあります」

丹野「たとえば、大動脈を切られたりして、急激に大量に出血する場合と、内臓などで疾患があり、少量でも持続的に出血している場合があります」

●**出血の影響**　全身の血液の30％以上が急激に出血すると、出血性ショックで死に至ります。少量で持続的な場合は、貧血におちいり、低酸素血症*を生じて、脳症状や全身症状を呈します。局所的な出血は、生体の血液凝固止血のしくみで止血され、吸収されるか器質化して収拾します。

　一方、30％以下の少量の出血でも、出血の部位によっては致命的になります。気管支では少量の出血でも閉塞され、窒息死しますし、脳幹部でも

....

＊［低酸素血症　hypoxemia］　動脈血中の酸素分圧が低下する場合をいいます。原因としては出血のほか、肺機能低下によるものが多くみられます。ほかに筋肉の収縮力の低下などをきたします。hypo-は、hyper-の反意語で、少ないとか不足を表します。-emiaは血液の意味です。

呼吸中枢など種々の中枢が破壊されて、重篤な結果をもたらします。

丹野「次に止血について考えてみましょう。たとえば転んですりむいて血が出ても、ちょっとくらいの傷ならすぐに血が止まりますよね。それに歯槽膿漏の人が歯磨きをして、歯ぐきから血が出ても、ゆすいでいるうちに、血が止まるでしょう」

咲希「ええ、そうですね」

丹野「小さな傷からの出血はたいしたことがないように思いますが、それがいつまでも止まらなかったら、大変なことだと思いませんか？」

咲希「水道の蛇口は、きちんとしめないとだめです。ぽたぽたした水漏れでも長く続くと、かなりの量になるらしいです」

丹野「咲希さんのお話は、生活感にあふれていますね。では血が止まりにくくなることについてお話ししましょう」

●**出血性素因**　出血に対しては種々の止血機構がありますが、外傷などの特別な原因がないのに持続的に出血したり、小さい外傷などの出血がいつまでも止血しない状態を、出血性素因（出血傾向）があるといいます。

原因①　**凝固因子の欠乏**：血液が凝固するために必須の因子が12種類あり、そのうちどれかが、先天的または後天的に欠乏する場合があります。母親を通して男子に伴性劣性遺伝する血友病の病因はこれで、血液凝固因子の第8因子または第9因子の欠乏によります。

原因②　**線維素（フィブリン）溶解亢進**：血液が血管内で過剰に凝固するのを阻止するための生体のしくみとして、「線維素溶解現象*」があります。このしくみではプラスミンという酵素が主役をなします。外傷、ショック、火傷、手術などで、そのプラスミン活性が高まって出血性素因をきたすことがあります。

原因③　**血小板減少および機能異常**：血小板は止血で大きな役割を果たしています。この血小板が減少して、出血時間の延長を生じる場合があります。白血病や感染症に伴うことが多いのですが、原因不明の「特発性血小板減少性紫斑病（ITP）」というのがあります。

....
＊ [線維素溶解現象　fibrinolysis] 　線維素（フィブリン）や組織内蛋白質をプラスミンが分解する反応で、生理的に血液の過剰な凝固を防ぎます。-lysisは、分解、溶解の意味の接尾語です。

血小板機能異常症には、血小板無力症があります。これは血小板の数は正常ですが、粘着性や凝集性を欠いて、出血傾向を示します。

原因④ 血管壁障害：壊血病は、ビタミンＣおよびビタミンＰの欠乏により、毛細血管壁の透過性を増して、出血しやすくなります。ほかに、アレルギー性紫斑病（シェーンライン–ヘーノホ紫斑病）や、敗血症に伴うウォーターハウス–フリーデリクセン症候群なども、血管壁障害による出血傾向を示します。

（5）血栓症（thrombosis）～血液成分が固まる

咲希「家の洗面所の排水が悪くて、すっきり流れてくれないことがあります。母はパイプマンというような薬を使って時々掃除をしているみたいですけど、家が古いから、もう水まわりが弱っているって言っています。血管も詰まったり、流れが悪くなることがあるんですか？」

丹野「大きな飛躍ですが、いいでしょう。血管も、血管の中で血液が凝固して、血管が詰まる、つまり閉塞することがあります。先程のパイプの例では、ごみがたまって詰まったのだと思いますが、血管の場合は、流れる血液の成分が固まって、詰まることがあります。これを血栓症といいます。凝固した血液を血栓といいます」

● **血栓症の原因**　血栓症の原因となる血液成分の変化としては、血小板や凝固因子の増加、線維素（フィブリン）溶解機転の低下などがあり、糖尿病や外傷、悪性腫瘍、高脂血症などに伴って変化します。また血管壁の変化としては、動脈硬化症や血管炎によって血管内皮の障害を生じて、血小板が付着しやすくなることがあります。また、静脈に多く見られますが、血流がうっ滞したり、停止したりして、血流速度が低下すると血栓を生じやすくなります。

● **血栓の種類**　フィブリンと赤血球からなる赤色血栓、フィブリンと血小板の凝固した白色血栓、また、これらが混合する混合血栓もしばしば見られます。フィブリンのみからなるフィブリン血栓もあります。

● **血栓症の影響**　血栓により、血管が詰まると、まわりの組織との物質交換がうまくできなくなり、血管が流れる先の部位の壊死を生じます。脳や

心臓で生じると、脳梗塞や心筋梗塞を起こします。また、特殊な病態として播種性血管内凝固症候群（DIC）があります。これは重篤な感染症や熱傷などで電解質異常や免疫反応、アシドーシス*などを生じ、凝固亢進を引き起こして、全身でフィブリン血栓を形成、組織の変性や壊死を起こすものです。すると、生体がこれに反応して、逆に血液凝固因子の減少を招き、出血傾向におちいり、多発性の出血がみられます。出血と凝固の悪循環を繰り返して、致命的になります。

（6）塞栓症（embolism）〜血管が詰まる

咲希「テニス友達の佳代ちゃんはスキューバダイビングもするんですが、潜って上がる前に安全停止というのをするんだそうです。浮き上がるときはゆっくり、そして水面下３ｍで、１〜２分間停止するそうです。これは何のためにするのですか？」

丹野「ダイビングをすると、海底ではいったん高圧環境になります。それが急激に浮上すると、気圧が急激に元の状態に戻るので、血流中の窒素が気泡（気体）になって脳の血管に詰まって、脳梗塞を生じる恐れがあります。これを防ぐために、浮上はゆっくり、水面下３ｍでの１〜２分の停止が必要です。これを安全停止といいます」

咲希「気泡も血管が詰まる原因になるのですね」

●**塞栓症の原因と種類**　血管内で作られたり、外部から入り込んだ物質で血管が閉塞または狭窄することを塞栓症といい、詰まったものを塞栓といいます。塞栓の種類として一番多いのは血栓です。ほかに妊娠時の羊水、腫瘍組織、骨折時の骨髄、外傷や手術時の脂肪塞栓などがあります。窒素などの気体はガス塞栓と呼ばれます。ときには細菌や真菌、寄生虫なども塞栓となります。

●**塞栓症の影響**　塞栓症が起きれば、その組織が壊死におちいり、梗塞を生じます。心筋梗塞、脳梗塞など、部位によっては重篤な結果に至ります。そればかりではなく、微生物では感染症、悪性腫瘍細胞では転移を生じます。ところで、エコノミー症候群の原因の１つに血栓性塞栓があります。これは足に生じた血栓が、脳や肺に飛んで、そこで詰まることにより

＊［アシドーシス　acidosis］　血液のpHが酸性に傾いた状態をいいます。肺機能障害による呼吸性アシドーシスと、それ以外の非呼吸性アシドーシスがあります。腎機能不全や消化器障害などで、重篤な状態におちいると生じます。acidは酸、-osisは病的な状態の意味の名詞語尾です。

53

4.3 全身の循環障害

生じます。

（7）梗塞（infarction）〜動脈が詰まって細胞が死ぬ

　これまで度々梗塞という言葉が出てきましたが、梗塞とは、終動脈*の閉塞や破綻によって動脈血の供給が停止し、その組織が限局性の壊死におちいることをいいます。これには貧血性の梗塞と出血性の梗塞があります。

　梗塞が起きても、その原因が比較的緩徐に進行して、周囲の血管に脇道がある場合、脇道の血管が代行して血液を流して梗塞を生じないことがあります。これを側副循環といいます。

　微小な梗塞は吸収されますが、大きな梗塞は二次的に炎症を生じたり、瘢痕を残します。心筋、肺、脳などでは梗塞巣が小さくても致命的になったり、後遺症を残したりします。

4.3 全身の循環障害

丹野「さて、今まで局所の循環障害を見てきたので、今度は全身の循環障害についてお話ししましょう」

咲希「全身というと、血液やリンパのめぐりが悪くなるということですよね」

丹野「はい。どんなことが思い浮かびますか」

咲希「1日限りのアルバイトで、立ちっぱなしで試食をお客さんに勧めるというのをしたときに、夕方には足がパンパンにむくんでしまいましたが、これは循環障害でしょうか？」

丹野「それは、足の組織間の水分（リンパ液、組織液）が増加している状態で、浮腫（水腫）といいます。一時的なものなら心配いらないでしょう。浮腫は血管内の水分が血管外へ移動し、組織と組織の間や体腔に過剰に溜まった状態をいいます。全身的には水分とナトリウムの増加をみます」

（1）浮腫（水腫、edema）〜水が多すぎる

●浮腫（水腫）の原因　①リンパ液の還流障害や、毛細血管の透過性が亢進して、水分が血管外へ移動する（p.64）。②毛細血管内の静水圧が上昇し、水分が血管外へ移動する。③血液中の蛋白質の減少により、膠質浸透

....

＊［終動脈　terminal artery］　ほかの動脈との間に吻合を持たない独立した動脈枝のことで、脳、心臓、肺などで終動脈が閉塞すると、その支配領域に梗塞を生じて重大な結果をもたらします。

54

圧が下がり、水分が血管外へ移動する、などの原因があります。具体的には、静脈炎、血管神経麻痺、ネフローゼ、肝硬変、心不全、低蛋白状態、象皮病などで浮腫になります。

●浮腫（水腫）の部位　浮腫はすきまのあいている体腔、眼瞼（まぶた）、陰嚢などに現れやすく、部位によって腹水、胸水、陰嚢水腫、関節水腫、肺水腫、脳水腫などと呼びます。部分的な浮腫は水腫、全身性の場合は浮腫と、言い分けることもあります。

> **column　飲みすぎとむくみ**
>
> 　二日酔いの朝、頭痛や吐き気、倦怠感とともに顔面やまぶたのむくみが見られることがあります。アルコールは、末梢血管の拡張や、透過性の亢進を招きます。そのため、血漿成分が血管外に流出、むくみを生じて、それが翌朝まで残ることが想像されます。また、アルコールの脱水作用も重なって、血管内の水分が減少、二日酔いの朝は、喉が乾いて水をガブガブ飲みたくなります。いずれにしても節度ある飲み方を心得るようにしましょう。

(2) 脱水症（dehydration）
　　〜水が足りない

　人体の70％は水分でできています。全身の水分が減少することを脱水症といいます。15％の水を失うと危険だといわれています。脱水症の原因としては、水分摂取不足と発汗過剰、消化管疾患による下痢、嘔吐などがあります。

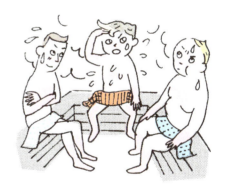

咲希「実は、社会人になったばかりの兄のことなんですが、スポーツクラブに一日おきに通っているんです。それはいいんですが、トレーニングしたあと、サウナに入って汗を流すそうで、そうすると1kgぐらい減量できるって、よく自慢するんです。そんなに汗をかくのって、体には、あまりよく

ないような気がするんですけど」

丹野「1 kg なら大丈夫でしょう」

（3）ショック（shock）〜血液が足りない

　肉体的および精神的障害を受けて、末梢組織への必要量の血液量を確保できなくなった状態をショックと呼びます。ショックになると意識がもうろうとしたり、体温低下、脈が速くなったり（頻脈）、皮膚が蒼白になったりして、高度になると昏睡状態におちいり死亡します。

　ショックは、循環血液量が急激に減ったり、心臓のポンプ作用がうまく働かなくなったり、急激に末梢血管の拡張を生じることによって起こります。その原因には、大量の出血、外傷、火傷、細菌やエンドトキシンと呼ばれる細菌毒素、心不全、ペニシリンなどのアレルギー、ある種の薬剤、強い精神的打撃などがあります。

（4）高血圧症（hypertension）

咲希「父が高血圧でずっと薬を飲んでいるのですが、高血圧症って、どういう病気なのでしょうか？」

丹野「明確な基準はありませんが、『高血圧治療ガイドライン2019』では収縮期圧140 mmHg 以上、拡張期圧90 mmHg 以上のどちらかがあれば、高血圧症と規定しています。大半が原因不詳の本態性高血圧症で、原因のわかっているものを二次性または症候性高血圧症と呼びます」

●**高血圧症の成因**　高血圧症の成因は不明ですが、遺伝因子、気候や食事などの環境因子、神経因子、ホルモンの因子、循環器障害などの関与があるものと思われます。特に腎臓は、血圧の調節に深くかかわっていて、ある条件のもとで、昇圧物質と降圧物質の産生に関与しています。正常ではこれらの物質がうまく調節されています。

●**高血圧症の分類**

　本態性高血圧症：予後の悪い「悪性高血圧症」と、経過が長く、降圧剤に反応し比較的予後の良い「良性高血圧症」があります。悪性高血圧症では全身の細動脈が変化して、特に腎輸入動脈のフィブリノイド変性（壊

死）（類線維素変性、p.81）を示し、急激な経過をとり、降圧剤に反応しません。

二次性（症候性）高血圧症：最も多いのはネフローゼや糸球体腎炎により生じる腎性高血圧症です。次いで糖尿病*などを伴う内分泌性高血圧症*があります。内分泌性高血圧症には、特に副腎髄質の褐色細胞腫（p.197）によるカテコールアミンの分泌増加による場合もあり、これは若年者にも出現します。ほかに動脈硬化症、妊娠中毒症、脳腫瘍などでも高血圧症を伴います。また持続的な精神的ストレスも、心因性の高血圧症を生じます。

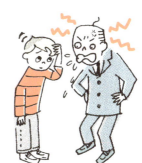

咲希「いつも青筋立てて怒っているのもいけないんですね」
丹野「そうです。何事にも精神的に余裕を持って生活することが大切です」

第4講のまとめ

- 充血は、細動脈や毛細管の拡張によって局所の動脈血の増加を示す。
- うっ血は、静脈血の還流障害によって静脈と毛細管の拡張とうっ滞を生じ、チアノーゼをきたす。
- 乏血（虚血）は、局所の貧血のことで、長時間に及ぶと、梗塞を生じる。
- 出血とは、血管外への血液の流出のことで、内出血と外出血がある。
- 血液成分が固まって血管が狭窄したり、閉塞するのを血栓症という。
- 血栓やガスなどが詰まって、血行障害を生じると、塞栓症になり、その支配領域の梗塞をきたす。
- 全身の循環障害には、浮腫、脱水症、ショック、高血圧症などがある。

＊［糖尿病 diabetes mellitus］　その他の疾患、または薬剤が原因で起こる糖尿病を二次性糖尿病といいます（糖尿病の病理については、p.198）。
＊［内分泌性高血圧症 endocrine hypertension］　何らかの原因で、血圧を上昇させるホルモンの分泌過剰により生じる高血圧症。

第5講 炎症と免疫1
生体の防御反応

咲希 「先生、壮健君が夏風邪をひいてしまって、咳と熱がひどいんです」

丹野 「それは、大変ですね」

咲希 「あの……どうして風邪をひきやすい人とひきにくい人がいるんですか?」

丹野 「風邪は細菌やウイルスの感染による炎症の1つです。感染しても熱が出たり、咳が出たりと発症する人もいれば、特に体調に変化のない人もいます。それは、そのときの体調や免疫力、体質などの要因が働くものと思われます。ここでは炎症と免疫について勉強しましょう」

5.1 炎症および免疫とは

炎症*というのは、体に何らかの害を及ぼす作用（侵襲）が加わったときに起こる防衛反応で、有害な因子を排除したり、障害を受けた部分を修復したりする作用があります。

咲希 「炎症が起きると熱が出たり、痛かったりしますよね。これが防衛反応なんですか? 炎症を抑える薬をお医者さんが出すこともありますよね」

丹野 「はい、炎症は防衛反応で、体にとって有益な反応です。ただ、病原菌などの侵襲因子そのものが、体に有害に働きますし、炎症反応が周囲の組織にも同時に反応して障害してしまうので、いろいろな症状をきたすわけです。その不快な症状をとるために抗炎症剤を飲むのです。ではその症状について説明しましょう」

＊ ［炎症 inflammation］ inflame、火をつけるの意、名詞型です。本来は点火、燃焼、激昂などの意味を持ちます。

図1 五徴

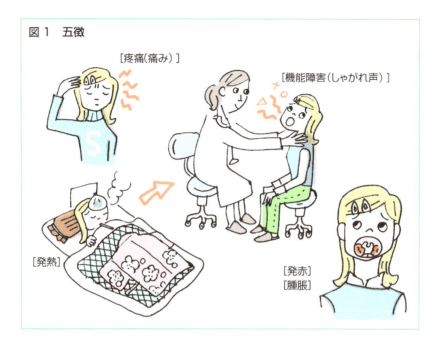

[疼痛(痛み)]
[機能障害(しゃがれ声)]
[発熱]
[発赤]
[腫脹]

(1) 五徴

　炎症の一般的な臨床症状として、五徴というのがあります（図1）。それは疼痛、発熱、腫脹、発赤、それに機能障害です。具体的には、たとえば風邪をひくと、喉が赤く（発赤）、腫れて（腫脹）、痛み（疼痛）を伴い、高熱を発して（発熱）、声がかすれたりして不自由になりますね（機能障害）。これで五徴が全部そろっています。

(2) 免疫と炎症

　免疫*とは、外部から侵入する微生物や蛋白質、体内で産生されるある種の物質などを「異物＝外敵」として認識して、それらを排除し、体の恒常性を維持するものです。

　免疫反応には、異物（抗原*）に対して抗体*（軍隊のようなもの）をつくり、抗原抗体反応により異物を排除する「体液性免疫」と、リンパ球自身が直接、手を下す「細胞性免疫」に分けられます。

＊[免疫　immunity]　本来は、税金や義務を免除するという言葉です。病気を免除する力ということで、免疫につながったと思われます。
＊[抗原　antigen]　生体を刺激して、抗体を産生させ、免疫反応を起こさせる物質のことをいいます。
＊[抗体　antibody]　Bリンパ球が産生する免疫グロブリンで、抗原と特異的に結合して免疫複合体を形成し、抗原を消化したり、他の細胞を刺激して生体を守る物質です。

ただ、しばしば過剰な免疫反応を生じて、いわゆるアレルギーをきたして、体に有害に働く場合があります。
　炎症も免疫も有害な侵襲に対しての、生体による戦いの場であり、その結果、生体自身にもある程度の障害を生じるのは必然なのかもしれません。また、炎症はどちらかというと局所性（＝部分的な）の反応であるのに対し、免疫は全身的な現象といえるでしょう。

咲希「炎症や免疫の大まかなことは理解できたんですけど、具体的には、体のどこで、どういうしくみでそんな複雑なことが起きるんですか？　また、その際に体のどの部分が関与するんですか？」

丹野「難しい質問です。一言では説明できません。徐々に説明しましょう」

5.2　炎症、免疫で活躍する細胞、組織

　炎症、免疫ではそれぞれの過程で、適切にそれぞれ機能、役割の異なる細胞や組織が出現して、その反応を起こします（図2）。炎症時に出現する種々の細胞を炎症細胞といいます。

(1) 単球、マクロファージ（細網内皮系細胞）〜異物を食べる

　その大きな役目は、炎症の現場に現れて、異物を貪食して酵素作用で消

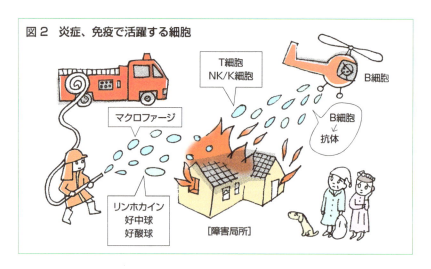

図2　炎症、免疫で活躍する細胞

化、清浄することです。また抗原を処理して、リンパ球が反応しやすくする作用もあります。同時にある種のサイトカインを産生します。

(2) 白血球（骨髄系細胞）〜役割はいろいろ

●**好中球**　炎症や障害局所に集まって貪食作用を営みます。ほかに殺菌作用やサイトカイン*産生能力を持ちます。

●**好酸球**　アレルギー性疾患や寄生虫疾患で増強しますが、その役割はいまだ明確ではありません。

●**好塩基球**　ヘパリン、セロトニン、ヒスタミンなどを産生して血管透過性を高めたり、細胞表面のIgE抗体がアナフィラキシー反応（p.78）に関与したりします。

(3) リンパ球系細胞 〜免疫反応の主役

●**リンパ球とは**　リンパ球は、形態的には単純な、球形で、一種類の細胞に見えますが、いろいろな種類があります。リンパ球は免疫細胞とも呼ばれていて、免疫反応で中心的な役割をしています。

　免疫反応は、γ（ガンマ）グロブリンという蛋白質（抗体）が中心となる体液性免疫と、リンパ球自身が直接主役をなす細胞性免疫に分けられますが、これらには2種類のリンパ球が関与しています。それは、T細胞（胸腺由来）とB細胞（ブルザ由来）と呼ばれるリンパ球です。

　T、B細胞を区別するには、細胞表面の抗原に対するモノクローナル抗体を用いれば可能で、細胞の判別のみならず分化の程度も推定できます。

●**T細胞**　抗原が体内に入ると、まずマクロファージや樹状細胞*が取り込み、処理し、T細胞を刺激します。T細胞は、リンホカインと呼ばれる種々の反応媒介物質を産生して細胞性免疫を生じ、移植免疫、腫瘍免疫、遅延型アレルギー（接触性皮膚炎、結核などと関係）などの反応の担い手となります。またB細胞を刺激し、抗体産生を促進したり、抑制する機能も持っています。

●**B細胞**　抗原を刺激したり、T細胞からの刺激によって形質細胞に分化して抗体（免疫グロブリン）を分泌し、体液性免疫にあずかります。

●**NK細胞（ナチュラルキラー細胞）とK細胞（キラー細胞）**　NK

---

*　[**サイトカイン　cytokine**]　マクロファージや好中球が、抗原に曝露されたときに産生する物質で、免疫反応の細胞間伝達物質としての機能を持ちます。
*　[**樹状細胞　dendritic cell**]　マクロファージと同じように抗原を取り込み、T細胞を刺激します。

（natural killer）細胞は、リンパ球よりやや大型の細胞で、敵を選ぶことなく標的細胞を破壊したり、ウイルス感染防御の機能をもちます。K（killer）細胞は、抗体と結合した標的細胞を抗体を介して破壊するもので、もとはNK細胞と同一の細胞とされています。

5.3 炎症に関する化学物質

丹野「Lewis（ルイス）という人が、1927年に初めてヒスタミンという化学物質が炎症に関与することを発見してから、ほかにも多くの化学物質が炎症に関係していることが判明しました。それらをケミカルメディエーターと呼びます。炎症という現象は、本質的にはこれらの物質によって支配されて、細胞組織学的な変化を生じることがわかってきました」

咲希「何だか、難しそうですね」

丹野「はい。難しいところです。これから炎症に関する化学物質を紹介していきましょう」

（1）蛋白分解酵素（プロテアーゼ）〜さまざまな化学物質を産生する

好中球やマクロファージなどに、プラスミン、カリクレインなどの蛋白分解酵素が存在して、キニン、ブラジキニンを産生します。それらは、血管透過性亢進、好中球遊走因子を生じ、炎症反応を発現します。

（2）血管透過性因子 〜血管壁のすきまを広げる

血管透過性因子を持つ化学物質は、ヒスタミン、セロトニンなどアミン類をはじめ、ブラジキニン、カリクレインなど、たくさんあります。間接または直接的に血管の拡張や透過性亢進作用を示します。

（3）白血球遊走因子 〜白血球が局所に集まりやすくする

好中球、マクロファージ、好酸球の遊走因子として、補体（C3、C5）の分解物が知られています。ほかに細菌性のものや、コラーゲンの分解物、リンホカインも作用します。

好酸球の遊走は、アレルギーのときに顕著にみられます。

（4）リンホカイン ～反応の仲介役

　一度抗原と反応したT細胞が、再び抗原と反応する際に産生されるケミカルメディエーターで、マクロファージ、好中球、リンパ球や細胞組織に作用して細胞性免疫を発現させます。ウイルス感染に干渉、阻止するインターフェロンをはじめ、数十種類あります。

5.4 炎症の原因と経過

咲希「たくさん物質名が出てきて、よくわかりませんでした。もっと、具体的なお話をしていただきたいんですが。炎症ってよく聞く言葉ですが、具体的にどんな炎症があるのでしょうか？」

丹野「おっしゃるとおり、いろいろです。炎症の直接的な原因は、細胞や組織の損傷ですから、どういうときに、細胞や組織が損傷を起こすかを考えてみましょう」

（1）炎症の原因

①**物理的原因**　物理的原因の例として最もわかりやすいのが外傷です。次いで高熱、寒冷、高圧電気、放射線、光線などがあります。

②**化学的原因**　酸、アルカリ、細菌、動植物など由来の外来性、または自己が産生する体内性の毒素、異物、種々の抗原性物質、たとえばウルシによるアレルギー炎などがそうです。

③**生物学的原因**　細菌、ウイルス、真菌などの微生物による感染症、原虫、寄生虫症、移植による同種細胞などがありますが、これらについては後で詳しく説明します。

咲希「お風呂上がりにいつまでも涼しい格好でいたり、寝冷えをしたりすると、風邪をひくと注意されますけど、これも炎症と関係ありますか？」

丹野「炎症の直接的な原因は、細胞や組織の損傷です。一次的にはいろいろな原因で炎症は始まり、二次的に感染症を生じることもあります。原因になる現象の強さや、障害時間の長さによって、どんな炎症反応が起こるのか

が違ってくるのです。体温と気温の急激な変化は、一時的に呼吸器を損傷し、二次的な感染を生じやすくして、炎症を生じるわけです」

（2）炎症はどんな経過をとるのか （図3）

咲希「炎症の原因はだいたい整理できましたが、炎症のときには、体の中ではどんな反応が起こっているんですか？」

丹野「炎症は、おおむね一定の経過をとります。原因や程度の差はほぼありません。しかし、もちろん、激しい炎症ですと、治癒せずに死に至る場合もあります」

①**初期血管反応**　組織の障害が生じると、まず局所の循環障害、次いで血管の収縮、拡張をきたして、血流の増加、充血が起きます。これらはヒスタミンという化学物質の作用や血管の神経反射によります。やがて白血球が血管内皮に付着し、血管透過性が増強します。

②**血液の液状成分が血管外へしみ出る**　血管透過性が増強すると、血漿成分が血管外へしみ出て（滲出）、局所では炎症性水腫を生じます。滲出液は、種々の抗炎症物質を含んでいて、侵襲物に作用したり、薄めたりします。また、フィブリンを形成して、止血作用や微生物の拡散を防止する役目などがあります。

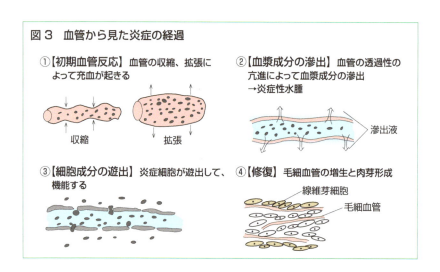

図3　血管から見た炎症の経過

③**血液の細胞成分の遊出**　毛細血管から液状成分が血管外へしみ出ていくのに次いで、まず白血球（好中球など）が血管外へ遊走し、障害局所へ浸潤し始めます。詳しく説明しますと、まず白血球は血管壁に付着、偽足を突出させて内皮細胞の間隙をこじあけるようにして、血管外へ飛び出します。飛び出した白血球は、走化因子の作用で障害局所へ集まります。白血球のうち、最初は好中球、次いでマクロファージ、慢性期になるとリンパ球が障害局所に登場します。場合によっては好酸球も出現します。これらの細胞の役割については、前に話しましたね（p.60 ～ 61）。

④**修復**　炎症が一段落すると、破壊された組織の修復が始まります。まず血管内皮細胞が増殖、毛細血管が新しく作られ、次いで線維芽細胞の増殖、肉芽形成が見られます。再生能力の高度な組織では、元の細胞の再生も生じます。中枢神経では膠細胞で補われます。障害部分は脱落します。やがてコラーゲンが合成されて、瘢痕が形成されて炎症は終了します。

（3）炎症の時期的分類

　炎症は、障害因子の強さ、作用時間、生体の抵抗性、免疫力、治療などによってその経過が左右されます。その時期によって急性、亜急性、慢性に分類されます（表1）。

表1　炎症の時期的分類

炎症の時期	組織所見	出現細胞
急性期	血管の拡張、透過性亢進、滲出液	白血球主体（好中球）
亜急性期	増殖炎（肉芽形成、組織球の出現）	白血球は減少、リンパ球出現
慢性期	肉芽形成、瘢痕形成	リンパ球、マクロファージ、形質細胞

5.5 炎症の形態学的分類

咲希「炎症はどんな原因で起きても一定の同様の経過をとるとおっしゃいましたが、風邪をひいた場合、咳がひどいケースや、高熱の場合、または鼻水

ばかりのときとか、いろいろ症状が違うのはどうしてですか？」

丹野「炎症は、まず細胞組織の障害から始まりますが、その後、①血管反応、②滲出、③細胞成分の遊出、④修復（増殖性変化）といった一定の経過をとります。炎症反応のどの段階が強く表面に出るかによって、炎症を分類することができます。それにしたがって臨床症状も異なってきます」

（1）実質（性）炎

　肝臓、腎臓などの実質組織細胞の変性や壊死など、退行性病変を主体にするもので、感染症や中毒で生じます。ウイルス性肝炎が代表的な実質炎です。細胞・組織を障害する力が大きすぎて、血管反応などの防御反応が起こらない段階のものです。

（2）滲出（性）炎

　②の血管反応による滲出性変化を主体とするタイプで、血管炎とも呼ばれます。滲出する物質によって次のように分けられます。

●漿液（性）炎　細胞成分の少ない漿液の滲出が目立つ炎症で、間質に生じると炎症性水腫となります。粘膜では特にカタル性炎（漿液性カタル）と呼ばれ、鼻汁がいっぱい出る急性鼻炎や、腸炎（大腸カタル）がこれにあたります。胸腔や腹腔では胸水や腹水になります。

●線維素（性）炎　線維素（フィブリン）を多く含む滲出液を生じるもので、主として粘膜や漿膜に生じ、白っぽい偽膜や絨毛を形成します。偽膜の剥離が容易で、粘膜の変化が軽度のものをクループ炎、粘膜の壊死を伴って、剥離困難なタイプをジフテリア炎といいます。喉に出ると呼吸困難を生じることがあります。

●化膿（性）炎　好中球の滲出を主体とするもので、黄緑色不透明の膿を分泌します。その形態によって次のように分類されます。

　膿瘍：膿が塊状に限局性に出現するもので、肺、肝、脳などにみられます。皮膚では、表皮角質層下に出るものを膿疱、毛嚢や汗腺脂腺にできるものを癤、その融合したものを癰といいます。

　蜂窩織炎（蜂巣炎）：化膿性炎が組織の間隙に入り込むように広がって（浸潤性に及んで）、蜂の巣のように見えるのでこのように呼ばれます。虫

垂炎や、丹毒、指先にできる瘭疽があります。

膿性カタル：粘膜の化膿性炎で、膿が表面から流出します。副鼻腔や胸腔などに膿がたまった場合を蓄膿症といい、副鼻腔の場合、鼻閉（鼻づまり）を生じます。

●出血性炎　程度の差はありますが、炎症には出血を伴い、特に出血が目立つものをいいます。ペスト、細菌性赤痢、痘瘡、インフルエンザなどがあります。

●壊疽性炎　病原体の毒素のために組織の壊死を伴った滲出性炎です。ときに腐敗におちいり、悪臭を放ったり（腐敗炎）、ガスを産生したりします（ガス壊疽）。流産後の壊疽性子宮内膜炎もこれです。

(3) 増殖炎

④の修復期における線維芽細胞や結合組織の増殖が主体となる炎症のことで、慢性肝炎やメサンギウム増殖性糸球体腎炎などがそうです。また、マクロファージやリンパ球の反応を示すチフスや、リンパ節の洞カタル等の場合もあります。後者を繁殖炎として区別する場合もあります。

---

column　特異性炎（特殊性炎、肉芽腫性炎）

特異性炎という疾患があります。増殖炎のなかで、特異的な肉芽腫を形成する一群の疾患で、形態をみればある程度病原を推定できる炎症です。前に炎症は多少の変化はあっても、原因の如何にかかわらず形態的には同様の所見を呈するといいましたが、これだけは別です。

これには、結核の結核結節（図）、梅毒のゴム腫、関節リウマチのアショフ結節などがあります。結核結節は、類上皮細胞からなる肉芽腫で、ランゲルハンス型の巨細胞（①）の出現や乾酪壊死（②）が特徴的で、周囲にリンパ球が浸潤します。

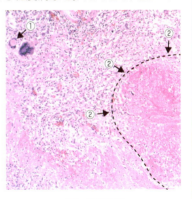

図　結核結節

5.6 感染症総論 〜微生物によって起きる炎症

微生物によって起きる炎症を感染症といいます。その場合、微生物本体によるものと、産生する毒素によるものがあります。

（1）感染症の特性

感染症に対する生体側の反応は、基本的に物理的、化学的原因による炎症と同じですが、原因が生物であるために、与える障害に次のような特性があります。

①生体内で増殖、拡大し、そして、持続的な刺激を維持する。拡大は、連続的に広がるもの、気管や消化管などの管腔に広がるもの、血管を通って広がるもの、リンパ管を通って広がるものの4通りがある。

②一定期間の潜伏期を経てから発病する。

③感染しても、ある程度の条件がないと発病しない場合があり、この場合は不顕性感染と呼ばれる。

④病原体によっては、毒素や種々の炎症を起こさせる催炎物質を産生する。

⑤化学療法によって撲滅されかかった微生物が、新たに力を蓄えて耐性菌を出現させることがある。また、化学療法で強い微生物が排除されて、それまで弱毒菌としておとなしくしていたものが暴れ出すことがある（菌交代現象）。これらを日和見感染という。

（2）感染に対する生体の防御機構

咲希「感染症に対しては、生体は免疫的な抵抗と、炎症反応による防御をすることはおぼろげながらわかってきたんですが、ほかにもあるんですか？」

丹野「もっと単純なものを含めて、防御機構にはいろいろありますので、ここでまとめておきましょう」

● **解剖生理学的抵抗**　皮膚や粘膜は、外からの微生物の侵入を防ぎます。また、涙や唾液に含まれるリゾチームという酵素は、かなり強い殺菌作用を持っています。

● **遺伝的あるいは人種的な抵抗**　病原微生物に対して、人によって、また

は人種や性、年齢によって抵抗性が異なり、素質とか体質の差とかで片づけられてきましたが、近年になって、ある種の遺伝子が関与していることがわかり、これらを免疫反応遺伝子と呼んでいます。

●**白血球貪食作用** 好中球やマクロファージは、微生物、特に細菌を貪食してライソゾームの酵素作用で消化、殺菌します。

●**インターフェロン** 肝細胞などは、ウイルスに感染すると、糖タンパクの一種のインターフェロンを産生します。このインターフェロンは、ウイルス血症を特異的に改善する作用があります。この機能は、C型肝炎の治療に応用されて、大きな成果をあげています。

●**免疫による防御** 細胞性・体液性免疫は、感染の発症の防御、抵抗に大きな役目をなします（p.59）。

 感染症のいろいろ

咲希「感染症の原因になる微生物はどのくらいあるんですか？」

丹野「私にもわからないくらいたくさんあるのですが、ヒトに生じるものは数百かと思われます。病原微生物は、その大きさや増殖パターンによって細菌、ウイルス、真菌、リケッチアなどに分類されているのは知っていますね。感染症による死亡率は、抗生物質の発達で激減しましたが、新たな耐性菌の出現や日和見感染など、問題は山積しています。ここでは、代表的なものと、近年注目されているものについて勉強しましょう」

(1) 細菌感染症

●**ブドウ球菌感染症** 化膿菌の代表的なもので、皮膚に多く、癤や癰（いわゆる『おでき』）を形成します。ほかに化膿性肺炎や骨髄炎の原因となり、重篤な結果を招くことがあります。なかでもMRSA（メチシリン耐性黄色ブドウ球菌）は院内感染としてはしばしば集団発生し、抵抗力の弱い高齢者や乳幼児の発病、死亡が、社会問題となっています。

●**連鎖球菌感染症** 猩紅熱、丹毒、心内膜炎などの原因菌で、出血傾向が強く、化膿菌ですがブドウ球菌に比べ、薄い膿を生じます。自己免疫疾

患としてのリウマチ熱や、糸球体腎炎も連鎖球菌によるものです。

● **淋菌感染症**　性病で最も多く、免疫が成立しないで、繰り返し感染、発病する場合があります。尿道の化膿性カタルを生じて、男性では副睾丸炎、女性では卵管炎をきたして不妊症の原因になります。

● **クロストリジウム感染症**　クロストリジウム群は嫌気性菌で、毒素を産生し、ボツリヌス中毒、破傷風などの神経親和性疾患の原因となります。また創傷から感染するガス壊疽は、蜂窩織炎（p.66）を生じ、悪臭を放つガスを産生します。

● **ペスト**　本来はネズミの疾患で、ヒトにはノミを介して感染します。出血傾向が強く、速やかに敗血症におちいって死亡します。皮下出血のため、皮膚が黒くなるために黒死病と呼ばれます。かつてヨーロッパで大流行しました。

● **コレラ**　インドに定着している感染症で、ビブリオ菌の一種によります。かつてはしばしば大流行を生じ、数万人の死者を出したこともあります。菌体内毒素のため激しい下痢、嘔吐、脱水を生じて死に至ります。小腸粘膜の萎縮と脱落が見られます。今日でも散発的に発生を見ます。

● **サルモネラ感染症**　代表的なものに赤痢菌とチフス菌感染症があります。細菌性赤痢は、経口的感染した菌が大腸で増殖、内毒素によってカタル性病変を生じ、次いで壊死、潰瘍を形成、出血性下痢をきたします。

　腸チフスは、同じく経口感染で、皮膚の発疹や、リンパ節にチフス結節と呼ばれる肉芽腫を形成します。また菌体毒素によって心筋や腎の変性をきたします。

● **大腸菌感染症**　（夏季の）食中毒の原因の大きな部分を占めています。近年集団発生して多数の死者を出している病原性大腸菌 O-157 は、出血性大腸炎の原因菌で、社会問題になりました。ほかにも腹膜炎や虫垂炎、胆嚢炎などを生じる大腸菌があります。

● **結核**　化学療法の発達や BCG 接種などで結核の発病も死亡率も激減しましたが、依然としてある程度の発生は認められます。通常は、気道から感染し、呼吸器を介してリンパ行性、血行性、管腔性に拡散します。特異

的な類上皮細胞肉芽腫である結核結節（p.67）を形成する特異性炎です。ラングハンス型巨細胞の出現を伴い、進行すると乾酪壊死（p.37）、空洞形成など特徴的な所見を示します。

●**ハンセン病**　ハンセン病（らい病）は、らい予防法が廃止になり、患者の名誉が回復され、通常の感染症として扱われるようになりました。らい菌の感染力は極めて弱く、乳幼児期の濃厚で頻回の接触による飛沫感染などが考えられています。また感染後長期の潜伏期の後に発病します。T細胞の関与により細胞性免疫能に依存しているとされています。主として皮膚粘膜および神経をおかし、形質細胞と泡沫細胞と呼ばれる特徴的なマクロファージよりなる肉芽腫を形成して、組織の変形をもたらします。特異性炎の1つです。

（2）真菌症

咲希「先生、真菌症っていうのは、カビに感染する病気なんですか？」

丹野「真菌はカビの仲間で、真菌症といえば従来は水虫やタムシ（頑癬）などといわれる皮膚病が大半でした。ところが最近は、抗生物質の発達による菌交代現象＊や、ステロイド剤の多用、免疫不全症候群などによる日和見感染症が多くみられます。おとなしくしていた真菌の活躍による、内臓の真菌症が増えているのです」

●**カンジダ症**　カンジダは普段から体の中にいるカビ（常在菌）で、宿主の免疫力の低下によって内因性の感染症を生じます。生殖器、消化管（p.135）、肺に多くみられます。潰瘍や膿瘍を形成し、壊死部に菌塊を認めます。

●**アスペルギルス症**　肺に好発しますが（p.169）、他の部分にも見られます。ときにアスペルギローマと呼ばれる結節状の病変部を形成して、結核や腫瘍との鑑別が困難な場合があります。

●**クリプトコッカス症**　主として鳩の排せつ物から、あるいは土壌中から気道感染し、肺病変を生じます。しばしば髄膜や脳実質に嚢胞性の病巣を形成し、運動障害や知覚障害といった脳の症状から発症します。

●**その他の真菌症**　わが国では、ほかにアクチノミコーシス、ムーコル症、ノカルジア症などの内臓真菌症がみられます。

＊［**菌交代現象**　microbial substitution］　常在細菌の勢力分布が、宿主の状態や、治療によって変化すること。

(3) リケッチア感染症

リケッチアは、生きた動物細胞内においてのみ増殖が可能な小型の微生物。ノミ、シラミ、ダニなどの節足動物の媒介でヒトに感染します。

●**発疹チフス**　シラミの刺傷から感染して血管内で増殖し、出血壊死を伴うチフス結節を形成、皮膚の発疹と脳症状を呈します。肺、肝臓などにも感染します。

●**ツツガムシ病**　アカムシが媒介し、発疹とともに脳、心臓の血管炎および間質性肺炎をきたします。

(4) スピロヘータ感染症

咲希「スピロヘータといえば、梅毒が思い浮かびます」

丹野「よく思い浮かびましたね。スピロヘータとはらせん状の形をして独特の動きをする細菌群で、ヒトに病原性を示すものだけでもワイル病、回帰熱、鼠咬症など、たくさんありますが、比較的まれです」

●**梅毒**　代表的な性行為感染症で、皮膚粘膜の小さな傷から感染します。まれには輸血や、胎盤を通しての先天性感染があります。病変は初期硬結、血管炎の第1期、皮膚病変を生じる第2期、内臓にゴム腫と呼ばれる類上皮細胞や形質細胞よりなる肉芽腫を形成する第3期に分けられます。第3期には神経に及んで、進行性麻痺や運動失調を起こす脊髄癆におちいることがあります（p.204）。近年では抗生物質により定型的な梅毒は減少していますが、非定型的な経過をとる場合が多いようです。

(5) クラミジア感染症

クラミジアは、生きた動物細胞内においてのみ、増殖が可能な微生物です。一群のウイルス状の病原体感染症で、それぞれ感染細胞質内に特徴的な封入体を形成します。封入体とは、増殖中のクラミジアの病原体の塊からできた袋です。クラミジアは、増殖サイクルに特殊性がある点で、ウイルスの感染症とは違います。クラミジアの感染症には次のようなものがあります。

●**オウム病**　オウムやインコなどの糞便から気道感染して、間質性肺炎をきたすほか（p.166）、脾腫や肝臓、腎臓の病変を伴います。

●鼠径リンパ肉芽腫　第四性病とも呼ばれる性行為感染症です。化膿性リンパ節炎を生じ、慢性化すると結合組織の増生をきたします。

●トラコーマ　プールなどで眼の粘膜に感染します。カタル性結膜炎で始まり、リンパ濾胞形成や上皮の増生などで、眼の粘膜に瘢痕形成をきたす場合があります。

(6) ウイルス感染症

　ウイルスは一番小さい病原体で、ウイルス感染症は、ほかの感染症と異なった多くの特徴があります。

●ウイルス感染症の特殊性　一番大きな特徴は、自分の気に入った、生きた細胞や臓器のみでしか増殖しないことです。これを臓器親和性*といいます。また、感染局所、リンパ節、親和性臓器と3段階に分かれて増殖するのがうかがわれます。感染細胞は変性、壊死（p.35）におちいり、持続的な障害を受けます。また、ウイルス感染した細胞の核内の遺伝機構を障害し、細胞の性格を変えたり、腫瘍化したりします。ウイルスの塊が、核内または細胞質内の封入体として観察される場合が多く、ときに細胞を融合させて巨細胞を出現させます。

●皮膚粘膜のウイルス感染症

　麻疹：はしかのことで、乳幼児に多く、接触感染します。コプリック斑と呼ばれる口腔内の頬の粘膜の発赤で始まり、次いで全身の発疹、発熱を生じます。通常は10日前後で炎症は治まり、治癒しますが、ときに脳炎や肺炎を合併して重篤な結果を招きます。細胞性免疫の関与が大きく、生涯免疫を獲得します。

　風疹：麻疹とよく似た臨床経過をとりますが、通常は軽症で済みます。しかし、生殖器にも親和性を示して、妊娠初期の妊婦が感染すると胎児に奇形を生じる場合があります。

　痘瘡：天然痘のことで、特異的な痘と呼ばれる発疹を生じ、水疱、膿疱を合併、瘢痕を残して治癒しますが、出血型の場合は急激な出血のため死に至ります。ジェンナーによる種痘（ワクチン）の開発以来、発生が激減し、1980年WHOが絶滅宣言を出しました。

＊［親和性　tropism］　ウイルスが、ある細胞や組織に対し、特に好んで感染・増殖する場合、その細胞や組織に対し「親和性を示す」といいます。

ヘルペスウイルス感染症：ヘルペスウイルスは疱疹ウイルスともいいます。ヘルペスウイルスの感染症である単純性疱疹は小児に多く、口内炎や口唇炎を生じます。一方、帯状疱疹は神経にも親和性を示し、疼痛を伴います。子宮頸部に感染することもあり、発がんとの関連性が疑われています。

●**手足口病**　近年小児を中心に再び流行している、コクサッキーウイルス、エンテロウイルスの感染症です。飛沫感染、あるいは経口感染により生じ、手、足、口粘膜の発赤、小水疱形成がみられます。予後は比較的良好で、1〜2週間で治癒します。

●**流行性耳下腺炎**　ムンプスウイルスの感染により発症し、おたふく風邪とも呼ばれます。生殖器にも親和性を示し、睾丸炎、卵巣炎を生じて不妊症をきたすことがあります。

●**エボラ出血熱**　エボラウイルスによる急性熱性疾患であり、エボラウイルス病（Ebola virus disease；EVD）とも呼ばれます。この病気は1976年6月にザイールのエボラ川付近出身の男性に発見されたため、ウイルスの名はエボラウイルスと名づけられました。食用のコウモリからの感染が推測されています。特徴的な症状はなく、発熱が生じ、口腔、歯肉、結膜、鼻腔、皮膚、消化管など全身出血、吐血、下血などが見られます。死因は内出血や多臓器機能障害で、致死率は非常に高く、50〜80％程度です。現在は、有効な医薬品は研究開発中ですが、エボラ出血熱感染後回復した元患者の血液や血清の投与が有効な治療法となっています。

●**MERS（Middle East respiratory syndrome）コロナウイルス感染症**

　SARS（p.171コラム参照）コロナウイルスに似ていますが、異なる種類のコロナウイルス感染による疾患で、突然発生する肺炎を主症状とし、重症の場合は下痢や腎不全などの症状も現れます。2012年、イギリス・ロンドンにて中東へ渡航歴のある人で確認されました。死亡率が40〜50％前後の危険な感染症です。

column 新型コロナウイルス感染症（COVID-19）

　2019年12月、中国湖北省武漢で最初に確認された新型コロナウイルス（SARS-CoV-2）感染症は、急速に世界中に拡散し、翌年WHOはパンデミックと認定し、COVID-19と命名しました。わが国では翌年に指定感染症、次いで検疫法に基づく検疫感染症に指定され、緊急事態措置等がとられ、感染防止のため社会生活に大きな影響を及ぼしました。レストランの営業制限、あるいは職場・教育機関のテレワーク推奨など、経済的にも大きな打撃を与えました。ワクチンが唯一の積極的な予防法ですが、今回の新型ウイルスは1本鎖のRNAウイルスで遺伝子構造が不安定のため、変異株が次々に出現して、対応に追われました。現代では、第一次世界大戦中の1918年米国カンザス州陸軍基地で発生したパンデミック、いわゆるスペイン風邪（全世界で概ね感染者5億人、死者5千万〜1億人、H1N1亜型ウイルス感染症）に次いで多くの犠牲者を出しています。

　病理学的にはこのウイルスは主として肺胞上皮と血管内皮細胞をターゲットとし、肺胞上皮の剥離、出血、血栓形成、間質の線維化、高度の炎症細胞浸潤などで早期に呼吸困難をきたして重篤な場合は短期間で死に至ります。正確な統計ではありませんが、世界中で感染者約5億人、死者約3500万人を数え、わが国でも感染者延べ3400万人、死者約3万5千人を生じました。COVID-19も2022年にはピークを越え、2023年5月に至り、わが国では季節性インフルエンザと同等の5類感染症に指定され、現在（2025年）では生活環境がコロナ以前に戻りました。パンデミックは今後も数十年ごとに起きる可能性があります。あらゆる事態に備えて感染防御、新しい治療法の開発などが求められています。

（2025年2月一部改稿）

●**デング熱**　デングウイルスによる熱帯病で、蚊の吸血を通じて、ヒトからヒトへ移ります。東南アジア、南アジア、中南米で患者の報告が多くあります。この病気は、はしかのような皮膚発疹を伴う発熱、頭痛、筋肉痛、関節痛を症状とします。有効なワクチンや特別な治療方法がないため、まずは蚊に刺されないことです。治療では、対症療法が行われます。

●**ノロウイルス性胃腸炎**　ノロウイルス（*Norovirus*）感染による消化管疾患で、下痢や嘔吐を主症状とします。感染者の糞便や嘔吐物から感染す

る経路と、川などにいるノロウイルスが蓄積された貝類による食中毒が原因になります。比較的軽症の経過を示し、死に至ることはまれです。

●**神経、肝臓、呼吸器などのウイルス感染症**　各論で勉強しましょう。

咲希「デング熱のことをテング熱だと思っていました」

丹野「流行地域に旅行した日本人が感染するケースもありますし、2014年には約70年ぶりに日本国内で感染する症例がみられました」

（7）原虫*感染症

●**マラリア**　マラリアは蚊（ハマダラカ）の媒介で発症し、赤血球の破壊、脾腫を起こして高熱を伴います。

●**赤痢アメーバ**　腸管に寄生し、肝膿瘍ひいては肝硬変をきたします。

●**ニューモシスチス・カリニ肺炎**　免疫能の低下に伴って発症するもので、近年ではエイズの合併症としてクローズアップされています。

　そのほかの原虫感染症としてはトキソプラズマ症、トリパノゾーマ症などがあります。

第 5 講 の ま と め

●炎症とは、身体に侵襲が加わったときに起きる防衛反応で、有害因子の排除や、障害部位の修復などの作用がある。

●免疫とは、外部から侵入する微生物や蛋白質、あるいは体内で産生される免疫物質を異物（抗原）として認識、抗体を作って、抗原抗体反応を起こして自己を守ることである。

●炎症や免疫では単球、マクロファージ、樹状細胞、好中球、好酸球、好塩基球、リンパ球などの細胞と、Bリンパ球が分泌する免疫グロブリンや、種々の化学物質が主役をなす。

●炎症の原因には、物理的、化学的、生物学的（感染症）なものがある。

●炎症は、形態学的に実質炎、滲出炎、増殖炎に分類される。

●感染症の原因微生物として、細菌、真菌、リケッチア、スピロヘータ、クラミジア、ウイルス、原虫、寄生虫などがある。

＊［原虫　protozoa］　原虫とは「原生動物」と呼ばれている単細胞生物ですが、この中にはヒトに寄生して病害を与えるものがあります。

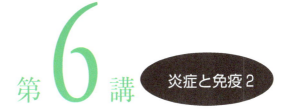

第6講 炎症と免疫2
アレルギーと臓器移植

咲希「壮健くん、まだ風邪が治らないの？ 鼻水がずるずる出ているわよ」
壮健「風邪は治ったんだけど、昨日、部屋の掃除をしたら、急に鼻水とくしゃみが出てきて。たぶん、ハウスダストだと思うんだ」
咲希「ハウスダストって？」
壮健「部屋の中のほこりやチリ、それにダニなどが抗原となって、アレルギー反応を起こすんだよ」
咲希「へえ、面白そう、丹野先生に聞いてみようっと」

アレルギー（allergy）

（1）アレルギーとは？

　過剰な免疫反応による炎症性の組織障害のことをアレルギーまたは過敏症といいます。これには液性抗体による即時型と、細胞性免疫による遅延型があります。アレルギーでは好酸球増多が見られますが、理由ははっきりしません。

咲希「友達の佳代ちゃんは、牛乳を飲むと発疹が出るんですが、これもアレルギーですか？」
丹野「牛乳にはさまざまな種類の蛋白が含まれているので、抗原となりえます。アレルギーの原因となる物質をアレルゲンといいます」

（2）アレルギーの分類

　Coombs（クームス）と Gell（ジェル）という研究者が、アレルギーを4つのタイプに分けました（表1）。

6.1 アレルギー（allergy）

　I型（アナフィラキシー反応）：一度抗原に感作されて、2度目以降に同じ抗原が体内に入ってきたときに、抗原作用後数分で生じる即時型の過剰な免疫反応です。気管支喘息や花粉症、じんま疹、食物アレルギー、薬物アレルギーなどがこれにあたります。この反応の際に働く抗体はIgE抗体で、レアギンと呼ばれます。特に激しい1型のアレルギー反応は「アナフィラキシーショック」と呼ばれ、呼吸困難などの全身症状を生じ、死に至ることもあります。

　II型（細胞障害型）：細胞表面の抗原に細胞障害抗体が作用して細胞を破壊する即時型アレルギーです。オプソニン作用*を伴って生じます。血液型不適合輸血に代表されます。

　III型（免疫複合体型）：糸球体腎炎など、免疫グロブリンや補体の複合体によって生じる即時型のアレルギーです。

　IV型（遅延型過敏症）：感作リンパ球（T細胞）が主役の、細胞性免疫による遅延型アレルギーです。結核や、うるしによる接触性皮膚炎がこれです。

壮健「この分類は1963年につくられたそうですね。もう50年以上もたったんですね」

丹野「アレルギーについては、まだわかっていないことも多いのですが、これからいろいろなことがわかっていくでしょう」

表1　アレルギーの分類

型		疾患例	反応の主役
I （アナフィラキシー反応）	即時型	ペニシリンショック、気管支喘息、じんま疹、腸管アレルギー、胃腸管アレルギー	IgE （レアギン）
II （細胞障害型）	即時型	不適合輸血、溶血性貧血、グッドパスチャー症候群	IgG、IgM
III （免疫複合体型）	即時型	血清病、糸球体腎炎、多発性結節性動脈炎、関節リウマチ	免疫複合体
IV （遅延型過敏症）	遅延型	結核（ツベルクリン反応）、接触性皮膚炎移植の拒絶反応	感作リンパ球（T細胞）

＊〔**オプソニン作用　opsonization**〕　抗体などが、抗原に結合することで、マクロファージなどの貪食作用を促進させることを、オプソニン作用といいます。

臓器移植（transplantation）

壮健「最近、全ての臓器移植に健康保険が適用されるようになったそうですね。僕も肝臓と角膜（眼球）の臓器提供の意思登録をしています。ところで、同じ人間、ヒトどうしの移植なのになぜ成功や失敗のケースがあるんですか？」

丹野「微生物などに感染すると、人体は微生物を異物として免疫学的に排除しようとしますよね。それと同じように、移植された組織片を、体にとっての異物として認識してしまい、排除しようとする免疫反応が起きるために、移植に失敗する例があるのです」

（1）移植の種類

移植というのは、移植片（グラフト）を、供与者（ドナー）の体から採取して、宿主（ホスト、レシピエント）に植えることをいいます。

①**自家移植**：自分自身の体の一部を、自分の体の他の場所に移植することをいいます。たとえば腕に火傷をおったときに、お尻の皮膚を腕に移植するなどです。

②**同系移植**：親子や兄弟間のように、遺伝子構成のほぼ同じ者どうしで行われる移植をいいます。

③**同種移植**：同じ種（ヒトどうし）間の移植ですが、遺伝子構成や移植抗原（HLA抗原、後述）の異なる場合です。

④**異種移植**：ブタの心臓の弁をヒトに移植するように、異なった種間での移植です。

（2）拒絶反応

移植片がうまく着かないで脱落する現象を拒絶反応といいます。拒絶反応は、通常1回目の移植では一定の期間を経てから徐々に生じますが、同じ供与者から2回目の移植を行うと、即時に激しい反応を起こします。この場合の拒絶反応は、1回目の移植で生じた抗体がすぐに反応したもので、免疫現象の1つといえるでしょう。拒絶反応を生じる抗原を、移植抗原と

いいます。

　移植抗原の特異性は、組織適合遺伝子によって定められます。これは種によって異なり、ヒトでは HLA（ヒト白血球抗原）と呼ばれています。

（3）移植の条件

壮健「移植を成功させるにはどうすればいいんですか？」

丹野「移植の成否には免疫が大きく関与しているのはわかりましたね。つまり免疫反応を抑えることが大切です。具体的には次のような条件を備えれば成功の確率が高まります」

　　・自家移植か同系移植であること

　　・臓器移植の構造が単純であること

　　・移植片が新鮮で生活力が高いこと

　　・移植片と同じ組織への移植（同所移植）であること

　　・感染の防御

　　・HLA 遺伝子が一致していること

（4）移植片対宿主反応（GVH 反応）

　移植片が、逆に宿主の組織を異物として認識して免疫反応を引き起こすことがあり、これを GVH 反応といい、急激な反応により死をきたす場合があります。特に輸血で起きることがあり、近年では血液製剤を事前に放射線照射して、免疫能を落としてから輸血を行うようになりました。

6.3 自己免疫疾患（autoimmune disease）

咲希「免疫反応は、外から体内に入ってくる抗原物質や微生物に対して起きるんですよね」

丹野「かつてはそのように思われていたんですが、近年になって、溶血性貧血をはじめとして自分の成分や産生物が抗原になって、自己抗体を産生して免疫反応を生じることがわかってきました。このようにして生じる疾患を自己免疫疾患と呼ぶようになりました」

咲希「なぜ自分の成分に反応してしまうんですか？」

丹野「いろいろな説がありますが、バーネットという人が考えた説では、自分

に対する免疫担当細胞のクローン（禁止クローン）が、胎児期に消去されるはずであるが、それが生後に復活し、自分に対して免疫反応を起こしてしまうようです。また、感染や抗原刺激、あるいは遺伝因子による免疫調節機構の異常によるものであるという意見もあります。この場合、自己抗体産生を抑制する制御性T細胞（regulatory T cell）の調節異常をきたして、自己抗原に対して過剰な抗体産生を生じ、自己免疫疾患におちいるというわけです。ちょっと難しいかもしれませんが、ほかにも種々の説があります」

壮健「自己免疫疾患には、どんなものがありますか？」
丹野「大きく分けて全身性のものと臓器特異的なものがあります」

（1）全身性自己免疫疾患

　膠原病と呼ばれる疾患群がこれで、共通した所見として血管炎と結合組織のフィブリノイド変性（類線維素変性）*が見られます。これには全身性エリテマトーデス（SLE）をはじめとして関節リウマチ、結節性動脈周囲炎、皮膚筋炎、強皮症、シェーグレン症候群などがあります。メインの病変部位によって病名が定められています。また、それぞれ疾患特有の自己抗体があります（表2）。膠原病（p.246）は女性に圧倒的に多くて、しかも10歳代後半から20歳代前半の若い人にも多く発症します。代表とし

表2　全身性自己免疫疾患

疾患	自己抗体	標的臓器
慢性甲状腺炎（橋本病）	抗ミクロソーム抗体	甲状腺
関節リウマチ	リウマチ因子	滑膜
全身性エリテマトーデス（SLE）	抗核抗体、抗DNA抗体	腎臓、皮膚など
強皮症	Scl-70抗体	皮膚
多発性筋炎、皮膚筋炎	—	筋組織、皮膚
シェーグレン症候群	SS-A抗体、SS-B抗体	涙腺、唾液腺

＊［フィブリノイド変性（類線維素変性）fibrinoid degeneration］　血管炎による血管壁の透過性の亢進によって、血液を凝固させるフィブリンなどが、血管外へ遊出、沈着することで壊死を伴います。膠原病に共通の所見です。

て全身性エリテマトーデス（SLE）について詳しく説明しましょう。

● **SLE**　SLE は主として DNA や、核小体を抗原とした抗核抗体を自己抗体としています。臨床的には皮膚の発疹、特に特徴的なのは、顔面に出る蝶形紅斑です。また、ループス腎炎と呼ばれる糸球体毛細血管基底膜の肥厚を生じる病変、疣贅性心内膜炎（p.119）などが見られます。血中に LE 細胞の出現や高グロブリン血症が見られます。

（2）臓器特異的自己免疫疾患

壮健「自己免疫疾患はどの臓器に多いんですか？」

丹野「ほとんどすべての臓器にみられますが、甲状腺、腎臓、血液などに目立ちますね。ここでは代表としてバセドウ病について勉強しましょう」

● **バセドウ病**　バセドウ病の患者の血中に、甲状腺刺激ホルモン（TSH）受容体に対する自己抗体（LATS と呼ばれる）があることがわかり、その働きによる自己免疫疾患であることが判明しました。臨床的には甲状腺肥大、眼球突出、心悸亢進（動悸）を生じ、検査所見では基礎代謝率の上昇、血中ヨードの増加が見られます。

6.4　免疫不全症候群

壮健「エイズは免疫力が低下する疾患だと聞いていますが……」

丹野「そうです。免疫力が低下する状態を免疫不全症候群といって、先天性のものと後天性の場合があります」

（1）先天性免疫不全症候群

　まれな疾患群で、遺伝的または先天的に免疫担当のリンパ球（T 細胞または B 細胞）の機能不全を生じることがあります。いずれも染色体異常や遺伝子の異常によります。

（2）後天性免疫不全症候群

　移植手術に伴う免疫抑制療法や、ステロイド治療などで、後天的な免疫不全症を生じる場合があります。ほかにも種々の原因で免疫不全状態におちいりますが、一番の社会問題となっているのがエイズです。

●**エイズとは** エイズ（AIDS；acquired immunodeficiency syndrome）は、レトロウイルス*の一種であるHIV（human immunodeficiency virus）の感染によって生じ、免疫機能の高度な低下をきたす疾患です。エイズウイルスはCD4陽性T細胞（ヘルパーT細胞とも呼ばれる）に入り込んで、その膜機能を破壊、細胞自体を死滅させます。ヘルパーT細胞が死滅してしまうことにより、免疫の機能が正常に働かなくなってしまうのです。

●**エイズの臨床像** 感染経路は、血液製剤の輸血、性交、感染注射針などがありますが、血友病患者への輸血による感染は大きな社会問題となりました。臨床的には、免疫不全によるカリニ肺炎（p.170）やサイトメガロウイルス感染症（p.169）、カポジ肉腫をはじめとする腫瘍の発生などを生じ、予後はきわめて不良です。また、発症していないウイルスのキャリア（保菌者）にも感染力があり、潜伏期も最長10年と長く、蔓延を防ぐ決め手がなく、東部・南部アフリカを中心として、いまだに感染者および発症者は出現し続けています。いまだ有効なワクチンは開発されていませんが、近年になって抗HIVウイルス剤が製造され、わが国では2010年頃をピークにHIV感染者、エイズ発症者ともに急激に減少しています。

第 6 講 の ま と め

●アレルギーは、過剰な免疫反応による、炎症性の組織障害のことを指し、即時型と遅延型があり、I〜IV型に分類される。

●臓器移植には、自家移植、同系移植、同種移植、異種移植がある。

●自家移植がもっとも成功率が高く、異種移植としては、現時点では、ブタの心臓弁など構造の単純な臓器移植が試みられている。

●自己の成分や、体内産生物を抗原として認識、抗原抗体反応を生じることがあり、自己免疫疾患と呼ばれる。代表的なものに、膠原病がある。

●免疫不全症候群には、先天性のものと後天性のもの（エイズなど）がある。

＊［**レトロウイルス retrovirus**］ レトロウイルスは、RNAを遺伝物質として持ち、RNAからDNAへの逆転写酵素を持つウイルスです。多くは細胞増殖と共に増殖するパターンを示しますが、HIVは細胞破壊性に増殖します。

第7講 腫瘍
がんの姿・形

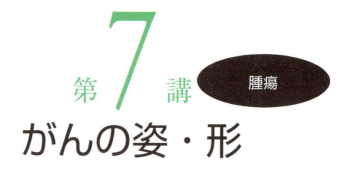

丹野「さて、この図1を見てください。これは日本人男性の三大死因を年度ごとに追ったものですが、最近のトップを走っているAの線にあたる病気はなんだと思いますか？」

壮健「それは、がん（悪性新生物）です」

丹野「ほお。よく勉強していますね。日本では年間38万人以上ががんで倒れ、1981年に脳血管障害を抜いて以来、死因のトップになっています。しかも、40～50歳代の働き盛りの、社会でも家庭でも中心になっている人が多くかかるため、その影響は計り知れないものがあります」

咲希「がんって、良性と悪性があったり、腫瘍って言ったり、いろいろな言い方があって混乱しています」

丹野「では、少しずつ説明していきましょう」

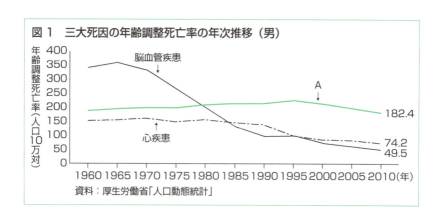

図1　三大死因の年齢調整死亡率の年次推移（男）
資料：厚生労働省「人口動態統計」

7.1 がんとは

(1) 腫瘍

生体の細胞が過剰に増殖してしこり（腫瘤）を形成する場合を腫瘍といいます。腫瘍のうち、生体の制御から外れて自律的に無限の細胞増殖をきたすものを悪性腫瘍、一般的には「がん」と定義しています。言いかえれば、がんとは、生体の中に無限の増殖をする別の異常な生体が生じるようなものです。

(2) がんの分類（図2）

腫瘍には大きく分けて、良性と悪性、上皮性と非上皮性があります。悪性上皮性腫瘍をがん腫（あるいは狭い意味でのがん）、悪性非上皮性腫瘍を肉腫*（p.86脚注）と呼びます。

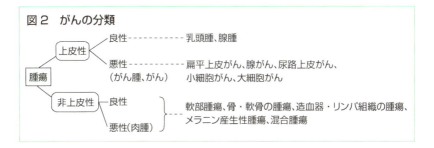

図2 がんの分類

---

column　がん（癌）はカニ？

がん（cancer、癌腫 carcinoma）は厳密には、悪性上皮性腫瘍のことをいいますが、一般的に悪性腫瘍全体のことを指す場合が多くみられます。cancerというのは、本来カニ（蟹）の意味で、カニの足が広がっている様子が、がんが周囲の組織に浸潤している肉眼像に似ていることから名づけられました（図）。カニ屋さんのお店の看板をみると、理解しやすいですね。また、かに座の人には申し訳ありませんが、かに座のことも英語で、cancerといいます。

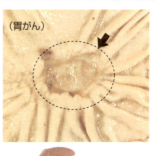

図　がんの肉眼像とカニ

がんの発生

咲希「がんは早期発見が大切だといわれていますが、がんの進行は早いのですか？」

丹野「はい。正常の細胞ががん細胞になって、増殖するわけですが、1. 潜伏期、2. 前がん状態、3. 早期がん、4. 進行がんという過程を踏むとされていて（図3）、特に進行がんの段階になると、急激に進行します」

（1）がんの潜伏期

細胞ががん細胞化することが運命づけられてから、臨床的にがんと判明するまでの期間を潜伏期といいます。この潜伏期は、通常、がんがはっきりしてから死に至るまでの期間の3倍はあるとされています。しかし、潜伏期もがんの種類や患者の年齢などによりさまざまで、幼児に発生する小児がんは潜伏期は短く、広島長崎の原爆やチェルノブイリの原発事故による白血病の発生には10年以上の潜伏期を要しました。

（2）まだがんではない前がん状態 〜先行病変

ある臓器に何か病変が起こったとします。その病変からがんが発生する確率が高い場合、その病変を前がん状態といいます。つまり細胞ががんになる第一歩を踏み出した状態です。肺の扁平上皮化生や胃の腸上皮化生はがん化の第一歩とされ、異形成を経て発がんするとされています（p.42〜43）。もちろんすべての化生病変ががん化するわけではなく、ごく一部です。異形成はがんとは断定できないけど、正常ではない変化で、前がん状態であるといってもいいでしょう。

また肝細胞がんと肝硬変、胆嚢がんと胆石、乳がんと乳腺症などもその関連性を指摘する人もいます。

（3）早期がん

がんは、発生初期は増殖が限られていて、周囲へ広がってはいません。この時期を早期がんまたは初期がんといいます。具体的な定義は各臓器ごとに異なっています。胃および子宮頸部では粘膜内と粘膜下層までに限局

＊［肉腫 sarcoma］ 間葉系組織（非上皮系組織、p.25参照）由来の、悪性腫瘍のことで、上皮性と異なるのは、細胞間結合がなく、間質をもたない点です。sarco-というのは肉の意味で、-omaは腫瘍の接尾語です。

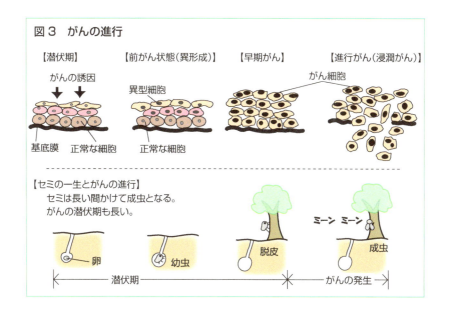

しているものをいいます。この時期に発見できるかどうかが、予後（病気の治り具合）に大きく関係し、早期がんのうちに切除すれば、ほぼ100％再発しないとされています。

7.3 がんの増殖と転移

(1) どうやって増えるのか（図4）

ヒトの正常の細胞は、細胞分裂をすると、2つに増えた細胞のうちの1つは死滅して、結局細胞の数は増えません。がん細胞は、2つとも生き残って、それらがまた短い期間で分裂し、4つになり8つになり、いわゆるネズミ算式に増え続けます。がん組織が2倍に増えるのに要する時間は、1～3か月といわれています。

(2) どのように増えていくのか（図5）

増殖方式は、風船が膨らむように増える膨張性と、水が砂に浸み入るように組織の間隙（すきま）にがん細胞が増殖する浸潤性があります。膨張性は悪性度が低く、浸潤性の悪性度は高いとされています。また、腹腔や

7.3 がんの増殖と転移

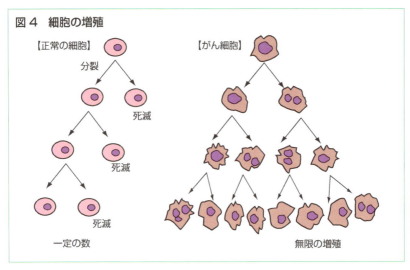

図4 細胞の増殖

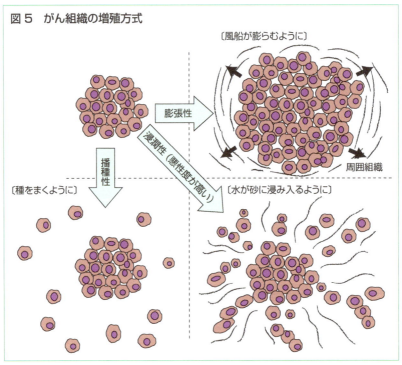

図5 がん組織の増殖方式

胸腔では、種を直接まくようにがん細胞が増える播種性増殖をします（がん性腹膜炎、がん性胸膜炎）。

(3) がんの転移

腫瘍細胞が、元々あった場所（原発巣）から、別の場所へ広がって、病巣をつくる場合を転移するといいます。

臓器には、がんが転移しやすい臓器としにくい臓器、また転移を受けやすい臓器と受けにくい臓器があります。これは、臓器に血管やリンパ管が多く通っているかどうか、がん細胞に転移を生じやすい素因があるかないかに関係しているようです。

転移の生じるメカニズムは比較的単純です。がん組織から遊離したがん細胞が、血管やリンパ管内に侵入、流れに乗ってほかの臓器組織の部分へ行き、そこで内皮細胞に付着、脈管外へ脱出してそこで増殖するわけです（図6）。転移の成立には血液の性状、がん細胞の結合の程度など種々の条件があります。転移のパターンには血行性とリンパ行性のほか、特殊なものとして消化管や尿路を介しての管腔性のものがあります。

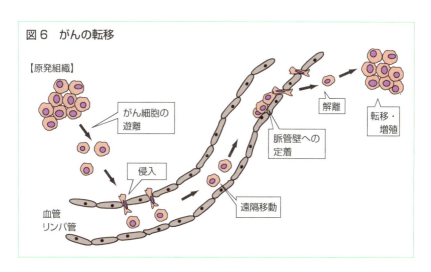

図6　がんの転移

がんの形態

咲希「父が、会社の健康診断で胸のX線写真を撮ったら、肺がんの疑いがあるといわれて精密診断を受けたんですけど、結局、古い結核の後の瘢痕とわかりました。先生、がんって見分けにくいんですか？」

丹野「病理組織的な診断では、はっきりわかりますが、X線などの間接的な画像診断では、わかりにくいこともあります。そのために、生検をしたり、内視鏡診断をするのです」

(1) がん組織は、肉眼でも区別できる？ ～がんの肉眼的形態

　一般的に、がんは細胞と細胞の隙間に入り込むように浸潤性に増殖するため（p.88 図5参照）、周囲との境界が不鮮明で、色も灰白色で硬くなります。また、がん組織の増殖に栄養の供給が追いつかなくて、中心部が壊死におちいり、多くの場合、出血を伴います。それで胃がんで吐血を生じたり、肺がんで喀血したりするのです。良性の病変部は通常、境界が鮮明なので、がんとは区別がつきます。

(2) がんを顕微鏡で見ると ～がんの組織学的形態

●**がんの顕微鏡像**　がんか良性かをはっきりさせるには、顕微鏡で見るとよくわかります。最初に胃がん組織の標本を見ましたよね（p.2）。

　がん細胞は、大きさが不揃いで、核が大きく、核と細胞質の体積比では核の部分が大きくなります。また、クロマチン*が増えて、核分裂像が多く見られます。浸潤性の増殖をするため、組織学的に正常部分との境界が不鮮明です。

●**がんの形態から見た分類**　がん細胞はその発生組織に似た形をしているので、発生源を推定できますが、ときに形が大きく変わり、どこから出たかわからない場合があり、それを未分化がんといいます。間質の量に注目して、線維性の間質が多くて硬いがんを「硬（性）がん」、間質が少なくて、比較的軟らかいがんを「髄様がん」と呼びます。肉腫（悪性非上皮性細胞）は、間質がなく、すべて腫瘍細胞からなっています。

---

* ［**クロマチン　chromatin：染色質**］　細胞核にあるDNAと蛋白質の複合した物質で、分裂活動が高く、未熟な細胞ほど量が多く見られます。

> **column** **がんの増殖**
>
> がん細胞は無限の増殖をすると先程話しましたが、どんながんでもそうかというと、そうでもありません。条件さえ整えば、という前提です。がん細胞を一定の環境で培養すると、どんどん増殖して、シャーレに盛り上がってきます。定期的に継代培養すると半永久的に継代されます。正常細胞は、シャーレの底に一層増えたら、そこで増殖がストップし、継代もある時期が来ると細胞が死滅して止まります。がん細胞はヒトの体内では、ヒトが死ぬまで増殖します。

7.5 がんの悪性度、異型度、分化度

がんの中にも『たち』の悪いのと比較的よいのがあります。たちの悪さを「悪性度」と表現します。がんの悪性度とは、言いかえると、「放っておくと、いかに速やかに死に至るかの度合い」のことで、がん細胞の形の不整さ（異型度）、配列の乱れの程度、浸潤性の強さ（図5）、増殖の速さなどで判別します（表1）。

細胞の分化度は、細胞がいかに成熟して、正常な営みを行うかの尺度です。ですから、悪性度と異型度は比例し、分化度は反比例します。

表1　がんの悪性度

性状	悪性度が高い	悪性度が低い
発育速度	速い	遅い
発育形式	浸潤性	膨脹性
転移	多い	少ない
組織配列の乱れ	高い	低い
正常部との境界	不鮮明	鮮明
分化度	低い	高い
核の大きさ	大	中から小
核の異型度	高い	低い
クロマチン量	多い	少ない
核分裂像	多い	少ない

がんに対しての免疫反応は？

　体には、病原菌などから体を守る免疫という機能があります（p.59）。がん細胞に対しても、免疫反応は起こっているのでしょうか。

　体は、がん細胞を抗原とみなして、免疫反応を示すことが知られています。これは臨床的に見られるさまざまな現象でわかります。たとえば、がんの病巣に免疫反応の担い手であるリンパ球が集まったり、血中にがん細胞があるのに転移しない、あるいはきわめてまれですが、がんの自然退縮が見られたりします。

　一方、がん細胞は特異的な抗原性物質を産生し、これは腫瘍特異抗原と呼ばれています。たとえば、肝細胞がんのAFP（αフェトプロテイン）、大腸がんのCEA（がん胎児性抗原）などで、これらは腫瘍マーカー（p.95）としてがん診断に役立っています。

---

column　がんの免疫

●**免疫監視**　がんの免疫は、主としてT細胞によってなされます。がん細胞で刺激されたT細胞が、レセプターを介して、がん細胞に付着して、そのがん細胞を破壊します。

　また、マクロファージを活性化して、がん細胞を始末することもあります。ほかに、リンホカインやNK細胞、K細胞もがん細胞を障害します。これらの現象を免疫監視といいます。

●**免疫逃避**　がん細胞も免疫監視から逃れて増殖しようとしますが、これを免疫逃避といいます。活性化したT細胞の働きを阻害したり、がん細胞の表面に膜を張ったり、スネーキングといって、ヘビがくねくねと隙間に入り込むように、監視から逃れて増殖します。また、免疫学的寛容といって、多少のことはお目こぼしをして、がん細胞の増殖を許すこともあります。

　近年がん細胞が出す免疫を抑制させる信号を阻害する免疫チェックポイント阻害薬が開発されました（p.99）。

7.7 がんの誘因 〜なぜがんができるの？

咲希「長期間たばこを吸うと肺がんになるとか、濃いお酒を飲むと食道がんになるとかよく聞くんですけど、がんの原因はわかっているのですか？」

丹野「残念ながら、がんの原因も、発がんのメカニズムもいまひとつはっきりしていません。しかし、咲希さんがおっしゃるように、がんになる条件というか、誘因ともいうべきものは、いくつか明らかになっています。代表的なものだけ少し挙げましょう」

(1) ウイルス

身近なものではヒトパピローマウイルス（HPV）の一部による子宮頸がんがあります。またEBウイルスによるBリンパ腫、HTLV（ヒトT細胞白血病ウイルス）によるT細胞白血病、B型肝炎ウイルスによる肝細胞がんがよく知られています。

(2) 化学物質

多くの化学物質が発がんをもたらすことは、実験的にも証明されています。たとえばDMBA（ジメチロールメタン酸）と白血病および乳がん、DAB（4-ジメチルアミノアゾベンゼン）と肝細胞がん、ウレタンと肺がん、ヒ素と皮膚がんおよび肺がん、クロムと肺がんなどです。

(3) ホルモン

乳がん、卵巣がん、前立腺がんなどの内分泌臓器腫瘍とホルモンとの関連が推測されています。しかし、がんの発生よりは、がんの増殖を促進させるものとされています。たとえば、乳がん治療法として、卵巣ホルモンのリセプターを検索し、がんの増殖に関与していることが示唆された場合、卵巣を切除することがあります。

また、内分泌臓器の腫瘍はホルモンを過剰分泌することが多く、その影響が体に出ます。下垂体前葉腺腫に伴う末端肥大症や巨人症がこれです。

(4) その他のがんの誘因

喫煙で体内に吸い込まれるタールによる肺がん、脂肪を多く摂取する食

習慣による大腸がん、ワラビやゼンマイの多食による胃がん、高濃度のアルコールによる食道がんなどは疫学的にも証明されています。

遺伝の関与も指摘されています。3代にわたる1家系に10数人の甲状腺髄様がんの発生をみた報告や、胃がんについては有意の差で発生する家系としない家系の存在を確認しています。

また、放射線被曝による白血病などもあります。近年では、東日本大震災時の原発事故による甲状腺がんの発生も危惧されました。

しかしながら、誘因は、単独ではなく、複数の誘因の関与による発がんが多いといわれています。遺伝的なものと、食習慣との複合誘因、あるいはウイルスと化学物質などの組み合わせが考えられます。

---

column　がんにも流行があるか　〜腫瘍の疫学

がんにも流行というか、はやりすたりはあるのでしょうか。年代での変化もありますが、地域や男女差にも大きな違いがみられます。男性は女性の約1.4倍多くがんになります。これは世界各国ほぼ同じです。年齢的にはいわゆる小児がんが生じる4歳に小さなピークがあり、50歳代に大きなピークがあります。

臓器別にみると、日本ではずっと胃がんの死亡率がトップを占めていましたが、1992年に男性で、2001年に男女合わせた数で、肺がんがトップになりました。ほかにも膵臓がんや大腸がんが増加しています。

胃がんは、発生率は減っていませんが、死亡率は減ってきています。その背景には、検診の普及と早期発見、がんに対する啓蒙活動の効果があると考えられています。

海外の国々と比較してみると国によってそれぞれ特徴があります。遺伝的な素因と生活環境の違いによるものと思われますが、イギリスでは肺がんが日本の3倍以上あります。またフランスでは食道がんが、韓国では肝臓がんが目立って多くみられます。

7.8 がんの診断と治療

（1）臨床的診断

　がんの診断は、最終診断は病理組織学的なものになりますが、通常は第一に X 線、CT、MRI などの画像診断を行います。近年ではミリ単位の大きさの腫瘍を見つけることも可能になりました。

　次いで、直接目で見る内視鏡診断があります。これは消化管のみならず呼吸器、尿路、腹腔内など、ほとんどの臓器を検索でき、また一緒に生検材料を採取できます。

　スクリーニング的に、大まかな判断をするものとして細胞診と腫瘍マーカーの検査があります。腫瘍マーカーは、がん細胞が特異的に産生する蛋白や抗原物質、ホルモンなどの血中の値を検査、その部位を推定するものです（表 2）。

（2）病理組織学的診断

丹野「病理検査室に提出される組織検体は、生検組織も手術材料も、まず第一に HE 染色（ヘマトキシリン・エオジン染色）で検索します（図 6 ①、図 7）。ヘマトキシリンは中南米の樹木から採られる紫色の塩基性色素で、主として細胞の核を染めます。エオジンは化学物質で、細胞質を赤〜オレンジ色に染めます。経験ある病理医は HE 染色で病理診断を下します」

咲希「核は紫色に染まるのですね。確か、初めて研究室を訪ねたときに、胃がんの組織標本を見せてもらいました（p.2 図 1）」

丹野「そうです。よく覚えていましたね」

表 2　おもな腫瘍マーカー

マーカー	腫瘍
がん胎児性抗原（CEA）	大腸がん
α フェトプロテイン（AFP）	肝細胞がん
ヒト絨毛性ゴナドトロピン（HCG）	絨毛がん
前立腺がん特異抗原	前立腺がん
CA-19-9	膵臓がん、胆道がんなど
CD グループ	悪性リンパ腫

図6 乳管がん：HE染色と免疫染色（Ki67検査、p63検査）

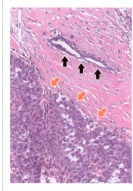 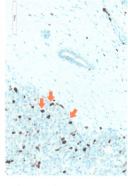 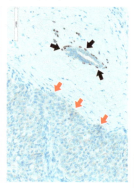

▶① HE染色：形態的にみても明らかに悪性部分（乳管がん）の核腫大、異型、構造の乱れ、高細胞密度がみられます（➡）。良性乳管上皮は上記の所見はみられません（➡）。

▶② Ki67検査：細胞の増殖能力が高い部分で高い陽性率を示します。がん細胞部分で20%程度の陽性率です（➡）。良性部分は陰性です。

▶③ p63検査：筋上皮細胞（良性乳管に存在）が陽性になります（➡）。乳管がんの部分は陰性です（➡）。

図7 EBウイルス関連胃がんの組織像（HE染色）

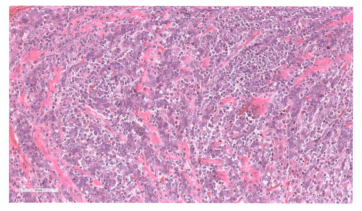

▶小型のがん細胞がびまん性*に増殖しています。背景に多くのリンパ球を有する低分化型腺がんです。

---

*［びまん性 diffuse］「局所的」・「部分的」に相対する表現で、「一面に」・「広範に」といった意味です。

壮健「HE 染色標本で判断できない場合はどうするんですか？」

丹野「粘液とか、微生物、線維成分などを特殊染色で判別することができます。以前はここまでで診断を下していましたが、40 年ほど前から、免疫反応を利用した検査（免疫染色）が診断の精度を上げるのに大きな役割を果たすようになりました。また、近年では遺伝子検査を病理検体に応用する方法が開発され、より詳細な診断が可能になりました。少し詳しくお話ししましょう」

● **免疫組織化学的検査（免疫染色）** 昨今では日常的に行われています。抗原抗体反応を利用して腫瘍細胞内の特異的な蛋白、ホルモン、抗体を証明し、腫瘍の由来を同定したり、腫瘍の増殖能を検索して良性悪性の判断を決定したりできます（図6 ②③）。

● **組織学的遺伝子検査**

咲希「以前、アメリカの有名な映画女優のアンジェリーナ・ジョリーさんが＜予防的乳房切除術＞を受けたことがニュースになりましたが、がんになっていないのに手術を受けるってどういうことですか？」

丹野「体にがんができるには、正常、遺伝子異常、増殖開始、前がん病変、発がん、増殖、症状発現、転移などの過程があります。画像診断可能なレベルではすでに発がん状態ですが、その前に体に遺伝子異常が起こっている可能性があります。その女優さんの手術も、遺伝子検査で乳がん関連遺伝子に異常が検索されたものと思われます」

　近年、がんなどの遺伝子検査がさかんに行われるようになってきて、正確な病理診断、治療、予後予測などにとても役に立っています。ISH法*（組織や細胞から特定の領域の遺伝物質を検査する方法）を用いてウイルス感染関連の腫瘍（リンパ上皮腫、EBウイルス関連胃がん）の確定（図8）や、FISH法*での特定遺伝子の増幅の有無を検査（図9）、PCR法を使ってがん関連遺伝子の変異を調べるなどは、通常に使えるようになってきました。

---

* **【ISH法とFISH法】** ISHは、*in situ* hybridization（インサイチューハイブリダイゼーション）の頭文字をとったもので、FISHは、ISHにfluorescence（蛍光の意味）を付けたものです。

　ヒトの染色体に存在する遺伝子異常を検査する方法で、DNAとRNAの複合体（ハイブリッド）を形成し、安定させて抗原とし、酵素、あるいは蛍光色素で標識した抗体と免疫反応（抗原抗体反応）を起こさせて視覚化して観察する方法です。特に、ウイルス感染、先天性疾患、腫瘍診断などでの応用がなされています。

図8　EBウイルス関連胃がんの組織像（ISH法）

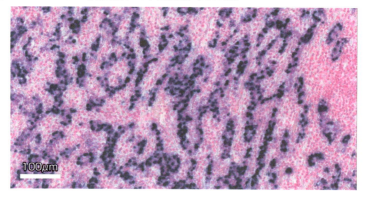

▶図7（p.96）と同じ症例のISH像です。EBウイルスRNAである遺伝物質をターゲットとする染色で、ウイルス感染したがん細胞の核は黒く染まっています。

図9　滑膜肉腫症例のFISH写真

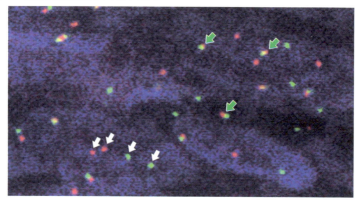

▶骨肉腫細胞核内に骨肉腫特定遺伝子の赤色シグナルと緑色シグナル分離（2色分離）（⇨）が見られるFISH写真です。正常細胞では、2つのシグナルが重なって見えます（→）。

咲希「FISH写真は、夜空の星みたいできれいですね。もちろん、本当の星はこんなにカラフルには見えませんけど」

壮健「特定の遺伝子のシグナルを、こんなにわかりやすく視覚化できるなんてすごいな」

丹野「他に日常的に行われている遺伝子検査に HER2 *があります。HER2 遺伝子は染色体 17 番の長腕にあり、その増幅はがんの悪性度を高めます。多くのがんの予後判定や治療に応用されていますが、特に乳がんの診断治療に役立っています（p.237）」

（3）がんの治療

丹野「次に、がんの治療について大まかにお話しします」

●外科手術、放射線治療、化学療法

がんの治療の原則は、外科切除です。診断のほうで述べたように、近年内視鏡技術の発展のおかげで、早期胃がんではほぼ100％、浸潤がんでも比較的早期のもの（ステージⅡ）では85％以上の５年生存率が得られています。

ほかに局所療法として放射線治療があります。放射線をあてて、がん細胞に傷害を与えるもので、食道がん、子宮頸がん、喉頭がんなどでよい結果が得られるようになりました。白血病などの非固形腫瘍や、遠隔転移を伴う場合の化学療法*は、ケースによって有効なことがあります。また、免疫学的治療が近年は有効になってきました。

> **column**　　　**免疫療法**
>
> 　体内では日常的に新しく産生する細胞の数億個のうち、何らかの原因で数個に遺伝子異常が発生し、そのうち発がんする可能性のある細胞があり、その発がんを免疫で阻止しています。個体の免疫能が弱かったり、がん細胞が免疫から逃避したりして発がんする場合がありますが、対がん細胞の免疫力を強めたり、回復させたりするのが免疫療法です。
>
> 　従来行われてきた膀胱がんに対する BCG 治療も免疫療法です。近年では、日本人のノーベル賞受賞者本庶佑教授のチームが、肺がんなどに対する PD-1 阻害薬（オプジーボ、免疫チェックポイント阻害薬）を開発して、大きな成果を上げています。

＊ [HER2　Human Epidermal Growth Factor Receptor type 2；ヒト上皮成長因子受容体2型]　HER2遺伝子の増幅、HER2タンパクの異常発現の検査は、乳がんや胃がんの診断・治療法の選択に重要になっています。
＊ [化学療法　chemotherapy]　主として、抗がん剤を用いた広範に広がったがんに対する治療法をいいます。手術や放射線治療が不可能な末期のがんや、白血病などが対象になります。吐き気や脱毛、貧血などの副作用を伴う場合があります。

近年、がんの分子病理学的研究が早いスピードで進歩してきて、がん細胞の増殖などに働く特定の分子を標的とした（狙い打ちにする）「分子標的治療」が進んできました。分子標的治療に用いられる薬を「分子標的治療薬」といいます。

　乳がんにおける分子標的治療は、抗ホルモン療法とヒト化抗HER2抗体療法です。そのため、乳がん症例の生検や手術検体のがん組織について、エストロゲン受容体（ER）とプロゲステロン受容体（PgR）、そしてHER2などの検査を必ず試行し、治療方法を決めることになっています。エストロゲン受容体、プロゲステロン受容体については免疫組織化学的染色を試行します。HER2については免疫組織化学的染色と、場合によっては遺伝子検査のFISH法をともに行います（p.237）。

咲希「がんの早期発見と早期治療は一番大事ですね。そして、今ではがんになっても、治療が進歩したから、すぐにあきらめないことが大事なんですね」

丹野「そうです」

壮健「腫瘍の大まかなことは理解できたのですが、具体的にどんな腫瘍があるのか知りたいです」

丹野「わかりました。では腫瘍学各論を勉強しましょう。前に上皮性腫瘍と非上皮性腫瘍があることは説明しましたね。その分類でいきましょう」

7.9　上皮性腫瘍～がんの塊（かたまり）ができる

咲希「上皮性という意味が、今一つピンとこないんですが」

丹野「上皮というのは、皮膚や、消化管、呼吸器の粘膜など外胚葉性の扁平上皮または腺上皮などのことをいいます。扁平上皮細胞は、平べったい形をしていて、化生の話で何度か出てきましたね（p.42）。そして、腺上皮細胞は粘液などを分泌するのでしたね。それらから発生した腫瘍は、細胞結合を示して、腺管などの一定の胞巣を形成します。一方、非上皮性腫瘍は、骨や筋肉、線維成分などの間葉性の組織、血液や造血組織、中枢神経などから発生するもので、一定の形を作らず、細胞の配列はまったく不定で、細胞間結合も見られません」

咲希「つまり、上皮性の腫瘍は、何か塊をつくるけど、非上皮性はきちんとした塊をつくらないということですか」

丹野「顕微鏡で見ると、そうともいえますが、肉眼的にはどちらも塊をつくります」

咲希「ところで、皮膚にできるイボも上皮性腫瘍ですか？」

丹野「増殖性病変によるイボは別ですが、純粋に腫瘍性のイボは上皮性腫瘍です」

（1）良性上皮性腫瘍

●**乳頭腫**　乳頭状に隆起する上皮性腫瘍です。皮膚にできるイボは、扁平上皮性乳頭腫です。ほかに口腔、食道、気管支などにできます。尿路上皮性のものは尿路にできます。乳腺にできる乳管内乳頭腫は、腺上皮から生じるもので、しばしば悪性のものとの鑑別に悩まされます。

●**腺腫**　消化管粘膜、甲状腺などの内外分泌腺やその導管にできる腺上皮、円柱上皮からなるものです。粘膜面ではポリープ状（きのこの頭状）に、組織内では境界明瞭な球形の結節を形成します。胃カメラなどを飲むと、「ポリープが見られます。たぶん良性ですが、念のために検査しましょう」と言われたことはないでしょうか。ポリープはよく見られます。胃腸管のものは悪性化する場合も少なくありません。

　腺腫は、その形態から管状、乳頭状、腺房状、絨毛状、濾胞状、索状などに分類されます。管状腺腫は消化管、濾胞状腺腫は甲状腺に多く見られます。また、腺管の一部が袋状に拡張したものを嚢腫といい、卵巣に多く発生します。

（2）悪性上皮性腫瘍（がん腫またはがん）

咲希「正確には、悪性の上皮性腫瘍のことをがんというんですよね」

丹野「そうです。悪性腫瘍のうち90％以上が癌、つまり悪性上皮性腫瘍で圧倒的に多く、残りの10％以下が肉腫です。そのため、便宜的に悪性腫瘍全体のことをがんと呼んでいます。では悪性上皮性腫瘍について説明をしましょう」

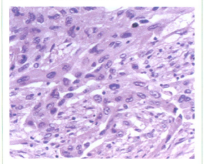
図10 扁平上皮がん
▶異型細胞が充実性に増殖します（肺がん）。

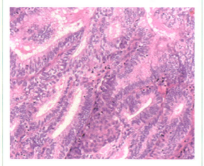
図11 管状腺がん（胃がん）

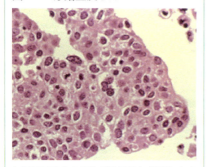
図12 尿路上皮がん
▶異型尿路上皮細胞が乳頭状に増殖します（膀胱がん）。

●**扁平上皮がん**（図10）　皮膚や口腔、食道、子宮頸部などの扁平上皮組織から発生しますが、気管支、子宮頸部、尿路にも扁平上皮化生を経て生じます。組織学的には異型扁平上皮細胞が不整な配列で増殖し、角化傾向を示します。ときにタマネギ状に角化してがん真珠*を形成します。また、細胞間橋と呼ばれる結合構造が見られ、組織診断の根拠になることがあります。

●**腺がん**（図11）　腺管状、乳頭状、濾胞状、索状に異型腺上皮が増殖するがんで、消化管・膵臓・卵巣・甲状腺などの内外分泌腺、肺、乳腺などに出現します。

　消化管、特に胃で見られる腺がんには、粘液を多く産生して、それが細胞内に充満してあたかも指輪のような形を示す印環細胞型のがん細胞からなるものがあり、印環細胞がんと呼ばれます（p.24）。

●**尿路上皮がん**（図12）　腎盂、尿管、膀胱、尿道に出るがんで、異型尿路上皮が不整な乳頭状、または浸潤性に増殖します。尿細胞診でがん細胞が認められる場合が多くあります。

---

*［がん真珠　pearl formation, cancer pearl］　角質変性した扁平上皮がん細胞が、層状構造を示して、真珠の割面のように見えることからこの名前がつきました。真珠でも悪性のものです。

図13 小細胞がん、大細胞がん

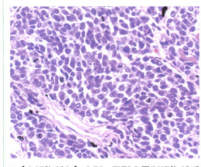
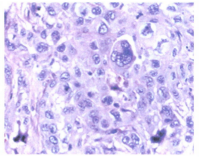

▶【小細胞がん】小型、円形の異型細胞がびまん性に増殖しています。

▶【大細胞がん】大小不同の大型の細胞が充実性に増殖しています。

● **小細胞がん、大細胞がん**（図13）　上皮性の結合を示していますが、組織型を推定できないがんを未分化がんといいます。それは細胞の大きさから大細胞がんと小細胞がんに分けられ、大半が肺に見られます。大半の小細胞がんは、特殊な神経内分泌細胞由来であることが判明しています。

（3）臓器に特有の悪性上皮性腫瘍

咲希「腺がんなら腺がん、扁平上皮がんなら扁平上皮がんで、どこの臓器にできても同じような組織像なんですか？」

丹野「基本的にはそうです。しかし、臓器によっては特有の組織像を示すがんがあって、細胞形態や配列を見ただけで、どの臓器からのがんであるかが判明できます」

● **肝細胞がん**（p.152）**と腎細胞がん**（グラヴィッツ腫瘍、p.218）　ともに特有の組織像を呈します。各論で勉強しましょう。

● **カルチノイド腫瘍**　気管支や直腸をはじめとする消化管に出現するもので、神経内分泌細胞由来の腫瘍です。小型の円または楕円形細胞が胞巣状または特有のリボン様配列を形成します。セロトニンなどのホルモンを産生することが多く、悪性度は軽度です。

● **その他**　皮膚にはパジェット病（乳頭や乳輪に生じる乳房パジェット病と陰部や腋下などに生じる乳房外パジェット病があります）またはアポク

リン腺がん、基底細胞がん、ボーエン病（上皮内扁平上皮がん）などがあります。ほかにも多くの特有のがんがありますが、臓器ごとの各論で学びましょう。

7.10 非上皮性腫瘍

咲希「非上皮性腫瘍は、腫瘍細胞の塊ができない腫瘍なんですよね」

丹野「塊はできますが、一定の構造をつくらないで、細胞どうしの結合がないのが、上皮性との違いです」

（1）軟部腫瘍

軟部腫瘍とは、柔らかい部分の腫瘍で、筋肉、脂肪、結合組織、線維組織、血管、リンパ管、末梢神経などの、皮下と深部の組織から出現する腫瘍のことを指します（表3）。

なかでも悪性線維性組織球腫は近年注目されてきた肉腫で、最も頻度が

表3　軟部腫瘍

発生組織	良性腫瘍	悪性腫瘍	好発部位
線維組織	線維腫 線維腫症 （例）デスモイド	線維肉腫	全身真皮、鼻咽腔 腹筋、全身
組織球	良性線維性組織球腫 皮膚線維腫 黄色腫 腱鞘巨細胞腫	 悪性線維性組織球腫	全身真皮 全身真皮 手足関節 大腿、上腕、全身
脂肪組織	脂肪腫	脂肪肉腫	頭頸部、体幹、後腹膜
筋肉	平滑筋腫 横紋筋腫	平滑筋肉腫 横紋筋肉腫	子宮、消化管、軟部咽頭、頭頸部 （小児）頭頸部、膀胱、精巣、周囲
血管 リンパ管	血管腫 リンパ管腫	血管肉腫 リンパ管肉腫	頭部皮膚、軟部、肝臓、肺 乳房切断後リンパ管肉腫など
末梢神経	神経鞘腫（シュワン細胞腫） 神経線維腫（症）	悪性神経鞘腫 神経線維肉腫	四肢、頭頸部、神経根縦隔 全身

高い悪性軟部腫瘍です。大腿部や上腕部の深部に多く見られますが、全身どこにでも出現します。多核、巨核の大型の異型細胞や泡沫細胞、異型線維芽細胞が、特有の花むしろ（矢がすり）様配列を呈して増殖し、高い悪性度を示します。

（2）骨、軟骨の腫瘍

丹野「骨肉腫という言葉を聞いたことはないですか？」

壮健「あります。『サインは V』っていうバレーボールのドラマで、ジュンが骨肉腫にかかってしまうんです。あのドラマはすばらしかった」

丹野「ずい分と古いドラマを知っているんですね。確かに骨肉腫は青春ドラマでよく出てくる病名かもしれません。そう、骨肉腫は若い人に多い、言わば骨のがん（悪性腫瘍）です」

●**骨肉腫**　骨肉種は大半が成長のさかんな思春期の年齢に出現します。四肢の長幹骨などに出現し、異型の高度な骨芽細胞が不規則に増殖し、きわめて悪性度が高く、早期に浸潤転移を見ます。

●**その他の骨の腫瘍**　良性の骨腫はまれで、ときに類骨細胞の混在を認めます。骨特有の腫瘍として骨巨細胞腫があります。これは成人の長幹骨骨端部に見られる腫瘍で、線維芽細胞のような形をした紡錘形細胞と多核の巨細胞が密に増生します。ときに悪性性格を示します。

●**軟骨の腫瘍**　軟骨腫は、腫瘍細胞が軟骨を形成するものです。良性の軟骨腫は、全身どこの骨にも出現します。ときに迷入腫*として肺に見られます。軟骨腫には、骨内に増殖する「内軟骨腫」と、骨外に突出する「外軟骨腫」があります。

　軟骨肉腫は比較的若い成人に多く見られる悪性腫瘍で、骨盤、脊椎、長幹骨に発生します。異型の軟骨芽細胞と基質が不規則に増殖して、ときに基質が粘液変性して、粘液状軟骨肉腫の形を取ります。

（3）造血器、リンパ組織の腫瘍

　白血病は腫瘤を作らないし、浸潤性の増殖もしませんが、悪性腫瘍で、血液のがんなどという表現もされます。その他、この分野の腫瘍ではリンパ腫、骨髄腫がありますが、それについては各論で勉強しましょう。

＊［迷入腫　aberrant tumor］　ある組織の中にポツンとほかの組織が迷い込むことを迷入といい、それが腫瘍化したものを迷入腫といいます。

(4) 脳にもがんはある？〜中枢神経の腫瘍

壮健「脳にも悪性腫瘍はあるんですか？」

咲希「そういえば、脳のがんってあまり聞かないわ」

丹野「真の意味での悪性腫瘍は少ないです。ただ、良性の小さな腫瘍でも、できる部位によっては臨床的に重篤な結果を生じる場合があります。詳しくは各論でお話します」

(5) メラニン産生性腫瘍

咲希「ほくろも放っておくと、悪性になることがあるって聞いたんですが」

壮健「そうそう、これまた古いんだけど『巨人の星』っていう野球漫画で、星飛雄馬の恋人、日高美奈が、爪に黒いしみができて、それを気になって突っついたら、それが刺激になってしまって全身に転移して死んでしまうという話があったんだ。あれ以来、黒いほくろを見ると、恐くて」

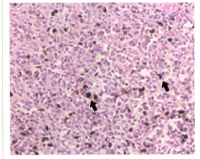

図14　悪性黒色腫（メラノーマ）

▶高度の異型を示すメラノーマ細胞が、一部メラニン産生を示して、密に増殖しています。

●**悪性黒色腫**　ほくろは、母斑(ぼはん)細胞というメラニン色素を産生する細胞の腫瘍で、医学用語では、色素性母斑といいます。皮膚や粘膜にできますが、ときとして悪性のものがあり、悪性黒色腫（メラノーマ、図14）と呼ばれます。成人の皮膚、口腔、鼻腔などに生じ、非常に高度の悪性性格を示します。急に大きくなったり、周囲に染み出るような増殖を示すほくろは要注意です。

(6) 混合腫瘍

2種類以上の要素からなる腫瘍で、もとの細胞が腫瘍化する段階で、多方面に分かれたものと考えられています。

●**腺扁平上皮がん**　子宮や肺に見られる腫瘍で、腺がんと扁平上皮がんが混在して現れます。

●**腎芽腫（ウイルムス腫瘍）**　小児の腫瘍で、腎原基細胞からの小型で未熟な悪性細胞とともに横紋筋、線維組織などの間葉系腫瘍が見られます。

●**肝芽腫**　小児に出る肝細胞性の悪性腫瘍で、ときに軟骨肉腫などの非上皮性腫瘍を伴います。

●**奇形腫**　三胚葉性の成分をすべて含む複雑な腫瘍です。主として卵巣や精巣に出現し、成熟した良性のものと、未熟な悪性のものがあります。

　表皮とその付属器が嚢胞を形成し、神経や上皮成分を含む場合があり、皮様嚢腫（デルモイド）と呼ばれます（p.232）。これは卵巣に見られます。また、胚細胞が原基のまま腫瘍化する場合があり、胚細胞腫（男性では精細胞腫、女性では未分化胚細胞がん）となります。

咲希「たくさん専門用語が出てきたので、頭がクラクラしています」

丹野「そのうち慣れますよ」

壮健「慣れるかなぁ…」

第 7 講 の ま と め

●腫瘍とは、生体の細胞が過剰に増殖することをいい、それが自律的、無限に増殖、生体を死に至らしめる場合を悪性腫瘍（がん）という。

●腫瘍には、良性と悪性、上皮性と非上皮性があり、悪性上皮性のものを狭義のがん（またはがん腫）、悪性非上皮性腫瘍を肉腫という。

●がんには、一般的に長い潜伏期があり、前がん状態、早期がん（上皮内皮がん）、進行がんという経過を示す。

●がん（がん腫）は、腺がん、扁平上皮がん、尿路上皮がん、未分化がん、臓器特有の肝細胞がんなどに、肉腫は、骨肉腫、脂肪肉腫などそれぞれの組織ごとに分類する。

●がんの原因は不詳だが、誘因としてある種の化学物質、ウイルス、ホルモン、喫煙、食物、遺伝などが取り沙汰されている。

第 **8** 講 　奇形

先天的な体の形の異常

壮健「奇形*はなぜ起きるんですか？」

丹野「奇形の原因は、総論の内因のところで学んだように、染色体異常による
　　もの、遺伝子の異常、環境要因、それに環境因子と遺伝的要因が重複する
　　場合です。奇形という言葉は、先天異常のうち、目に見える非可逆的な身
　　体の形や構造の異常のことをいいます」

8.1 奇形の原因

（1）内因

　染色体異常と遺伝子異常については、第 1 講を参照してください（p.18）。

（2）外因

　胎生 12 週くらいになると、体の基本的な部分はできあがります。その
ため外因が奇形の原因となるのは、そのくらいの時期までです。

●**物理的因子**　最も印象的なのは、広島長崎の原爆や、チェルノブイリの
原発事故による放射能によるものです。妊娠初期に被爆した母親から小頭
症などの奇形が多数見られました。その他、子宮内での要因として羊水過
多や臍帯索条（巻絡）などがあります。

●**化学的因子**　サリドマイドによる四肢の奇形（あざらし肢症）は、妊娠
初期の母親が睡眠薬サリドマイドを服用したことによって惹起され、一
時、社会問題になりました。ほかにコーチゾン剤、男性女性ホルモン剤、
抗マラリア剤のキニーネ、ある種の抗がん剤などがあります。

●**生物学的因子**　妊娠初期に母親が風疹ウイルスに感染すると、先天性風

＊［奇形　anomaly, malformation］　お母さんのおなかの中にいる間に、何らかの原因で生
じる、肉眼的にわかる形の異常のことです。単独で起きる単体奇形と双子などに見られる重複
奇形があります。また、単体でも奇形が 1 か所の単独奇形と、複数見られる多発奇形があります。

疹症候群を生じます。これは胎児に心奇形、聾唖（ろうあ）、先天性白内障など種々の奇形をもたらします。ほかに原虫のトキソプラスマ症、巨細胞封入体症などが催奇性を示します。

●**その他の要因**　高齢初産の母親からダウン症候群が多く生まれることは、以前からいわれています。また、糖尿病の母親からは巨大児や骨の異常を見ることがあります。

8.2 奇形の発生形式

咲希「鼻がとても高い人とか、足の異常に長い人とか、モデルさんにいますけど、ああいうのは奇形ではないのですか？」

丹野「数や位置が異常でなければ、奇形ではなく正常範囲です。ただ、度を過ぎたり、奇形特有の変化（マルファン症候群やダウン症候群など）は、奇形といえるでしょう。奇形には、いくつかの発生原則があります」

①**発達の抑制**　一番極端な場合は何も形成されない無形成で、形はできても機能的形態的に不完全なものを、形成不全または低形成といいます。

②**過剰の発達**　数が多かったり、過剰に大きくなったりすることで、多指趾症、巨大結腸症などをいいます。

③**胎生期の遺残**　胎生期にあって、生後には見られない器官や組織が、生後も残る場合で、ボタロー管の開存、卵円孔開存（らんえんこう）、頸部正中瘻（せいちゅうろう）などがあります。

④**分離の抑制**　本来、生下時には分離するべき臓器が分離しないで、つながっていたり、2つあるはずのものが1つしかない場合で、馬蹄腎（ばていじん）（図1）や単眼症がこれです。

⑤**癒合不全、異常癒合**　分離の抑制と逆に、生下時までに癒合するべき臓器が、異常な癒合をしたり、不完全だったりす

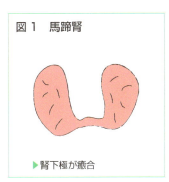

図1　馬蹄腎

▶腎下極が癒合

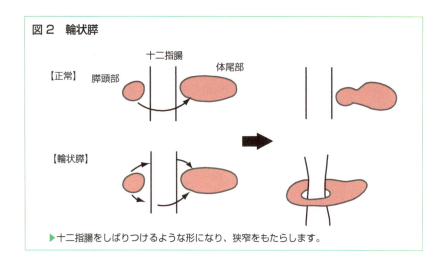

図2 輪状膵

▶十二指腸をしばりつけるような形になり、狭窄をもたらします。

ることで、兎唇、口蓋裂、輪状膵（図2）などがあります。
⑥**位置の異常**　最も極端なのは全内臓逆転症で、すべての内臓が左右逆転する場合です。通常、機能的には問題ありません。局所的には右心症や遊走腎が見られます。

8.3 各臓器の奇形

　内臓については、各論である程度勉強するので、ここでは大まかなことだけにしましょう。
①**二重体**　一卵性双生児に生じるもので、体の一部分が癒合したり、共有する場合をいいます。下半身を共有する二重体をシャム双生児といいます。
②**頭部の奇形**　無頭蓋症は頭蓋骨が欠損するもので、脳の形成不全や無脳症を伴います。その程度によって脳が脱出する脳瘤や脳が露出する出脳症などもあります。
③**顔面の奇形**　最も多いのは、上唇の癒合不全による兎唇で、それに軟口蓋と硬口蓋にも披裂がある場合を口蓋裂（p.129）といいます。単眼症は、不完全な眼裂が顔の中心部に1つあるものです。

④**頸部の奇形**　鰓溝と呼ばれる胎生期の器官が、生後も遺残して瘻や囊胞を形成する場合があって、正中頸瘻、側頸瘻、正中囊胞、側囊胞と呼ばれます。

⑤**ヘルニア**　ヘルニアというのは、本来塞がるべき孔が開存して、そこから臓器が脱出する場合をいいます。最も日常的に見られるのは、臍帯ヘルニアで、一次的な場合は問題ありませんが、還元できないケースでは腸閉塞におちいる危険があります。ほかに鼠径ヘルニアや横隔膜ヘルニアがあります。

⑥**性器の奇形**　染色体異常などで生じる半陰陽は、1個体中に、程度の差はありますが、男性と女性の生殖器をともに認める場合です。程度によって真性と仮性に分類されます。

⑦**四肢の奇形**　腕、肢を欠いて直接手や足が体幹についている場合をあざらし肢症といいます。指趾が多すぎるものを多指（趾）症、癒合を合指（趾）症といいます。

第 8 講 の ま と め

● 奇形の原因は、内因としての染色体や遺伝子の異常と、放射能、サリドマイド、風疹などの、物理的、化学的、生物学的な外因に分類される。

● 奇形の発生様式には、発達の抑制および過剰、胎生期の遺残、分離の抑制、癒合の不全や異常、位置の異常などがある。

第9講 循環器の疾患

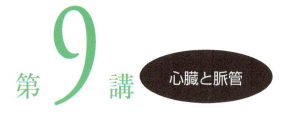
心臓と脈管

総論に引き続いて、咲希と壮健は、臓器別にアプローチする各論を学ぶことにしました。病理の勉強はまだまだ続くのです。

丹野「各論の最初は循環器の疾患です。循環器とは、血液やリンパ液などを循環させる機能を持つ臓器で、心臓や血管、リンパ管のことです。まずは心臓から始めましょう」

咲希「心臓の病気（心疾患）というと、とても重い病気のイメージがあります。なにしろ心臓が止まってしまったら、ヒトはすぐに死んでしまいますから」

壮健「それに心臓の病気は突然死をもたらすことが多いんですよね。米国・イギリスなど先進国の第一の死因は心疾患に対して、日本では、男女ともに悪性新生物であり、その次は心疾患、肺炎で、老衰、脳血管障害などが続きます」

9.1 心臓の構造と疾患

（1）冠状動脈と刺激伝導系が心臓のエンジン部

心臓（図1）は、血液を全身へ送り出すポンプの役割をしていて、毎分5Lの血液を排出しています。心臓のポンプ作用は、心臓の筋肉が一定のリズムで収縮することによるものであり、収縮のための莫大なエネルギーは、冠状動脈から心臓に供給される栄養や酸素によって作られています。また、心臓の筋肉に、収縮のリズムを正確に伝えるために、刺激伝導系という調節機構があります。

この冠状動脈と刺激伝導系の2つが、心臓の機能を左右する主要因子で

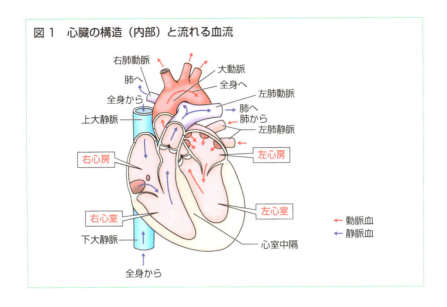

図1 心臓の構造（内部）と流れる血流

あるともいえます。

(2) 心疾患のいろいろ

心疾患の半分以上は冠状動脈の障害による冠循環障害（虚血性心疾患）で、ほかには先天性心疾患、リウマチ、心筋症、炎症などがあります。それぞれ説明していきましょう。

9.2 冠循環障害（虚血性心疾患）

咲希「冠状動脈は、心臓に栄養を与える大切な動脈なのですね。ところで、冠状動脈に障害が起きると、具体的にはどうなるのですか？　すぐに死んでしまうのでしょうか？」

丹野「冠状動脈に問題が起きて、心筋への血流が減ったり、止まったりして生じる障害を、冠循環障害といいます。冠循環障害には一時的なもの（狭心症）と、元に戻らない絶対的なもの（心筋梗塞）があります」

(1) 狭心症

急激な胸の痛みを生じます。冠状動脈からの血流が少なくなるか、途絶

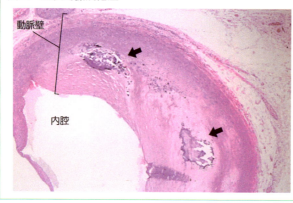

図2 冠状動脈硬化症

▶石灰化（↑）を伴った粥状硬化症（p.123）によって、冠状動脈の内腔は1/3程度に狭められています。

えたりして、一時的な虚血（p.49）が心筋に起こったためです。痛みが続くのは数分です。このとき心筋には組織学的な変化が認められません。狭心症は冠状動脈硬化症（図2）の人に多く見られ、心筋梗塞の予備群とされています。

　一時的な心筋の虚血の原因としては、冠状動脈が一時的に血栓（血の塊、p.52）によって詰まったことが考えられます。しかし血栓ができても短期の閉塞のうちに血栓が融解したり、バイパスができたりして、心筋の組織に梗塞を生じる前に血液の供給が復元します。その他の原因として、一時的な冠状動脈の攣縮により（冠状動脈が痙攣を起こし、血流が滞って）起こる場合もあります。

(2) 心筋梗塞

　冠状動脈が血栓や粥状動脈硬化症（じゅくじゅくした塊が動脈の内壁にくっつく、図2参照）で詰まったり、流れが悪くなったりして、血液の心筋への供給がストップ、その部分の心筋の急激な壊死を生じるのが心筋梗塞です。

　梗塞（p.54）の起きる部位は、左心室前壁が最も多く、次いで後壁です。

　組織学的には、発作後すぐには所見がはっきりしません。心筋梗塞の場合、発作後24時間以内に30～40％の人が死んでしまいますが、生き延

図3 心筋梗塞

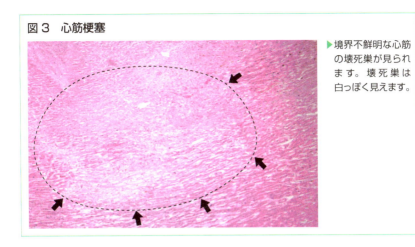

▶境界不鮮明な心筋の壊死巣が見られます。壊死巣は白っぽく見えます。

びた場合は、数時間後に心筋の凝固壊死（図3、および p.36 参照）が見られ、次いで好中球浸潤や出血、軟化をきたして、数日後には肉芽を形成、やがて線維性の瘢痕を生じます。

咲希「梗塞が起きるのは、心筋の一部分的なのに、どうして心筋梗塞が起きるとすぐに死んでしまうことが多いのですか？」

丹野「それは、部分的な梗塞でも刺激伝導系を障害することになり、心臓の収縮のリズムが乱れる（心室細動）ことが多いからです。すぐに死ぬことはなくても、心機能が低下することによるショック、うっ血性心不全などにより、死に至ります。また、心筋の壊死が高度に起きると、ポンプの圧力で壁となっている心筋が破壊され、心臓を包む袋（心囊）の中に出血し、心タンポナーデ（p.120）という状態におちいることがあります」

壮健「死に至らない場合でも、心筋梗塞を一度起こすとその後、何か問題があるのでしょうか？」

丹野「冠状動脈で作られた血栓が、血流に乗って移動し、肺や脳の障害を生じる場合もあります。また、合併症として心不全と不整脈があります。心筋梗塞が起こると一部の心筋細胞が死んでしまうため、心臓のポンプ機能が弱くなるとのことです」

咲希「心筋梗塞になる要因は、どんなものがありますか？」

丹野「喫煙、高脂血症、肥満、高血圧症が心筋梗塞の4大要素とされています。ほかに遺伝、精神的ストレス、食習慣などの関与もあります」

咲希「私の父は肥満が当てはまるので注意してもらわなきゃ」

壮健「僕は精神的ストレスが当てはまるので注意しなくては」

咲希「壮健君にその必要はあまりないと思います。私の知る限り」

9.3 心筋症

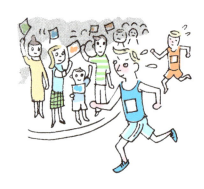

壮健「マラソン選手は、心肺機能が発達していて、心臓が大きくなっているそうですね。脈拍も少ないらしい」

咲希「スポーツ心臓っていうんですよね。ところで、一般の人でも、心臓は大きければ、心機能が発達していて、丈夫だと考えていいのですか？」

丹野「いいえ、一般の人は違います。激しい運動をしている人が、ある程度心臓が大きくなって、機能も発達するのは、正常の範囲ですが、一般の人が、ただ心臓が大きいだけの場合は病的な場合もあります。また、スポーツ心臓と区別がつきにくいところもあるので、スポーツをしていた人は注意が必要です」

壮健「病的な場合とは、どういう症例があるのですか？」

丹野「はっきりした原因がわからないものもあります。原因のわからない心筋の疾患を、（特発性）心筋症といいます。いずれも冠状動脈の病変を伴わないのが原則です。筋の病変のしかたで、以下の3つに分けられます」

(1) 拡張型（うっ血型）心筋症 〜伸びきったゴム（図4A）

左心室がうまく収縮しなくなり、高度に拡張する疾患です。心臓全体の

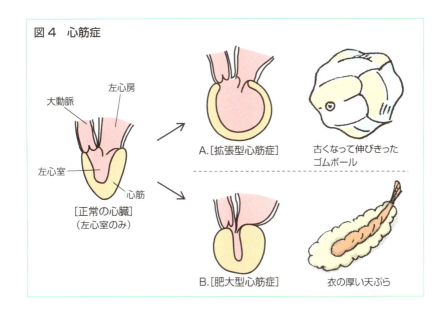

図4 心筋症

緊張を欠き、他の房室も拡張して、心重量は3〜4倍に達します。心臓壁の肥厚は軽度で、うっ血性心不全におちいります。

組織学的には、心筋細胞は肥大または萎縮して、心筋間にびまん性の膠原線維の増生や瘢痕形成をみます。

妊産婦にみられる急性心不全やアルコール性心筋症が、このタイプの場合があります。

(2) 肥大型心筋症 〜衣ばかり厚く中身の小さな天ぷら（図4B）

左心室壁が異常に厚くなり、その結果、左心室の拡張が制限されて、左心房から左心室への血液の流入量が減少し、左心房が拡張する疾患です。常染色体性優性遺伝病として家族性に発生する場合があります。

組織学的には、心筋細胞の異常な肥大と錯綜配列（分岐状の配列）が特徴的で、線維化を伴います。

(3) 拘束型心筋症

心筋の肥大は軽度ですが、びまん性の高度の線維化が見られ、筋肉が硬くなり、そのために拡張障害を生じます。まれなタイプです。

心筋症以外の心筋疾患

(1) 心筋炎
　細菌や真菌、ウイルスなどの感染により、心内膜炎や敗血症に続発して心筋炎を引き起こすことがあります。ときに化膿性心筋炎を生じます。

(2) 膠原病に伴う心筋疾患
　SLE（全身性エリテマトーデス）、リウマチ性関節炎、リウマチ性心内膜炎（9.5節参照）などにかかると、心筋のフィブリノイド変性（類線維素変性、p.81参照）や血管炎が見られます。特にリウマチではアショフ結節と呼ばれる肉芽腫を心筋に形成します。

(3) 進行性筋ジストロフィー
　進行性筋ジストロフィーとは、進行性の筋力低下が起こる遺伝性の疾患です。筋ジストロフィーの中でも、遺伝型の分類で頻度の多いDuchenne（デュシェンヌ）型では、骨格筋と同様に、心筋細胞の萎縮や線維化が見られます。

(4) 川崎病
　1967年に小児科医の川崎医師が最初に報告した、高熱、リンパ節腫脹、手足の皮膚発赤、落屑（らくせつ）（表皮がボロボロ落ちる）などを生じる小児の原因不明の疾患で、冠状動脈の動脈瘤の形成を伴っています。冠動脈瘤の破裂や二次的な血栓形成による閉塞で心筋梗塞を生じ、多くの子どもたちが亡くなりました。原因は不明ですが、自己免疫疾患が疑われています。

9.5 心内膜の疾患

丹野「次は心内膜の疾患についてです」

咲希「あの、心内膜ってどこですか？　心臓を包んでいる膜は心外膜ですよね」

丹野「心内膜は、心臓の内腔を覆っている、薄い線維性の膜様部分です。弁膜も含まれます。この部分が炎症を起こしたものを心内膜炎といいます」

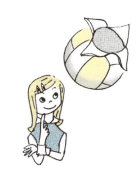

咲希「ゴムボールにメスを入れて、内側をペロンと開いてみた部分が、心内膜なのですね」

壮健「咲希ちゃんらしいたとえだね。まあそれはいいとして、膠原病と心内膜炎が密接な関係があると聞いたんですが」

丹野「ええ、リウマチやSLEが心内膜、特に弁の障害を伴うことは以前から知られていました。説明しましょう」

(1) リウマチ熱（急性関節リウマチ）と心内膜炎

リウマチ熱の原因が、ある種の溶血性連鎖球菌であることが近年になって判明しました。リウマチ熱は発熱と関節炎で始まり、心臓の病変を伴います。心臓では弁、特に僧帽弁の変化が強く、フィブリノイド変性や滲出(しんしゅつ)性病変を示します。病変は大動脈弁や三尖弁にも生じ、器質化した血栓がイボのようになり（図5）、疣贅(ゆうぜい)性心内膜炎とも呼ばれます（疣贅とはイボのこと）。

リウマチ熱は10歳前後の児童に多く、慢性化して慢性心不全におちいることがあります。

図5 リウマチ性心内膜炎

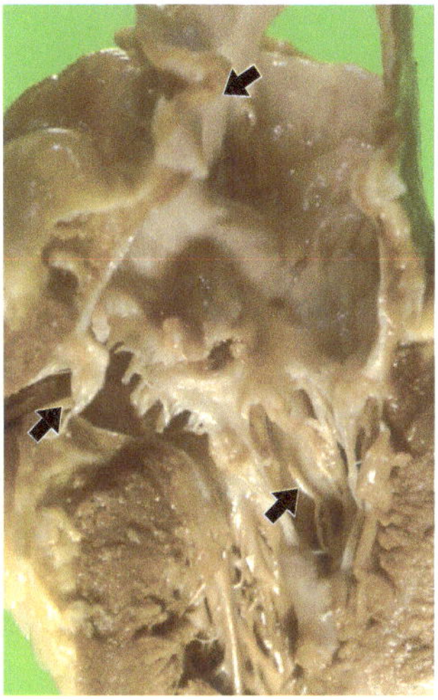

▶イボ状の心内膜の肥厚。

(2) 感染性心内膜炎

細菌や真菌の感染により、心内膜、ことに弁膜に炎症性の変化が見られます。長期に及ぶと亜急性心内膜炎となって、弁の閉鎖不全などの障害を残すことがあります。原因となる菌（起炎菌）として多く見られるのは、緑色連鎖球菌、黄色ブドウ球菌、カンジダなどです。

9.6 心外膜、心嚢の疾患

心外膜は、心臓を包んでいる膜です。心外膜が心臓を包んだ状態の袋を

心囊といいます。

(1) 心外膜炎 〜心臓に毛が生える炎症も？

心外膜炎の多くは、周囲の病変に伴って生じる二次的なもので、種々のタイプの炎症をきたします。なかでも線維素性心外膜炎では、表面に糸状の線維素の付着が見られ、絨毛心と呼ばれます（心臓に毛が生えた状態）。

(2) 心囊の疾患

心囊には、正常でもある程度の心囊水が貯留していますが（正確には心囊の心膜腔内に水分が貯留）、うっ血性心不全などで全身浮腫を生じると、心囊水が多量になり、ときに1000 mLを超すことがあります。これを心囊水腫（心膜水腫）といいます。ほかに、がん性心外膜炎や、心筋梗塞で心筋の壁に孔が開く（穿孔）ことによる出血で、心囊内に血流や貯留液が充満して心臓の拡張が障害される状態を、心タンポナーデ*といいます（図6）。静脈圧が上昇、血圧低下、拍動が弱くなったりし、放置すると心臓が止まってしまいます。

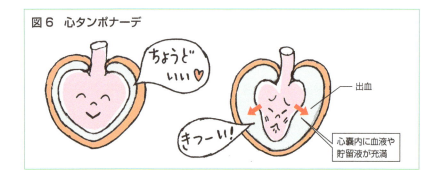

図6　心タンポナーデ

---

column　心臓の腫瘍

心臓にも腫瘍ができるのでしょうか。心臓のがんの話はあまり聞きませんよね。心臓にも、転移性の悪性腫瘍はある程度ありますが、原発性の、心臓から始まる悪性腫瘍は、きわめてまれです。まれに見られるのが、左心房内膜からポリープ状に発生する粘液腫で、良性のものです。

---

*［心タンポナーデ］　タンポナーデはタンポン（栓）を使って、出血などを止めることです。心タンポナーデは心囊自体が貯留液を受け止めていることをさすものと思われます。

先天性心疾患

壮健「生まれつき心臓の中の壁に孔が開いていて、激しい運動ができない子どもの話を聞いたことがあります」

丹野「心奇形は新生児の0.5%に出現します。原因は、染色体異常などの遺伝的な因子と、妊娠初期の風疹感染や薬剤などによる環境因子による場合があります」

咲希「心臓の中の壁に孔が開くと、どんな困ったことが起こるのですか？」

丹野「たとえば、左心室と右心室を分けている境の壁に孔が開くと、動脈血と静脈血が混ざってしまいます。そうすると動脈血中の酸素濃度が減少して、チアノーゼになります」

壮健「チアノーゼでは、皮膚や粘膜が青っぽくみえるようになるんですよね」

丹野「そうです。先天性心疾患は、チアノーゼ群と非チアノーゼ群、および成長過程で生じる遅発性チアノーゼ群に分類されます」

(1) チアノーゼ群 〜動脈血と静脈血が混ざってしまうもの

● **ファロー四徴症**（図7）　①心室中隔欠損、②大動脈起始部の右方転位（大動脈騎乗）、③肺動脈狭窄、および④右心室肥大の4つを合併した高度の奇形です。

● **大血管転位**　右心室から大動脈、左心室から肺動脈が出る奇形で、いずれも早期の手術が必要です。

(2) 非チアノーゼ群

● **大動脈狭窄（縮窄）**　先天的に大動脈弓が狭窄しているもので、成人型と小児型があります。

● **右心症**　心臓が右胸にあるもので、極端な場合、全身の臓器の左右逆転を伴うことがあります。この場合、何も障害はなく、普通の生活を送ることができます。ほかに肺動脈弁狭窄など、単独の弁異常があります。

(3) 遅発性チアノーゼ群

　心室中隔欠損、心房中隔欠損、ボタロー管（動脈管）開存などは、比較

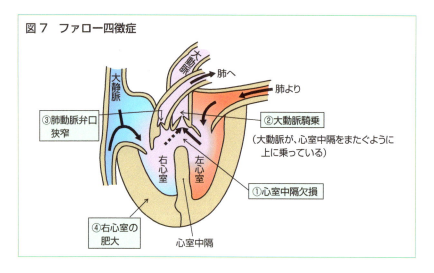

図7 ファロー四徴症

的多く出現する奇形です。この場合はある程度成長してから手術をすることが多いようです。

9.8 血管やリンパ管の病変

咲希「血管やリンパ管にも、ほかの臓器と同じように、炎症や変性、腫瘍といった疾患がありますか？」

丹野「もちろんあります。血管やリンパ管の構造は、原則として単なる管ですが、栄養や酸素、老廃物を運ぶ重要な役目を果たしています。そのため、これらの管が病的状態になると、さまざまな形でほかの臓器にも障害が現れることがあります」

(1) 動脈硬化症 〜動脈の壁が硬くなる

さまざまな動脈病変の最終像ともいうべき現象で、動脈壁の変性、肥厚、硬化を生じます（図8）。

●**加齢による動脈硬化症** ゴム管が、古くなると弾力性を失って、機能も落ちてくるように、動脈も年齢とともに変性し、肥厚し、また、弾性線維が変化し弾力性が失われます。動脈壁は硬くなり、内腔は狭くなり、動脈

図8 大動脈硬化症

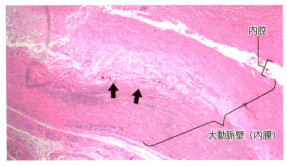

▶コレステロールの沈着（↑）を一部伴って、粥腫を形成しています。

内腔

大動脈壁（内膜）

の長さが伸びて蛇行するようになります。最終的には粥状硬化症（次項）におちいります。

● **粥状（動脈）硬化症** コレステロールエステルを主体とした、じゅくじゅくした粥腫（アテローム）＊を動脈の内壁に形成するもので、おもに下部大動脈と総腸骨動脈分岐部に顕著に見られます。

粥状硬化症の原因には、さまざまな要因があり、加齢のほか高血圧、高脂血症、肥満、喫煙などの関与が指摘されています。粥腫は、のちに石灰化したり、崩れて壊死、潰瘍や肉芽形成、血栓形成へと発展します。炎症や化膿性変化をみます。

粥状硬化症は、大動脈そのものには大きな影響を与えませんが、粥腫の中身や血栓が血管の中をあちこちに飛んで、別の場所で塞栓症を生じます。また、脳や冠状動脈などの比較的細い動脈で塞栓症が生じると、脳梗塞や心筋梗塞の原因となります。下肢や腎臓の動脈で生じると、足の趾先の壊死（脱疽）や腎性高血圧症をもたらします。

(2) 動脈瘤

動脈の一部が拡張して、瘤状になる場合を動脈瘤といいます。動脈硬化症や炎症により、動脈壁が弱くなって起こるものが多く、まれには先天的な動脈壁の一部欠損によることもあります。

咲希「親戚のおじさんが、大動脈瘤破裂で大手術をしたんですけど、大動脈が

＊［粥腫 atheroma］　コレステロール、角化物、壊死物質などよりなる、お粥（かゆ）状の動脈壁の変化をいいます。

破裂することがあるんですか？」

丹野「それは大変でしたね。大動脈が破裂とは、水道管が壊れて、水が噴出したようなものです。動脈瘤は、大動脈に最も多く、しばしば破裂、急死の原因になります」

● **大動脈瘤**（図9）　炎症、特に梅毒によるものと、動脈硬化症によるものがあります。前者は胸部に、後者は腹部に多く見られます。気管や食道の圧迫症状をきたしたり、破裂して胸部や後腹膜に大出血して、死を招くことがあります。

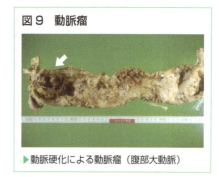

図9　動脈瘤

▶動脈硬化による動脈瘤（腹部大動脈）

● **バルサルバ洞動脈瘤**　大動脈弁と、大動脈壁との間の空間をバルサルバ洞といいます。この部分はほかに比べて薄く、動脈瘤を形成しやすくなっています。これが破綻すると、右心室や右心房と交通して、静脈血と動脈血が混じり、チアノーゼをきたすことがあります。

● **脳動脈瘤**　脳底動脈に多く見られます。米粒大の動脈瘤が連珠状に生じます。高血圧に伴うことが多く、破綻してクモ膜下出血で急死する場合があります。

● **解離性動脈瘤**　大動脈に多く見られる病変で、内膜と中膜または中膜と外膜の間に血液が入り込んで、剥離、動脈瘤を形成するものです（図10）。原因として、粥状硬化症が多く、まれに妊娠に伴うことがあります。

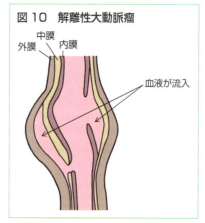

図10　解離性大動脈瘤

（3）静脈瘤

お年寄りの足を後ろから見ると、ふくらはぎのあたりで血管が

ぷくぷく膨らんでいることがあります。炎症や、還流障害によって静脈壁が変性して拡張するもので、下腿皮下に好発します。また、肝硬変（p.151）による門脈圧亢進で、食道や腹部皮下に見られます。食道の静脈瘤は、しばしば破裂して、肝硬変の死因の多くを占めています。腹部の静脈瘤は、ギリシャ神話に出てくる毛髪の逆立った神に似ていることから、「メズサの頭」と呼ばれます。

（4）リンパ管の閉塞性疾患

　術後の瘢痕や腫瘍、寄生虫などでリンパ還流障害を生じて、その末梢組織に水腫や腫大をきたすことがあります。乳がん術後の上腕の水腫や、線虫の一種であるフィラリア（糸状虫）による象皮病（体の一部の皮膚が異常に厚く堅くなる）があります。

（5）血管の炎症性疾患

壮健「前に、自己免疫疾患のところで（p.80）、膠原病が血管炎を伴うことを教わりましたが、特別な所見がありますか？」

丹野「膠原病の場合、大なり小なり血管炎を伴いますが、その疾患特有の変化を生じることがあります。そのほかの動脈炎も合わせて説明しましょう」

●**膠原病に伴う血管炎**　最も特徴的な病変としては、青壮年の男性に多い結節性多発性動脈炎があります。肉眼的に中小の動脈に連珠状に拡張した多数の結節が認められます。これは、フィブリノイド（類線維素）壊死や、肉芽の形成によるものです。予後は悪く、消化管出血や腎不全で死亡することがあります。SLE や関節リウマチでも同様の病変が見られる場合があります。

●**梅毒性血管炎**　進行した梅毒では特有の血管炎が見られます。大動脈起始部から胸部大動脈に好発し、ゴム腫形成、形質細胞浸潤が見られ、肉眼的にいわゆる、ちりめん状ひだの所見を生じます。

●**細菌性動脈炎**　敗血症や周囲組織の炎症が波及して生じます。潰瘍性大腸炎、気管支肺炎などでしばしばみられます。胃潰瘍では増殖性あるいは閉塞性動脈炎を伴うことがあります（図11）。

●**脈なし病（高安動脈炎、大動脈炎症候群）**　動脈の中膜、外膜が高度に

肥厚し、血管内腔の狭窄や閉塞を示す疾患です。特に腕頭動脈や総頚動脈に多く、その先の橈骨動脈が閉塞してしまいます。手首で脈を取るときは、橈骨動脈の拍動に触れているため、この疾患にかかると、脈拍が触れなくなります。

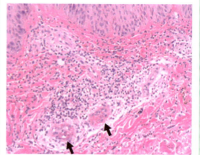

図11　血管炎

▶肥厚した小血管の壁内と周囲に、リンパ球浸潤が見られます。

●**ビュルゲル病（バージャー病、閉塞性血栓性血管炎）**　血管の内腔閉塞により、皮膚の潰瘍や、壊疽を生じる疾患で、原因は不明です。青壮年男性の下肢に好発します。大半は患者が重喫煙者のため、ニコチンによる血管収縮作用の影響が疑われています。組織学的には、血管内膜の肥厚と血栓形成が見られます。

(6) 脈管の腫瘍

【良性】

●**血管腫**　皮膚に多く見られる良性の腫瘍で、消化管や骨、肝臓、脳などにも出現します。不規則に拡張した毛細血管よりなる毛細血管腫、成熟した拡張した静脈よりなる海綿状血管腫、顔面に発生する過誤腫性*の蔓状血管腫などがあります。

●**血管内皮腫**　軟部に見られる腫瘍で、増殖した血管内皮細胞よりなる良性腫瘍です。

●**リンパ管腫**（図12）　多房性の拡張したリンパ管よりなる囊腫を形成する腫瘍で、乳幼児の頸部に好発します。囊水腫（ヒグローマ）

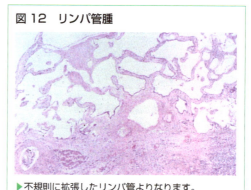

図12　リンパ管腫

▶不規則に拡張したリンパ管よりなります。

＊〔**過誤腫性　hamartoma**〕　先天的な迷入組織、遺残組織などが増殖するもので、真の腫瘍ではありません。

と呼ばれます。

●**球腫（グロームス腫瘍）**　主として指の皮膚や爪に生じる結節性の腫瘍で、毛細血管と皮膚のグロームス細胞からなる良性腫瘍です。

【悪性】

●**血管肉腫（悪性血管内皮腫）**　中高年の男性の軟部（p.104）に見られる、異型内皮細胞よりなる悪性腫瘍で、軟部腫瘍としてはきわめてまれです。

　軟部のほか、まれに肝臓*や骨にも見られます。

●**悪性血管外皮腫**　四肢や頸部の軟部に見られる悪性腫瘍で、異型血管外皮細胞よりなります。浸潤性増殖を示します。

●**カポジ肉腫**　皮膚にできる毛細血管性の悪性腫瘍で、ヘモジデリン色素の沈着が著名で、肉眼的に黒く見えます。アフリカやユダヤ人に多く見られます。近年、免疫不全症にしばしば出現するようになり、エイズの合併症として日本でも増加しています。

第 9 講 の ま と め

●虚血性心疾患には、一時的な狭心症と、不可逆的な心筋梗塞がある。

●心肥大をきたす心筋症には、拡張型、肥大型、拘束型がある。

●先天性心疾患には、チアノーゼ群と、非チアノーゼ群がある。

●動脈硬化症は、種々の動脈病変の終末像で、加齢、高血圧、高脂血症、肥満、喫煙などが誘因として指摘されている。

●心臓には悪性腫瘍はほとんどない。

＊［肝臓の血管肉腫］　肝臓に発生する血管肉腫は、クッパー細胞肉腫（クッペル細胞肉腫）と呼んで、診断用の造影剤トロトラストの関与が疑われています。現在はこの造影剤は使われていません。

第10講 消化器の疾患 1

消化管

咲希「ねえねえ、お肉食べに行かない？ 焼肉食べに行きたいな」
壮健「え？ 咲希ちゃんが焼肉？ いつもはそういう『にくにくしいもの』は苦手だったんじゃないの。どうしたの」
咲希「たまにはそういう気分のときもあるの。テニスの練習で運動しているから、おなかもすくのよ」
壮健「ふうん、女の子ってわからないなあ。でも二人で焼肉ってのは、いいね」
咲希「丹野先生も誘いましょうね」

●●●病理学研究室にて●●●

丹野「今日は消化器の疾患の勉強です。消化器は、食べ物を消化するための臓器と考えてください」
咲希「消化器というと、胃や腸を思い出しますけど、ほかにはどんな臓器があるのですか？」
丹野「消化器は大きく分けて、食べ物の通り道である消化管（口腔から食道へ、胃、小腸、大腸、直腸）と、消化液を分泌、貯蔵したりする代謝臓器（肝臓、胆嚢、膵臓）があります。消化管は、食べ物の運搬、消化、栄養物の吸収、老廃物の排泄を行います。肝臓、胆嚢、膵臓は消化酵素や胆汁の分泌、食べ物の代謝、栄養物質の貯蔵、解毒といった重要な役割を

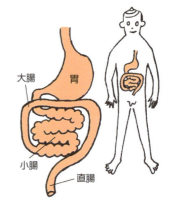

持っています。消化器は、直接体外と連絡しているので、いろいろな影響を受けるため、多彩な疾患があります。まずは消化管の説明をしましょう。口からです」

口腔の疾患

（1）先天異常

　口腔とは、口の中をいいます。兎唇と口蓋裂は比較的多く見られる先天異常で、その程度はいろいろあります。

　兎唇は、通常、上唇に見られる融合障害により生じます。口蓋裂は、口蓋（口の中の上側の天井）の顔面正中での融合不全により生じる、口蓋部の披裂です。高度の場合は顎骨まで及んで、食事が摂りにくくなります。近年では矯正手術が発達して、いずれもほぼ正常な状態を保つことができるようになりました。

　ほかには、甲状腺組織の一部が舌に見られる異所性甲状腺や側頸嚢胞など種々の嚢胞性の先天異常があります。

（2）嚢胞性疾患

　口の中でよく見られるのが、歯根嚢胞と濾胞性嚢胞です。歯根部に見られる歯根嚢胞は、主として炎症性のもので、肉芽組織や線維性の壁からなります。濾胞性嚢胞は、歯の原基（芽）の上皮組織が嚢胞化するもので、壁は扁平上皮よりなります。

（3）う歯（う蝕）

咲希「テニス部の友達で、甘い物を食べるとしみる歯があったそうなんですが、しばらく放っておいて、やっぱり気になって歯医者に行ったら大きな虫歯になっていたそうです。虫歯の原因は何なのですか？」

壮健「虫歯の原因は虫歯菌でしょう。歯磨きペーストのコマーシャルでやっていましたよ。歯周病菌っていうのもあるんですよね」

●**う歯**　虫歯は、正式には、う歯またはう蝕といいます。う歯になる要因は、①細菌感染、②糖類、③歯質といわれています。その程度により、う歯は、エナメル質、象牙質、セメント質、歯髄（図1）へと歯の奥へ奥へ

と進行し、最終的には歯の溶解、崩壊におちいります。う歯は、上記の3つの要因がすべてそろって生じるといわれているので、とにかく食後に歯を磨くというのが一番の予防法です。

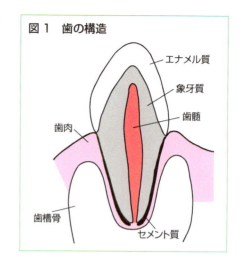

図1　歯の構造

(4) 歯周炎

歯髄に及んだう歯が、歯根部の炎症を起こすのが根尖性歯周炎で、歯頸部から歯周部に広がるのが辺縁性歯周炎です。放置するといわゆる歯槽膿漏（しそうのうろう）（歯周病）と呼ばれる化膿性病変を生じます。

(5) 口腔特有の疾患

壮健「熱いスープを飲んだりすると、前歯の後ろあたりや下唇の内側が白くなって、ちょっと痛くなったりしますが、すぐに治りますね」

丹野「口は熱い、冷たいといった温度の刺激だけではなく、酸やアルコールなどの強い刺激も常時受けています。つまり、目には見えなくても、口腔粘膜は常に障害を受けています。ただ、その回復力は、他の組織に比べて速いようです」

壮健「でも、口内炎ができると痛いですよね。結構なかなか治りませんよ」

丹野「そうですね。では、口腔特有の病気についてお話しましょう」

●**アフタ*性口内炎**　ヘルペスウイルスの感染などで生じる、白っぽい偽膜を伴う潰瘍性の病変で、再発を繰り返す場合があります。ベーチェット病*の一症候として出現することもあります。

●**白板症**　慢性の粘膜刺激によって生じる、扁平上皮の過形成、有棘（ゆうきょく）細胞増生、過角化などを呈する疾患です。肉眼的に白く見え、前がん状態としての意味を持つ場合があります。口腔では、口唇、ほほ粘膜などに生じます。

---

*［アフタ　aphtha］　粘膜の炎症性変化で、白っぽい偽膜の形成と、周辺部の発赤が見られます。
*［ベーチェット病　Behçet's disease］　アフタ性口内炎、皮膚症状、外陰部潰瘍などを生じる系統的、自己免疫疾患。

図2 エナメル上皮腫

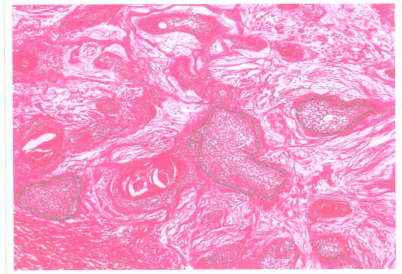

▶不規則な胞巣が形成され（緑の線で囲んだ部分）、辺縁は高円柱上皮が見られます。小嚢胞の形成を伴っています。

● **エプーリス（歯肉腫）** 限局性の歯肉のポリープ状腫瘤の総称です。その実態は炎症性の肉芽腫、線維腫、血管腫など多岐にわたります。

（6）腫瘍

咲希「口の中にも腫瘍ができるんですか？」

丹野「刺激が多いので、意外と腫瘍ができます。良性のものとして線維腫、乳頭腫、血管腫があります。悪性腫瘍は、大半が扁平上皮がんです。特殊なものとして歯原性腫瘍があります。歯原性腫瘍は、歯を作る組織に由来する腫瘍です」

● **歯原性腫瘍** エナメル上皮腫は下顎に多くみられます。大小の嚢胞を形成する腫瘍で、線維性の間質とエナメル器*に似た組織からなります（図2）。混合腫瘍として、扁平上皮や円柱上皮の要素を伴うことがあります。ときに悪性化します。ほかにセメント腫、歯牙腫などがあります。

● **悪性腫瘍** 大半が舌や歯肉に生じる扁平上皮がんで、義歯などの慢性刺

---

*［エナメル器］ 歯の発生段階において認められる細胞集合で、増殖した口腔上皮が帽子状の形態となったもの。

激が要因になっていることが、うかがわれます。

10.2 咽頭の病変

咲希「友達の佳代ちゃんが、扁桃腺が腫れて喉が痛いというので、口の中を見せてもらったら、喉の両側に赤く腫れたカリフラワーみたいなのがあって、それに小さな白い膿がちょこちょこいっぱい付いていて、びっくりしてしまいました。佳代ちゃんは、よく扁桃腺が腫れるらしいんですけど、何か原因があるのですか？」

丹野「習慣性扁桃炎といって、原因ははっきりしませんが、たぶん体質とか素因とかが関与すると思います」

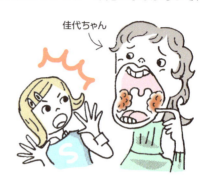

（1）扁桃炎

扁桃腺の腫大、疼痛を示して風邪のような症状を呈するカタル炎で、潰瘍を形成する場合があります。化膿性の変化をきたすと、扁桃周囲膿瘍を生じます。

（2）咽頭の腫瘍

●**リンパ上皮腫**　鼻咽頭がんとも呼ばれる腫瘍で、低分化型の扁平上皮がんとリンパ組織が混在して現れます。EBウイルスの関与が取り沙汰されています。

●**扁平上皮がん**　咽頭で最も多い悪性腫瘍です。喉は熱いものや、刺激の強い飲食物が直接通過する部位のために、食習慣との関連が示唆されます。

10.3 唾液腺の病変

壮健「おいしいそうな匂いをかぐと、口の中に唾液が出てきますよね。唾液はどこから出てくるのですか？」

丹野「唾液が出てくるところを、唾液腺といいます。大きいもの（メジャー）

は顎下腺とか耳下腺として、小さいもの（マイナー）は口唇とか舌下とか、いずれも口腔または周囲にあります」

（1）唾液腺の炎症
● 流行性耳下腺炎（p.74）や、核内封入体によって細胞が巨大化し、肺や腎臓もおかすサイトメガロウイルス唾液腺炎などがあります。
● **シェーグレン症候群** 唾液腺や涙腺などの粘液腺が炎症を起こし、萎縮する疾患で、口や喉や目の乾燥をきたします。組織学的には、唾液腺では導管が狭窄し、リンパ球浸潤を伴います。自己免疫疾患と考えられています。

（2）唾液腺の腫瘍（図3）
【良性】
● **多形性腺腫**（図3①） 唾液腺腫瘍の中で最も多い腫瘍で、中高年女性に多く見られます。組織学的には、円柱上皮や腺上皮よりなる腺腫の成分と扁平上皮や、筋性の間質や、ときに軟骨なども出現する多彩な像を呈します。ときに悪性性格を示します。
● **ワルチン腫瘍** リンパ組織の中に、円柱上皮よりなる拡張した腺管構造が混在する特異的な良性腫瘍です（図3②）。

図3 唾液腺の腫瘍
①多形性腺腫

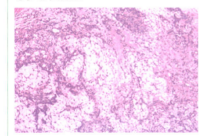

▶腺様構造と管腔構造が混在する上皮成分と粘液水腫性間質からなります。

②ワルチン腫瘍

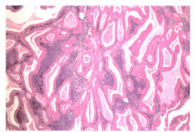

▶リンパ組織性の間質と、腺管構造が混在しています。

【悪性】

　唾液腺特有の悪性腫瘍があります。

●**腺様嚢胞がん**（図4）　特異な篩様構造を呈します。

●**粘表皮がん**　粘液産生性の腺がん細胞と角化傾向を示す扁平上皮がんの要素からなります。

●**腺房細胞がん**　明るい細胞と顆粒状細胞質を持つ細胞の2種類の細胞からなります。

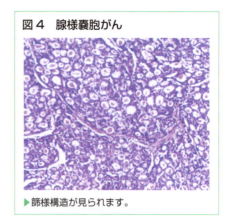

図4　腺様嚢胞がん

▶篩様構造が見られます。

10.4 食道の疾患

咲希「食道は、口から胃への食べ物の通り道ですよね。ただの通り道なのでしょうか？　何か秘密はありますか？」

丹野「ただの通り道といえば通り道ですが、それなりの機能を持っています。秘密というほどのことではありませんが……」

咲希「詳しく教えてください」

丹野「食道の長さはだいたい25cmで、口や喉といった口腔・咽頭部を含めると37～38cmになります。食道は、ただの丸い筒ではなく、頸部、気管分岐部、横隔膜を通るところの、3か所の生理的な狭窄部があります。食道の機能は、上部の横紋筋による蠕動運動で飲食物を胃に運ぶことです。その時間は3～5秒です。食道には特有の疾患がいくつかあります」

（1）食道の形成異常

　食道の運動をつかさどる神経節の細胞減少や欠損によって、先天性の狭窄を食道に生じます。狭窄部より上部は拡張します。この異常は固形物を食べるようになってから発見されます。

　先天的な食道憩室（消化管の壁が管の外側に突出して、袋状になったも

の）は、食道の生理的狭窄部に見られます。

（2）食道静脈瘤

　肝硬変症で、門脈圧が高くなると、食道や胃上部に静脈瘤が発生して、しばしば破裂します。肝硬変症の死因の多くを占めます。

（3）その他の食道の病態

●**マロリー–ワイス症候群**　お酒の一気飲みなどで、激しいおう吐を繰り返すと、下部食道の粘膜に裂傷が生じて大量出血をきたすことがあります。この病態をマロリー–ワイス症候群といいます。一時的な場合が多く、重篤になることはまれです。

●**逆流性食道炎**　食道炎の大半がこれで、何らかの原因で胃液が食道に逆流して、その消化作用で炎症を起こすものです。太った人が過食すると、逆流性食道炎におちいることがあります。また、お酒を多量に飲む人によく見られます。

●**食道カンジダ症**　食道潰瘍や消耗性疾患、高齢者などに真菌症であるカンジダ症をしばしばみます。

●**食道白板症**　慢性炎症などで、食道にも白板症が見られます。ときにがん化することがあります。

（4）食道がん（図5）

　大半が扁平上皮がんで、食道の生理的狭窄部に好発、特に下部食道に多くみられます。進行してから発見されることが多く、また食道は漿膜がないため、周囲、特に気管へ浸潤して食道気管瘻を形成します。予後の悪いがんの1つです。

　その原因の1つとして、アルコール度数の強いお酒や、熱い飲み物の習慣的摂取があげられます。

図5　食道がん

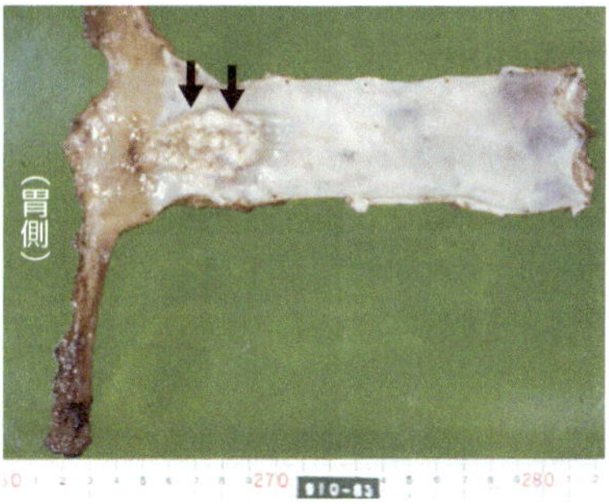

▶潰瘍形成型の食道がんが、下部食道に見られます。

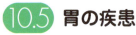

10.5 胃の疾患

壮健「兄が時々飲み会で飲みすぎたとか言って、翌朝になっても気分が悪そうにしています。そういうときの兄の胃は、どうなっているのでしょう」

丹野「暴飲すると胃粘膜の充血や消化液が過多になって、胃の粘膜のびらんや粘膜の剥離が起こって、吐き気や痛みを生じます」

(1) 胃炎

● **急性胃炎** 胃の中の粘膜は、食べ物や消化液による強い刺激を受けて剥がれ落ちては、また新しい細胞が生まれています。しかし、暴飲暴食や喫煙、薬剤、ストレスなどの刺激が強くなると、粘膜の充血、出血、浮腫、粘液分泌過多などの症状が出て、急性胃炎になります。

● **慢性胃炎** 刺激が長期にわたると、慢性胃炎を生じます。これには、表層粘膜の過形成と浮腫をきたす表層性(過形成性)胃炎と、胃腺の萎縮と腸上皮化生を示す萎縮性胃炎があります。

> **column　胃炎の国際分類**
>
> 胃炎の国際分類(シドニー分類:Sydney system)は、1990年の国際消化器病学会で承認された胃炎の分類法で、内視鏡による肉眼分類と、組織学的分類があります。組織学的分類では、単核球浸潤、好中球浸潤、萎縮性変化、腸上皮化生、ヘリコバクター・ピロリ菌(p.140)の5項目について、それぞれ4段階に評価されます。

壮健「胃炎の原因もいろいろだと思いますし、粘膜の内視鏡所見もいろいろだと思いますから、分類の基準を作るのも難しそうですね」

丹野「そうですね。分類や診断基準などはアップデートされていきますね」

(2) 胃潰瘍（図6）

咲希「テニス部で初めて試合に出ることになったとき、不安になって胃まで痛くなりました。胃潰瘍って、胃に孔が開くんですよね」

丹野「そうです。胃自体が産生する胃液の消化作用で、胃粘膜や筋層の一部が欠損することを胃潰瘍といいます。消化性

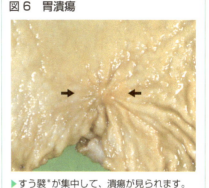

図6　胃潰瘍

▶すう襞*が集中して、潰瘍が見られます。

潰瘍ともいいます。潰瘍の深さによって4型に分類されます（UL－Ⅰ～Ⅳ、図7）」

● **急性潰瘍**　重篤な感染症や手術、火傷、ステロイド投与などの身体的ストレスおよび精神的ストレスで潰瘍が生じる場合が多くあります。潰瘍の中心部（潰瘍底）の壊死と炎症所見がみられます。

● **慢性潰瘍**　潰瘍が慢性化すると壊死層、肉芽層、瘢痕層の三層構造を形成してきます。ピロリ菌の関与も指摘されています。慢性潰瘍から、がんが発生することもあります。

(3) 胃のポリープ

壮健「ずっと前に父が胃のポリープを取ったんですが、ポリープは腫瘍とは違うんですよね。でも危ないものなのですか？」

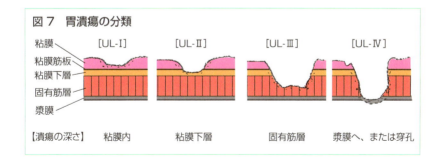

図7　胃潰瘍の分類

	[UL-Ⅰ]	[UL-Ⅱ]	[UL-Ⅲ]	[UL-Ⅳ]
【潰瘍の深さ】	粘膜内	粘膜下層	固有筋層	漿膜へ、または穿孔

粘膜／粘膜筋板／粘膜下層／固有筋層／漿膜

＊［すう襞（すうへき）gastric fold］　粘膜のヒダ（皺、しわ）。食物が胃内に入ると、すう襞が広がって胃の容積を増します。

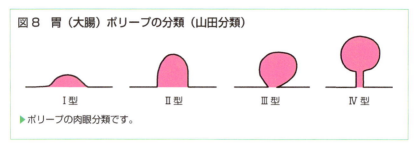

図8 胃（大腸）ポリープの分類（山田分類）

Ⅰ型　Ⅱ型　Ⅲ型　Ⅳ型

▶ポリープの肉眼分類です。

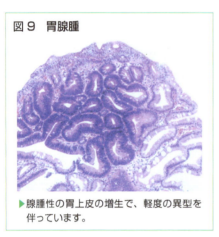

図9 胃腺腫

▶腺腫性の胃上皮の増生で、軽度の異型を伴っています。

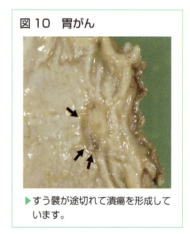

図10 胃がん

▶すう襞が途切れて潰瘍を形成しています。

丹野「肉眼的に見て粘膜が盛り上がっているものをすべてポリープといいます。腫瘍の場合もありますし、そうでないこともあります。肉眼的に4型に分けられます。（図8）」

●**過形成性ポリープ**　単なる粘膜のポリープ状の過形成で、慢性炎症に伴う場合が多く、腫瘍ではありません。

●**胃腺腫（腺腫性ポリープ）**　腫瘍性の病変で、程度の差はありますが、異型を伴っています（図9）。前がん病変としての意味を持ちます。

(4) 胃の悪性腫瘍

壮健「日本では胃がんの死亡率は下がりましたが、発生率は男性では一番ですし、女性でも高いですよね。発生率が高い特別な理由がありますか？」

丹野「人種的、遺伝的なものと、食生活をはじめとする環境要因があるとされ

ています。日本では東北地方など、塩分の多い漬物などを多く摂る習慣のある地方に有意の差で多く出現します。また、ヘリコバクター・ピロリ菌の関与も指摘されています」

●**胃がん**（図10）　近年では集団検診や啓蒙活動による早期発見、早期治療が効果を上げて、死亡率が急激に減少しています。

胃の悪性腫瘍の大半はがん腫です。胃がんを組織構造や細胞の性質から分類すると（表1）、管状腺がんが最も多く見られます。臨床的には、浸潤が粘膜下層までに限局する早期胃がんと、筋層以上にまで広がる浸潤がん（進行がん）に分けられます。肉眼的に見た浸潤の程度やタイプによって、早期がんは内視鏡学会の分類が、浸潤がん（進行がん）はボールマンの分類が用いられています（図11）。

表1　胃がんの組織分類

一般型	特殊型
乳頭腺がん	腺扁平上皮がん
管状腺がん	扁平上皮がん
高分化型	カルチノイド腫瘍
中分化型	未分化がん
低分化腺がん	その他
膠様腺がん	
印環細胞がん	

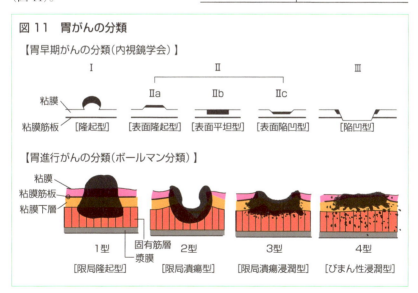

図11　胃がんの分類

早期がんと、進行がんでもボールマン2型までのものは、3、4型よりも手術後の予後が良好とされています。

●**悪性リンパ腫** リンパ組織由来の腫瘍（悪性リンパ腫）は、胃の悪性腫瘍の約1％を占めています。B細胞（Bリンパ球）由来のものが大半です。近年では、粘膜関連性のリンパ組織（mucosa-associated lymphoid tissue）から発生する**MALTリンパ腫**が注目を浴びています。特にヘリコバクター・ピロリ菌との関連が強く疑われています（下記コラム参照）。

●**平滑筋肉腫** 胃などの消化器の筋肉は、平滑筋からできています。胃にできた良性の平滑筋腫は、粘膜下腫瘍として比較的多く見られます。まれに悪性化する場合があります。

> ### column ヘリコバクター・ピロリ
>
> 　1982年にオーストラリアのワレン（Warren）とマーシャル（Marshal）が分離培養したらせん状の菌であるヘリコバクター・ピロリ（*Hericobacter pylori*）は、経口感染して、萎縮性胃炎、鳥肌胃炎を引き起こすといわれています。また、胃潰瘍や胃がんとの関連も取り沙汰され、MALTリンパ腫患者では、有意の陽性率が見られます。
>
> 　日本や欧米では、10〜15％、発展途上国で70％前後のヘリコバクター・ピロリ感染率が報告されています。以前は胃カメラなどの内視鏡を介しての感染も多く見られました。
>
> 　感染しているかどうかを確実に調べるには、生検をして菌体を調べることですが、簡便な方法として、菌体が産生するウレアーゼを利用した、^{13}C尿素呼気試験法があり、良好な結果が得られています。
>
> 　除菌には、テトラサイクリン、メトロニダゾール、クエン酸ビスマスコロイドの3薬併用療法が有効です。
>
>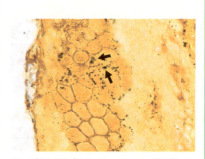
>
> 図　ピロリ菌（ワルチン-スタリー染色）

小腸（十二指腸、空腸、回腸）の疾患

咲希「小腸はすごく長いんですよね。どのくらいありますか？ 長い必要性はあるのですか？」

丹野「人によって多少の差はありますが、だいたい7ｍ前後あります。胃で消化分解された栄養分を体内に吸収する作用は、大半が小腸で行われます。ですから、ある程度の長さが必要なのです。長さだけではありません。表面積を大きくするような構造にもなっています」

(1) 小腸の先天異常

小腸の先天性の閉塞や狭窄は十二指腸や回腸に多く見られます。メッケルの憩室は、回腸の回盲部から1ｍくらいのところにできる憩室（胃や腸の出っ張り。胃や腸を廊下とすると、途中の休憩室みたいなもの）で、潰瘍や炎症を生じやすくなります。

(2) 小腸の炎症

種々の原因で生じるカタル性腸炎は日常的に見られます。

● **ウイップル病** 小腸粘膜の発赤と腫脹をきたして、脂肪便を生じる、吸収不全症候群の1つです。細菌感染によるものとされています。

● **腸チフス** チフス菌の経口感染によるもので、主として回腸末端に生じて、マクロファージからなるチフス結節を形成します。

(3) 小腸の腫瘍

小腸の腫瘍はあるのでしょうか。十二指腸には、ときに腺がんが見られますが、ほかに小腸には、がん腫はほとんど生じません。むしろ平滑筋腫や平滑筋肉腫のほうが、数は少なくとも見られます。

大腸、直腸の疾患

壮健「中学生のとき、仲の良かった同級生が盲腸で手術しました。これから修学旅行っていう大事なときに盲腸になってしまって」

丹野「盲腸、すなわち虫垂炎ですね。盲腸は、小腸から大腸につながったすぐ

のところにある部分です。大腸は、糞便が停滞して、また多くの常在菌がいるので、炎症のデパートといっていいくらい多種の炎症が起きます」

(1) 大腸の先天性疾患

ヒルシュスプルング病（先天性巨大結腸症）は、主としてS状結腸に生じる異常で神経叢が欠損しているために、腸管が緊張を欠いて巨大に拡張する先天性疾患です。また、大腸にもしばしば憩室が出現します（図12）。

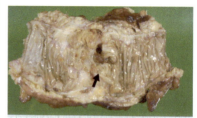

図12 大腸憩室

▶大腸の一部に憩室が見られます。

(2) 大腸、直腸の炎症

●一般の炎症

カタル性大腸炎：粘膜の浮腫、充血、出血、細胞浸潤を生じて下痢をきたす疾患で、日常的に見られます。食事や生活の不摂生などの原因によります。**偽膜性腸炎**は、汚いフィブリン性の膜が粘膜表面に付着する疾患で、抗生物質などによる菌交代現象として生じることがあります。

その他の感染症：細菌性赤痢、コレラ、結核、アメーバ赤痢などがあります。

●虫垂炎
急性腹症の原因として一番多くて、カタル性と蜂窩織炎の形を示す場合があります。ときに孔が開いて（穿孔して）腹膜炎におちいります。

●クローン病と潰瘍性大腸炎（表2）
ともに腸管特有の自己免疫疾患です。

クローン病：回腸末端によく発症しますが、大腸にも見られます。腸管全層の浮腫とリンパ球浸潤、粘膜下の類上皮細胞肉芽の形成を生じ、肉眼的に敷石状形態を呈します。正常部との境界が鮮明なので、限局性腸炎とも呼ばれます。

表2 クローン病と潰瘍性大腸炎

	クローン病	潰瘍性大腸炎
好発部位	回腸末端	結腸（特に下行結腸）
肉眼所見	敷石状	浮島状
病変の深さ	全層	粘膜面のみ
潰瘍	軽度	高度
類上皮細胞肉芽腫	あり	なし
浸潤細胞	リンパ球	好中球
悪性化	少ない	多い

潰瘍性大腸炎（図13）：下部大腸や直腸に多くみられる、びまん性の潰瘍と浮き島状あるいはポリープ状の粘膜の残存が特徴的な疾患です。病変は粘膜に限局しています。

図13 潰瘍性大腸炎

▶カブト虫のツノのようなポリープを形成。

（3）痔核と痔瘻

咲希「母が、私を産んだあと痔になったと言ってました」

丹野「そ、それはつらいですね。私もトイレの後、真っ赤な血が出ていて、驚いたことがあります」

痔にもいくつか種類があります。肛門管周囲の静脈叢が、慢性うっ血のために静脈瘤を形成する場合が、痔核です。直腸側のものを内痔核、肛門側のものを外痔核といいます。妊娠、子宮筋腫、肝硬変などに合併しますが、長時間座ったままの仕事の人や、慢性の便秘症の人も痔になりやすいといわれています。痔瘻は、感染症による肛門周囲膿瘍に続発して瘻孔（トン

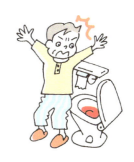

10.7 大腸、直腸の疾患

ネルのようなもの）を形成することをいいます。かつては、結核によるものが多かったのですが、今では減少しています。

（4）大腸、直腸の腫瘍

●**ポリープ**（p.138 図8参照）　腸にも、胃と同様に過形成性ポリープと腺腫性のポリープがあります。腺腫の多くは管状腺腫ですが、ときに鋸歯状構造を示す腺腫もあり、鋸歯状腺腫と呼ばれます。腺腫は、がん化する可能性が高く、特に遺伝性の家族性多発性ポリープ症は大半が悪性化します。

●**カルチノイド腫瘍**　虫垂や直腸に多く見られます。低悪性度を示して、予後は良好です。ときにセロトニンやヒスタミン分泌を伴います。神経内分泌細胞由来で、小型腫瘍細胞が胞巣状、リボン状構造で増殖します。低悪性度腫瘍です。

壮健「日本人には胃がんが多くて、欧米人に大腸がんが多いのはなぜですか？」
丹野「食生活の関与が大きいといわれています。肉やチーズなどの脂肪を多く
　　含む食事が大腸がんの要因の1つとされています」
咲希「そういえば、日本人も大腸がんがだいぶ増えたようですね」
丹野「日本人の食生活も、だんだん欧米型に変わってきているようです」

（5）大腸（直腸）のがん（図14）

大半が腺管腺がんで、多くは腺腫から発生します。大腸がんの半数以上が直腸で、次いでS状結腸に多く発生します。がん胎児性抗原（CEA）を特異的に産生し、腫瘍マーカーとして、診断に用いられています。

粘膜生検では、胃がんと同じように、グループ分類によって診断がなされています。腫瘍細胞が鋸歯状構造を示すものは、鋸歯状がんとして、別に分類されます。

144

図 14　大腸がん

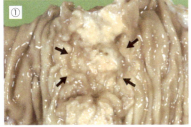
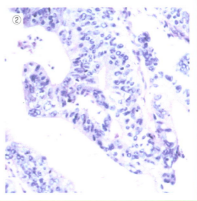

① 肉眼像
潰瘍形成性ボールマン2型腫瘍がみられます。

②（組織像）　管状、乳頭状構造を呈する腫瘍細胞からなる中分化型管状腺がんです。

第 10 講 の ま と め

- 食道がんは、大半が扁平上皮がんである。
- 胃潰瘍は、胃自身が分泌する胃液の消化作用で生じる。
- 胃や腸のポリープは、良性の過形成性ポリープと、悪性化する可能性の高い腺腫性のものがある。
- 胃がんは、発生率が高いがんで、粘膜下までに限局する早期がんと、それ以上浸潤する進行がんに分けられる。大半が腺がんである。
- 小腸には、ほとんどがんが発生しない。
- 大腸特有の自己免疫疾患として、クローン病と、潰瘍性大腸炎がある。
- 大腸がんは、近年増加傾向を示している。肉類の多食など、食生活の変化が影響を及ぼしていると思われている。

第11講 消化器の疾患 2

代謝臓器

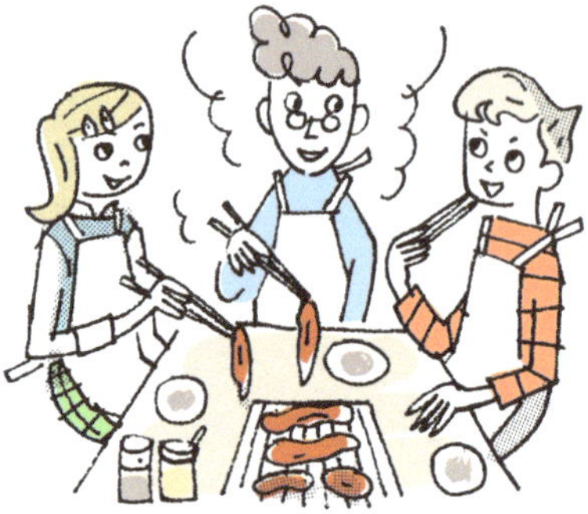

咲希「壮健君ったら、お肉食べすぎよ。最初は気が乗らないとかいっていたのに、一番食べてない？」

壮健「食べだすと、食欲が増すってことがあるんだよ」

咲希「それにしても、レバーって肝臓そのものでしょ。栄養があるらしいけど、食感がなんともまったりとしていて、私は苦手だわ」

壮健「じゃあ、食べなければいいよ」

咲希「……何か機嫌が悪いの？」

11.1 肝臓の疾患

咲希「肝臓の大きさはどのくらいですか」

丹野「肝臓は、1300ｇくらいあり、通常、脳よりもやや重いです。栄養物をエネルギーに変える、全身の代謝の中心、クルマでいえばエンジンの働きをするわけですから一番重いんですね（図1）」

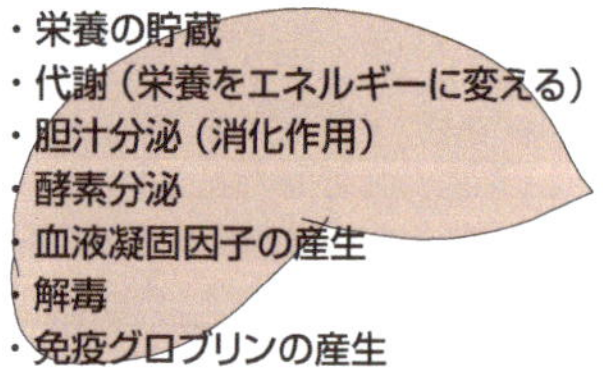

咲希「中身もぎっしり詰まっていますよね。レバーを焼き肉屋で食べたときに思いました」

図1 肝臓の機能

・栄養の貯蔵
・代謝（栄養をエネルギーに変える）
・胆汁分泌（消化作用）
・酵素分泌
・血液凝固因子の産生
・解毒
・免疫グロブリンの産生

壮健「肝臓は、代謝の中心であると同時に、流通センターの役目もしていて、栄養物の貯蔵や分配に大きな働きをしているんですよね。ですから肝臓の機能障害は、全身に大きな影響を及ぼすんですよね」

（1）先天性肝疾患および新生児肝疾患

●**先天性胆道閉鎖症**　肝内胆管、または肝外胆管が、先天的に閉塞する疾患で、早い時期に肝硬変におちいります。早期の肝移植が唯一の治療法で、近年では多くの生体肝移植が成功裏に行われています。

●**重症新生児黄疸**　新生児は、母親と血液型が異なると、生後しばらく軽度の黄疸を生じますが、通常はその後消失します。ところが、Rh因子不適合などで溶血が進み、血液中のビリルビン量が増えると、血液脳関門を越えて、中枢神経にまで黄疸が及びます。これを核黄疸といって、重篤な結果をもたらすことがあります。

（2）肝臓の代謝異常

咲希「肝臓は、全身の代謝の中心だとのことですが、肝臓自身の代謝異常もあるのでしょうか？」

丹野「はい。肝臓が代謝異常を起こすと、その影響は全身に及びます」

●**肝臓の萎縮**　肝細胞の変性によって、リポフスチン（p.28）という褐色の色素が肝臓に沈着し、萎縮するものを褐色萎縮といいます。高熱やがんなどの消耗性疾患や老衰で見られます。

●**脂肪肝**（図2）　エネルギーの摂取と消費のアンバランス、感染症、中毒、大酒などにより、肝臓に脂肪が沈着し、肉眼的に黄色味を帯びます。外見的に肥満の人は、程度の差はありますが、脂肪肝を伴っています（p.27 図3参照）。

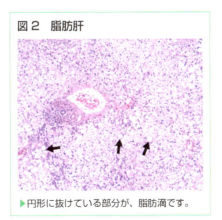

図2　脂肪肝

▶円形に抜けている部分が、脂肪滴です。

●黄疸

咲希「肝炎になると黄疸になるそうですが、なぜ黄色くなるんですか？」

丹野「黄色くなる原因は、ビリルビン＊という黄色い色素です。血清中にビリルビンが 2.0 mg/dL 以上になると、皮膚や粘膜などが黄染します。特に目の結膜に最初に現れます」

壮健「そういえば、ドラマや小説でも、目や手が黄色くなっているのを見て、黄疸が出ていると気づくシーンが結構あります。たとえば小説『白い巨塔』の財前教授も…」

咲希「ドラマはいいとして、髪の毛や骨も黄染するんですか？」

丹野「もちろんです。ただ、髪の毛は、メラニン色素が勝っているので、黄染は目立ちません。肝臓や腎臓も黄染します。軟骨、角膜、成人の脳脊髄だけは黄染しません」

●**黄疸の原因**　黄疸の原因はおもに 3 つに分けられます。①肝炎などにより、肝細胞が壊れて、肝細胞内のビリルビン代謝異常を生じる場合（肝細胞性黄疸）、②胆石や腫瘍で胆管が詰まって、ビリルビンがうまく流れない場合（閉塞性黄疸）、③それに不適合輸血などで、溶血をきたして、赤血球の分解量が増える場合（溶血性黄疸）などです（p.29 参照）。

　ほかに特殊なものとして、先天的なビリルビンの代謝不全による体質性黄疸というのがあります。それには、デュビン−ジョンソン症候群、ジルベール症候群、ローター症候群などが含まれます。

●**肝臓の壊死**　肝臓は、種々の疾患で壊死におちいりますが、再生能力が強いので、壊死細胞と再生細胞が混在して現れることがあります。壊死はその現れ方によって、ウイルス肝炎などに見られる巣状壊死、中毒や慢性うっ血で生じる帯状壊死、および劇症肝炎での広汎壊死に分類されます。

(3) アルコール性肝障害

壮健「兄は、お酒が本当に好きで、毎日飲みすぎで二日酔いです。飲みすぎは、肝臓に悪いんですよね」

丹野「アルコールは、適度に飲めばストレス解消、安眠、食欲増進など、百薬

＊［**ビリルビン bilirubin**］　ビリルビンは、赤血球が脾臓で分解されて、その主成分であるヘモグロビンが肝臓で処理されることによって生じます。ビリルビンは肝臓で胆汁として排出され、胆汁は胆嚢で貯められた後、十二指腸に排出されます。p.29参照。

の長と呼ばれるほど体によいのですが、度を過ごすと肝臓だけでなく、心臓、胃、血圧、脳にも影響を与えます。また、高濃度のアルコールは直接食道がんの誘因になります。節度ある飲み方を心がけましょう」

咲希「二日酔いには何がいいのか、自分自身で研究することも大切だと思います。飲みすぎないことも大切ですが、壮健君や先生も気をつけてください」

● 脂肪肝、肝炎、肝硬変

アルコール性肝障害には、大酒、偏食、低栄養によるアルコール性脂肪肝、または線維増生、細胞浸潤を伴うアルコール性肝炎、それらが進行して生じるアルコール性肝硬変があります。肝炎、肝硬変では、マロリー体と呼ばれる不規則な硝子様封入体が肝細胞質内に出現します。

(4) 薬剤性、中毒性肝障害

サルファ剤、ハロタン麻酔、ステロイドなどの薬剤で肝細胞障害や壊死を生じる場合があります。これらには、少量でも過敏症的に発症することがあります。また、四塩化炭素、クロロホルム、DAB などの化学物質が肝臓毒として作用します。

(5) 肝臓の循環障害

心不全になり、循環障害が起きると、すぐに肝臓のうっ血をきたします。慢性心不全では、肝臓が慢性のうっ血状態になり、肝臓の割面が肉眼的にナツメグ（にくずく）に似た状態に変化します。この肝臓を、にくずく肝と呼んでいます。

(6) 肝臓の炎症① ～直接的な感染

咲希「肝臓の炎症といえば、Ａ型肝炎やＣ型肝炎など、ウイルス性肝炎はよく聞くのですが、ほかの感染症もあるんですか？」

丹野「抗生物質の普及で、肝臓に細菌感染が及ぶことは少なくなりましたが、直接的な感染がまれにあり、膿瘍を形成します。また、アメーバも特異的に感染します。しかし、圧倒的にウイルス性のものが多く見られます」

● 肝膿瘍　肝臓の直接的な細菌感染例として一番多いのが、胆石症などにより、逆行性（上行性）に胆管を介して感染する、胆管性のものです。次いで虫垂炎などに続発する門脈炎性感染です。また、全身の敗血症の部分

症として生じたり、ほかの臓器からの直接感染もあります。

　感染の結果生じる膿瘍が、表面に達して横隔膜との間に生じると、横隔膜下膿瘍と呼ばれます。

●**アメーバ性肝炎**　赤痢アメーバの感染による大腸炎に続発して、肝臓に膿瘍や空洞を形成します。

(7) 肝臓の炎症② 〜ウイルス性肝炎

咲希「肝炎のウイルスは、何種類くらいありますか？」

丹野「A型、B型、C型は耳にすると思いますが、現在ではD型、E型までのウイルスが発見されています。B型はDNAウイルスで、ほかはすべてRNAウイルスです。感染経路は、A型、E型が経口感染で、ほかは輸血など、血液や体液を介しての感染です」

●**急性肝炎**（図3）　細胞学的には、肝細胞の壊死（単一の細胞壊死で、エオジンに染まったものを好酸体といいます）、空胞変性、肝実質の細胞浸潤、クッパー細胞反応、グリソン鞘の炎症反応が見られます。

　程度の差はありますが、肝細胞性の黄疸を伴います。A型肝炎は通常、一過性で治癒しますが、B型C型は慢性化する率が高く、肝硬変におちいることもあります。

●**劇症肝炎**　急性肝炎が高度になって黄疸が顕著になり、肝不全や肝性脳

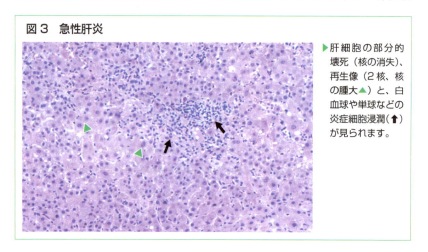

図3　急性肝炎

▶肝細胞の部分的壊死（核の消失）、再生像（2核、核の腫大▲）と、白血球や単球などの炎症細胞浸潤（↑）が見られます。

症で短期間に死に至る疾患です。組織学的には広い範囲での肝細胞の壊死と虚脱がみられます。劇症肝炎において、肝臓は萎縮して重量が減少するため、急性黄色肝萎縮とも呼ばれます。

●**慢性肝炎**　急性肝炎から移行する場合と、初めから慢性肝炎で発症するケースがあります。通常6か月以上持続する肝炎をいいます。

組織学的には、グリソン鞘を中心とした持続性の炎症性細胞浸潤と肝細胞の変性、再生像がみられます。

慢性肝炎は、その所見の程度によってスコアをつけて、合計スコアの数字によって肝炎の程度を決め、治療の指針にしています。

慢性肝炎の活動型には、インターフェロン療法が有効な場合があります。慢性肝炎の30%程度が肝硬変症に移行するといわれています。

(8) 肝硬変症 〜肝臓特有の病気

咲希「肝硬変になると、おなかに水が溜まったり、黄疸が出たりするんですよね。肝硬変って、どんな病気なのですか？　肝炎とどう違うのですか？」

丹野「肝硬変は、ほかの臓器にみられない肝臓特有の病気で、炎症、変性、循環障害などすべての肝疾患の終末像といわれています。しかし、その成立機序は不明です」

●**肝硬変症における肝臓の変化**　肉眼的に、肝臓は萎縮して硬くなり、表面はゴツゴツして不規則な結節を形成します（図4①）。組織学的には、肝全体が大小の不規則な肝実質の結節（偽小葉といいます）と不規則な線維性の間質よりなり、ときに壊死を生じます（図4②）。

●**肝硬変のタイプ**

【通常のタイプ】間質が不規則に広く、壊死を伴う甲型、狭い間質と均等な偽小葉よりなる乙型、脂肪変性を伴うF型など。乙型は甲型に比べて、肝細胞がんの発生が著明に多くみられます。

【特異的なタイプ】うっ血性、胆汁性、寄生虫性、色素性、アルコール性など。

●**臨床的な症状**　肝臓の線維化によって門脈圧が亢進し、それにより腹水貯留をきたします。腹水貯留のほかに食道や胃の静脈瘤、腹壁表面の静脈

各論｜第11講　消化器の疾患2（代謝臓器）

151

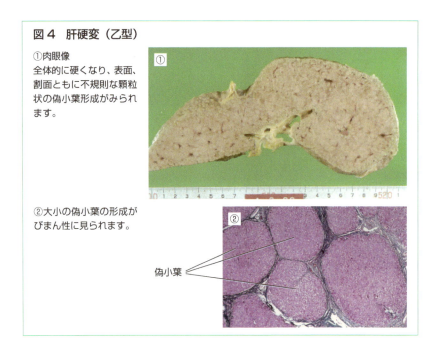

図4 肝硬変（乙型）

①肉眼像
全体的に硬くなり、表面、割面ともに不規則な顆粒状の偽小葉形成がみられます。

②大小の偽小葉の形成がびまん性に見られます。

偽小葉

拡張（メズサの頭）、肝機能不全、脾腫などが見られます。また、かなりの高率で肝細胞がんの発生を見ます。

　肝硬変による死因の第一は、食道静脈瘤の破裂によるものです。フランスやイタリアなどの、ワインを多く飲む国では、アルコール性肝硬変が非常に多く、社会問題化しています。

(9) 肝臓の腫瘍

●**良性腫瘍**　肝臓には良性の上皮性腫瘍はほとんど見られません。海綿状血管腫がまれに生じます。また、胆管の拡張による囊胞症を見ることがあります。

●**肝臓がん**　肝臓がんには肝細胞がんと胆管細胞がんがあり、大体9：1の割合で出現します。

　肝細胞がん（図5）：日本や韓国など東アジアでは肝細胞がんが多く、日本では男性の肝細胞がんでの死亡率は肺がん、胃がん、大腸がんに次いで

図5 肝細胞がん

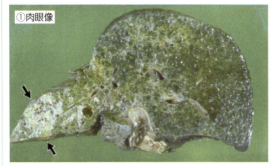

①肉眼像

①右葉（写真では左端）に境界不鮮明な腫瘍が見られます。（びまん型）

②肝組織の割面では、境界明瞭な黄緑色の充実性腫瘍が見られます。（結節型）

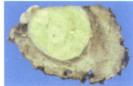

②肉眼像

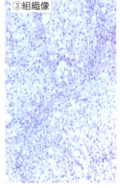

③組織像

③大小不同、異型を示す肝細胞がん細胞の増殖。

4位です。

　日本では80％以上の肝細胞がんが肝硬変を伴っています。近年ではC型肝炎性の肝硬変由来のケースが増加しています。

　肉眼的には、結節型、びまん型、塊状型に分類されています。組織学的には、肝細胞がんは肝細胞に似た異型細胞が索状に配列し、その異型度によってエドモンソンⅠ～Ⅳ型に分けられています。

　肝細胞がんの診断には、画像診断の他に、αフェトプロテイン（AFP）が特異的なマーカーとして有用です。

　胆管細胞がん（肝内胆管がん）：胆管上皮細胞由来の腺がんで、結合組織の増生を伴って硬い腫瘍を形成する場合が多く見られます。

●**転移性腫瘍**　肝臓は血流量が非常に多いため、別の臓器から転移してきた転移性の腫瘍が、肺と並んで多く見られます。特に胃がんや大腸がんが原発巣となった場合では、最初の転移先の臓器とされています。

壯健「そうそう。またまた話すけど、小説『白い巨塔』でも、財前教授は胃が

んだったのに気づかないで、肝臓にも転移してしまい、手遅れになってしまったんだ」
咲希「小説では胃がんが原発巣だったんだね。2003年にドラマ化されたときは、胃がんではなく肺がんが原発巣という設定になっていたよ」
壮健「時代とともに、設定を変えているということだね」

胆嚢および胆道の疾患

(1) 胆石症と胆嚢炎
咲希「胆石症はすごく痛いんですよね」
丹野「咲希さんも胆石症になったことがあるんですか？」
咲希「いいえ、聞いただけです」
丹野「胆石症は、いわゆる疝痛(せんつう)と呼ばれる激痛をもたらす疾患の一番の原因となります。胆石症と胆嚢炎は大半が合併して生じます」

● **胆嚢炎**

急性胆嚢炎：腸からの逆行性感染によるものが多く、慢性胆嚢炎が急に症状を悪化させて起こることもあります（急性増悪）。原因菌としては大腸菌が最も多く、連鎖球菌やブドウ球菌による場合もあります。

慢性胆嚢炎（図6）：大半が胆石に伴って生じます。胆嚢壁の肥厚、腺筋症、リンパ濾胞反応、肉芽性変化などが見られます。

● **胆石症**　女性に多く見られます。胆石には、固いコレステロール石（通常白っぽく、1個だけできる）と、ビリルビン石（黒っぽく、柔らかく、多数個できる）があります。ほかに石灰を含んだものなどがあります。胆石症は、疝痛発作、発熱、黄疸などを生じます。

(2) 胆道がん

胆道に発生するいろいろながんを総称して胆道がんといいます。胆道がんは、合わせて悪性腫瘍の4％程度見られます。日本では男女差はありませんが、欧米では1：4で女性に多く見られます。

出現する部位としては胆嚢が約半数（胆嚢がん）、次いで多いのが総胆管と肝管の合流部（肝外胆管がん、図7）、十二指腸の開口部（乳頭がん）

図6 慢性胆嚢炎

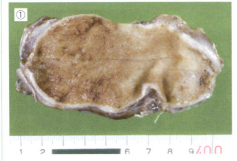

①（肉眼像）壁の肥厚と、粘膜の浮腫が見られます。

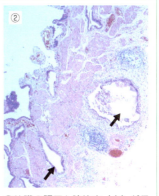

②粘膜の肥厚と腺筋症（↑）が見られます。

です。組織学的には大半が腺がんですが、4％の扁平上皮がんが見られます。胆嚢がんの80％前後に胆石の合併を見ます。

図7 肝外胆管がん

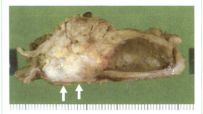

▶総胆管を閉塞するがん組織。

11.3 膵臓の疾患

咲希「膵臓は、病気になってもなかなか症状が現れにくく、沈黙の臓器といわれているのを聞いたことがあります」

丹野「膵臓は、胃のすぐ下、十二指腸が頭部を取り巻くようにあって、体尾部が左側にのびています。大きさは、ボラの卵のカラスミくらいで、120ｇ前後の重さを持っています」

咲希「カラスミの大きさがよくわかりません。いつも薄くスライスされたのを食べているので。今度お店の人に聞いてみます」

壮健「咲希ちゃんはカラスミを食べてるのか……」

咲希「膵臓の働きにはどんなものがあるのですか？」

丹野「膵臓から分泌される膵液には蛋白質を分解するトリプシン、キモトリプシン、炭水化物を分解するアミラーゼ、マルターゼ、脂肪を分解するリパーゼなど、多くの消化酵素が含まれています。また、膵臓の一部である膵島は、内分泌腺として、血糖を調節するインスリン、グルカゴンなどのホルモンを分泌しますが、内分泌腺については第14講で勉強しましょう」

（1）先天異常

●**異所性膵**　十二指腸や胃の粘膜下に成熟した膵組織が出現するもので、悪性化することはほとんどありません。ときには回腸のメッケル憩室や、胸腔内にも、異所性膵が見られます。

●**嚢胞性線維症**　アメリカ人に多く見られる劣性遺伝性疾患で、全身の外分泌腺の分泌液の粘稠性（ねばり気）が増します。そのため、膵臓、肝臓、気管支、腸などの輸出管が閉塞し、拡張して嚢胞をたくさん形成します。栄養障害や、二次的な炎症を起こして、早期に死に至ります。

（2）膵臓の炎症

壮健「大酒飲みの人に膵炎が多いと聞きましたが」

丹野「大酒家や、脂肪分の多い食事の習慣のある人は、十二指腸粘膜からのセクレチンやパンクレオザイミンの分泌刺激が増えて、大量の膵液が放出されます。そのために膵炎をきたします」

●**急性出血性膵炎**　急性出血性壊死ともいいます。脂肪壊死、実質壊死、出血を生じて急激に死に至る場合もある疾患です。組織学的には出血壊死とともに血栓や種々の段階の炎症をみます。二次的に化膿炎におちいり、膿瘍を形成します。膵臓に壊死や出血を生じる原因は、膵臓から出る消化酵素の分泌が過剰になって、自己組織を消化融解してしまうことです。

●**慢性膵炎**　大酒家に見られたり、胆道からの感染などによって生じる慢性炎症で、組織学的には線維化、石灰化、嚢胞形成、肉芽性変化、膵石出現などをみます。

図8 膵臓がん

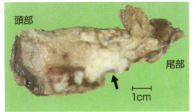
▶体部から尾部にかけての充実性の腫瘍（肉眼像）。

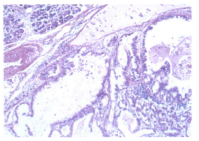
▶粘液を産生する腺管腺がん（組織像）。

(3) 膵臓の腫瘍

●**囊胞性腫瘍**　比較的若年の女性の膵体尾部に好発する疾患で、漿液性と粘液性があります。粘液性の場合は、悪性化することがあります。

●**膵臓がん**（図8）　膵臓のがんは、近年世界各国で増加していて、もっとも予後の悪いがんの1つです。増加の原因はわかりませんが、食生活やアルコールが大きな影響を与えていることは、十分考えられます。

予後が悪いのは、早期の診断が困難なためかと思われます。膵臓は深部にあり、また進行しないと黄疸などの臨床症状が出ずに、画像で確認できるようになったときには、がんが進行していて手遅れになる場合が多いのです。

組織学的には膵管由来の腺がんが大半です。腺房由来のものや、特殊なタイプとして粘液産生性腺がんがあります。

膵臓がんは、早期に十二指腸、肝、胃などの周囲へ浸潤転移を生じます。膵臓がんの60％以上は膵臓の頭部を原発巣にしています。

第11講のまとめ

●黄疸の原因には、肝細胞性、閉塞性、溶血性がある。
●肝炎ウイルスには、主としてA型、B型、C型がある。

11.3 膵臓の疾患

●肝硬変は、種々の肝疾患の終末像で、進行性、予後が悪く、肝不全、静脈瘤破裂、肝細胞がんなどで死に至る。

●肝原発のがんは、大半が肝細胞がんで、ほかに胆管細胞がんがある。

●膵臓がんは、症状が出にくく、発症後の予後は一般的に悪い。

第12講 呼吸器の疾患

鼻から肺へ

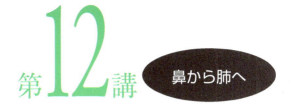

丹野「おや、咲希さん、風邪ですか」

咲希「花粉症です。今年は花粉症がひどくて、鼻水とくしゃみで、授業にも集中できません。朝は平気なのに、外へ出た途端、始まるんです。ズズ」

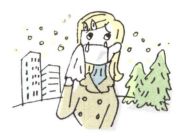

丹野「それは大変ですね。スギ花粉はとても細かくて、外気と直接通じている鼻腔やのど、肺へ空気と一緒にストレートに入ってしまうんです。外出しないのが一番ですが、それでは困るので、マスクや眼鏡で防御するんですね」

咲希「家にいても、鼻が詰まって呼吸ができないので、口で息をしていて、のども痛くなってしまいます」

丹野「口で息をしても、鼻で息をしても、空気は肺の中に入って行きます。花粉に限らず病原微生物や化学物質、有毒ガスなどが直接作用するため、肺は複雑な病態を示します。今日は、鼻から入って、のど、気管支、肺の疾患についてお話しましょう」

12.1 鼻腔、副鼻腔、喉頭の疾患 〜鼻からのどへ

(1) 感冒（風邪症候群）

咲希「すぐに風邪をひく人と、全然ひかない人がいますけど、なぜですか？」

丹野「私はすぐに風邪をひきやすいたちで、体が弱いといわれるんですが、たぶん、いわゆる体質とか素因といった個体の側の要因が大きな意味を持つ

と思われます。日本人は年に平均 5 〜 6 回風邪をひくようです」

●**風邪**　風邪とは、鼻腔粘膜をはじめとして、副鼻腔、咽頭、喉頭、気管といった上気道のカタル性炎（p.66）のことをいい、咳、痰、発熱、鼻汁、鼻閉、くしゃみ、頭痛といった多彩な臨床症状を呈します。病理学的には、粘膜の水腫、充血、リンパ球浸潤がみられ、また程度の差はありますが、好酸球の出現を見ます。風邪の原因は、大半がウイルスで、ライノウイルスやアデノウイルスが一般的です。細菌の感染が原因ではないので、抗生物質を飲んでも風邪そのものには効きません。

---

column　　　　　　　**インフルエンザ**

　普通の風邪とインフルエンザはどこが違うのでしょう。インフルエンザは、A、B、C 型のインフルエンザウイルスの感染で生じますが、普通の風邪と違うのは、集団発生や大流行をする点と、抵抗力の弱い高齢者や小児では、しばしば重篤な肺炎を併発して死を招く場合がある点です。特に A 型は大流行を起こします。近年ワクチンが開発されて予防に大きく役立つようになりました。また感染して 48 時間以内に飲めば効くという特効薬も作られるようになりました。あまりにインフルエンザが急激に流行して、この特効薬も品切れで、病院に行ってももらえないということが近年ありました。シーズン前のワクチン不足もあるようです。

（2）アレルギー性鼻炎

　アレルギー性鼻炎は、花粉症に代表される I 型、すなわちアナフィラキシー反応性のアレルギーです（p.78）。抗原としては花粉のほかにハウスダストと呼ばれる室内の塵、トリの羽根、動物の毛などがあります。鼻汁、くしゃみ、咳で発症し、好酸球の増加が特徴的です。

（3）副鼻腔炎、鼻茸（鼻ポリープ）および上顎がん

　人の顔の骨は鼻の周りに空洞があり、そこを副鼻腔（上顎洞や篩骨洞など）といっています。この副鼻腔に炎症が起きたものを、副鼻腔炎といいます。一般的には蓄膿症と呼ばれているものです。副鼻腔炎は主としてア

レルギー性の炎症で、しばしば細菌感染を合併して蓄膿症の形をとります。また、粘膜が肥厚して鼻腔内にポリープとして増殖、鼻閉をきたします。上顎ではときに扁平上皮がんに移行します（上顎がん）。

(4) 進行性壊疽性鼻炎

原因不明の壊疽性の潰瘍が鼻粘膜に生じる疾患で、浸潤性に病変部が拡大し、顔面に及ぶこともあります。非常に予後の悪い疾患で、肺の血管炎や、腎臓での糸球体腎炎を系統的に伴う場合があり、ウエゲナー肉芽腫と呼ばれます。T細胞性の悪性リンパ腫や自己免疫疾患との関係が指摘されています。

(5) 喉頭（声帯）ポリープ（図1）

歌手の人とかが、声帯（せいたい）ポリープができて声が出なくなってしまったという話を聞いたことがありませんか。日常的に大きな声を出したり、歌手などの職業の人の声帯は、慢性刺激を受けています。そのため、声帯の前側1/3の部分に左右対称にポリープ状の線維性の結節ができ、嗄声（させい）（しゃがれた声）を生じたり、大声が出なくなったりします。これを謡人結節（ようじん）（声帯結節）といいます。ほかに炎症性のポリープや乳頭腫、線維腫などがあります。

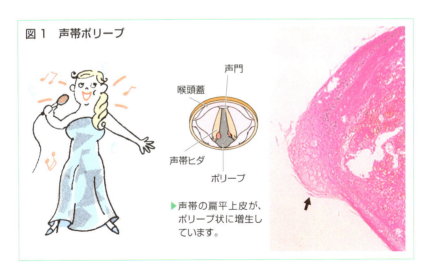

図1　声帯ポリープ

▶声帯の扁平上皮が、ポリープ状に増生しています。

（6）喉頭がん

喉頭や声帯には扁平上皮がんが多く、比較的高齢の男性に好発します。早期に潰瘍を形成し、増殖、転移も速やかにみられます。放射線感受性が高く、放射線療法が有効な場合があります。

12.2 気道と肺胞〜肺と気管支の疾患①

咲希「私の父はヘビースモーカーで、いつも咳や痰がひどくて、皆がやめるように言ってるんですがやめません。タバコは体によくないんですよね」

丹野「たばこは、前にも言いましたが、呼吸器だけでなく高血圧や心筋梗塞、動脈硬化症などを助長します。急に禁煙は無理だとしても、一日10本くらいに減らすだけでも効果があります。また、禁煙は自分一人ではなかなか難しいかもしれませんが、禁煙外来もありますので、お父さんに勧めてみてください」

（1）気管支の疾患

●**気管支拡張症** 気管支の非可逆的な拡張をきたす疾患です。喫煙も大きな誘因になっています。拡張した気管支は炎症を起こしやすくなって、気管支肺炎や肺気腫を起こしやすくします。進行すると肉芽組織を介して気管支動脈と肺動脈の吻合を生じ、肺高血圧症、心肺機能不全におちいります。

●**気管支炎**

　急性気管支炎：感染や、ガスの吸引などの刺激で、気管支の充血、腫張をきたすもので、ときに化膿性炎を起こします。インフルエンザなどに合併する場合は、出血や壊死を伴って重篤な結果をもたらすことがあります。

　慢性気管支炎：慢性気管支炎とは臨床的な名称で、肺、気管支、上気道の限局性病変で、「慢性持続性の痰を伴った咳が出て、2冬連続して、3か月以上症状が出現する」という定義があります。原因は大気汚染、喫煙、粉塵吸引などの社会的なものが大きな部分を占めます。気管支粘膜の肥

厚、萎縮、粘液分泌過多、ときに化膿性変化をもたらします。

咲希「小学生のとき、喘息のクラスメートがいました。林間学校での夜、その子が発作が起きないようにとみんなでお祈りしていたのを覚えています」
丹野「そうですか。喘息の発作をみたことありますか？」
咲希「ええ、見ているのもつらいくらい、苦しそうでした。喘息は息が吸えなくなるんですよね」
丹野「いいえ、息を吐けなくなるからつらいのです」

●気管支喘息 〜吸えるけど吐けない

気管支喘息は、Ⅰ型のアレルギーで、気管支平滑筋の攣縮（突然起きる筋肉の収縮）によって呼気障害（息を吸うことはできますが、吐くことが困難になります）をきたして、喘鳴（ぜーぜーすること）、粘膜の腫脹、粘液の過剰分泌を生じます。喀痰には、シャルコー−ライデン結晶が見られます（図2）。病理学的には、好酸球浸潤と、肺胞の拡張がみられます。激しい発作では、まれですが、呼吸困難で死を招くこともあります。抗原としてははっきりしませんが、カビ、花粉、塵、鳥獣の毛などが考えられています。

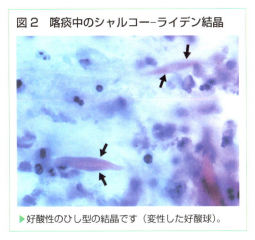

図2　喀痰中のシャルコー−ライデン結晶

▶好酸性のひし型の結晶です（変性した好酸球）。

●びまん性汎細気管支炎　左右の肺全体に起きる細気管支（肺胞とガス交換をする最も細い、末端の気管支）の炎症です。全体に小円形細胞浸潤、リンパ濾胞の形成とともに、肉芽組織によって細気管支の内腔が狭くなります。閉塞性の呼吸機能不全が重篤な結果をもたらします。原因は不明です。

（2）肺気腫

　肺胞壁が破壊され、終末細気管支および、そこから先の気腔が拡張する病態です。肺胞の細かな構造がなくなります（図3①）。原因としては第一に喫煙が考えられています。肺胞壁の破壊が局所的に起こる場合と、びまん的なタイプがあります。胸膜下に嚢胞（ブラ）を形成して（図3②）、破れて自然気胸（胸腔内に空気が入ること、p.175）をきたすことがあります。

　気道の周りの支持組織が消失してしまうため、気道がつぶれて、呼吸が苦しくなります。

図3　肺気腫

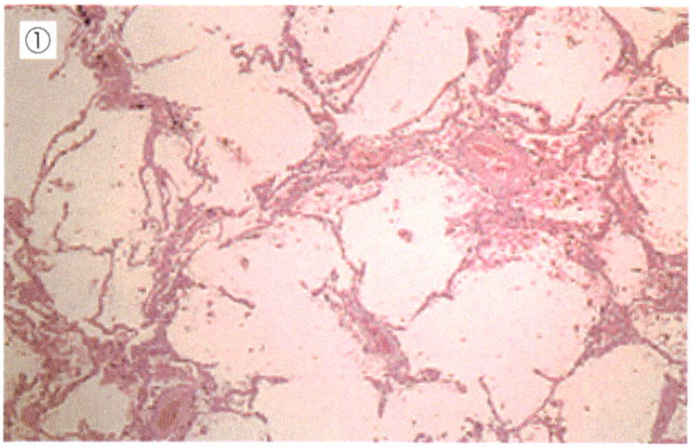

①肺胞の拡張と、胞隔の破壊、肺胞の癒合が見られます。

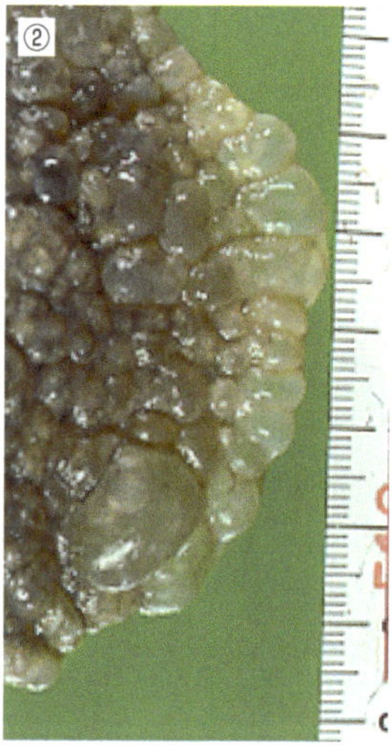

②多房性のブラ形成。

---

column　　**肺の構造　〜30畳分の面積？**

　私たちは肺で酸素を吸って二酸化炭素を排出します。肺は、重さが正常では150〜200gくらいで、大きさは左右ともに1Lのペットボトルほどで、3〜4億の肺胞と気管支でできています。

　肺胞はとても薄い壁（50〜100μm）でできていて、血液と空気とのバリヤーを形成し、ここで大気中の酸素と血中の炭酸ガスを交換します。肺胞の表面積は、畳20〜30畳敷きぐらいの広さがあります。肺の容積は平常時には左右合わせて約2Lで、深く吸い込むと5〜8Lに膨らみます。

> column　**慢性閉塞性肺疾患（COPD）**
>
> 　慢性閉塞性肺疾患（COPD；chronic obstructive pulmonary disease）とは、肺気腫、慢性気管支炎、気管支喘息などのうち、肺の弾力性の低下や、気道の抵抗性の増大などによって息を吐くことが障害される（気流障害といいます）ものをいいます。原因の大半が、喫煙とされています。本当に喫煙は、百害あって一理なしですね。

(3) 拘束性肺疾患

　肺が伸縮性を失って、拡張が不十分になる場合を拘束性疾患といいます。

●**肺線維症**　肺が、びまん性の線維の増殖を示し（図4①）、硬くなって機能不全におちいる状態で、原因不明のこともありますが、膠原病や感染症、気管支拡張症などに続発することもあります。肺における肺線維症は、ちょうど肝臓の肝硬変にあたります。最終的には肺胞の構造が変化して蜂の巣のようになって、蜂窩状肺（蜂巣肺）と呼ばれます（図4②）。

●**びまん性間質性肺炎**　最終的に肺線維症に移行する原因不明の疾患で、肺胞隔壁の線維化と硝子化、単核細胞浸潤がみられ、進行すると蜂窩状肺を呈します。リーボウという研究者が5型に分けています（表1）。薬剤、

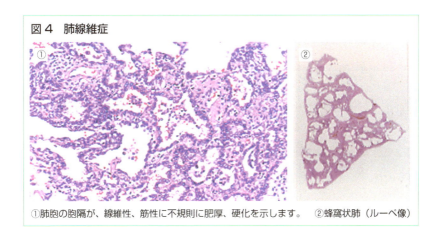

図4　肺線維症
①肺胞の胞隔が、線維性、筋性に不規則に肥厚、硬化を示します。　②蜂窩状肺（ルーペ像）

12.3 肺の循環障害〜肺と気管支の疾患②

表1 間質性肺炎（リーボウの分類）

1. 通常の間質性肺炎：UIP（usual interstitial pneumonia）
2. びまん性肺胞障害を伴った閉塞性細気管支炎：BIP（bronchiolitis obliterans and diffuse alveolar damage）
3. 剥離性間質性肺炎：DIP（desquamative interstitial pneumonia）
4. 巨細胞性間質性肺炎：GIP（giant cell interstitial pneumonia）
5. リンパ球様間質性肺炎：LIP（lymphoid interstitial pneumonia）

遺伝、自己免疫、ウイルスの関与などが取り沙汰されていますが、決定的な証拠はありません。

● **器質化肺炎**　間質性肺炎でマッソン体と呼ばれる肉芽腫性の結節を形成する場合をいいます。時に閉塞性細気管支炎をあわせて、閉塞性細気管支炎器質化肺炎（BOOP）＊と呼びます。

12.3 肺の循環障害〜肺と気管支の疾患②

咲希「あれ、壮健君。突然びっくり。今日は来られないんじゃなかったの」

壮健「まあ、いいじゃないか。それより、先生、肺と心臓はすぐ近くにありますから、互いに関連が強いような気がしますが」

丹野「そうです。肺動脈と肺静脈で直結しているので、お互いに大きな影響を及ぼしあいます」

（1）肺のうっ血および水腫

　心臓の機能が低下すると肺がうっ血します。急性心不全や、臨終期には急性うっ血で肺の血管拡張と肺胞内に滲出液が出て、うっ血水腫の形をとります（図5）。慢性心不全によるうっ血では、ヘモジデリンを貪食した心不全細胞が出現します。

図5　肺うっ血水腫

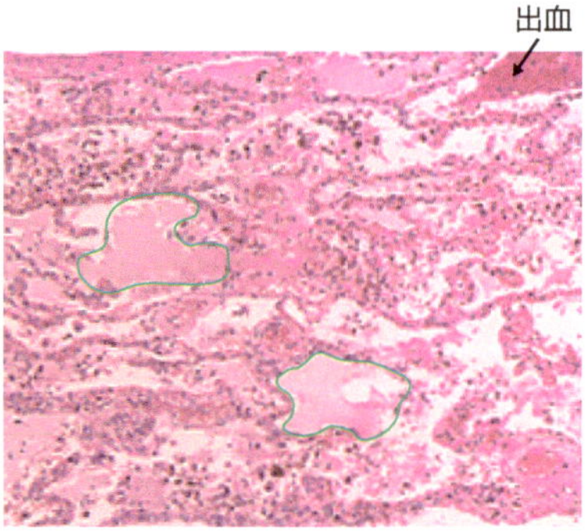

出血

▶血管拡張と肺胞内の滲出液（緑の線で囲んだ部分）の出現、一部に出血が見られます。

＊［BOOP　bronchiolitis obliterans organizing pneumonia］　1985年にエプラーによって提唱された疾患概念で、閉塞性細気管支炎と器質化肺炎が斑点状に出現するなど、いくつかの条件を備えます。大半が原因不明です。

166

（2）肺出血

結核、腫瘍、外傷、寄生虫、出血性素因などで起こります。特に肺がんや結核では、血痰や喀血で発症することがあります。

（3）肺塞栓症

手術後、分娩後、悪性腫瘍などで見られることがあります。特に骨手術後に脂肪塞栓を生じる場合があり、術後突然死の原因として重要です。

12.4 肺の炎症〜肺と気管支の疾患③

咲希「SARS（p.171 コラム参照）が流行したときは、自分が日本の第一番目の患者になったらどうしようって、ちょっと恐かったです」

壮健「SARS は、サーズって呼ぶので落ち着いた感じですね。エスエーアールエスって読むのかとも思ったけど。新型肺炎って言い方もありましたね」

丹野「SIRS（systemic inflammatory responce syndrome）全身性炎症反応症候群も、サーズっていうんですよ」

【肺炎】　肺炎は、肺に起こる炎症性変化を総称した呼び方です。抗生物質や化学療法の発達で、細菌性の肺炎で亡くなる人は激減しました。しかし、心疾患やがんなどで亡くなる人は、最終的に肺炎を合併して、肺炎が直接の死因となる場合が多いのです。また、菌交代現象で、真菌による感染症が増加しています。

　肺炎にはいくつかのタイプがあり、かつては、一肺葉全体に広がる**大葉性肺炎**（図6）、気管支とその周囲に広がる**小葉性肺炎**（気管支肺炎）、両肺全体に広がる**びまん性肺炎**に分類しましたが、昨今ではあまりこの言葉は使いません。むしろ出現組織などによって分類した、**肺胞性肺炎**、**間質性肺炎**、**肉芽腫性肺炎**の用語を用いています。肺炎の原因は何百もあるので、ここでは代表的なものだけを以下にあげます。

（1）結核

結核は感染しても発病する人としない人がいます。結核菌に感染する

図6 大葉性肺炎

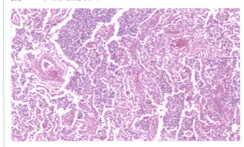

▶肺胞内、気管支内に、好中球などの炎症性細胞が充満しています。

図7 結核

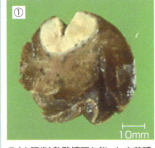

①(肉眼像)乾酪壊死を伴った肉芽腫性の病巣。

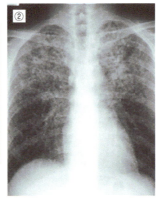

②(レントゲン像)肺実質にびまん性に無数の大小不同の結核結節が見られます。(粟粒結核)

と、ツベルクリン反応が陽転しますが、大半は免疫が成立して発病しません。しかし、免疫力状態や、結核菌の強さによって発病する人がいます。通常の発病は、新たな感染によるものでなく、すでにあった病巣からの再感染によるものです。

　肺結核の病態は多彩で、時期によっても異なります。初期変化群は、小さな病巣が胸膜直下に出現する滲出炎で始まり、やがて肉芽腫を形成(図7①)、そのまま瘢痕化して治癒することもあります。

● 粟粒結核(図7②)　血流に結核菌が乗って、肺全体にびまん性に病巣ができるもので、高熱を発し、呼吸困難で死亡することもあります。

●**結核性肉芽腫** 結核の特異性を表すもので、類上皮細胞とランゲルハンス型の巨細胞からなります。進行すると特有の乾酪壊死（p.37）、空洞形成をきたし、やがて線維化、瘢痕形成、石灰化を残して治癒します。空洞はしばしば血管の露出、破綻による大喀血の原因となります。

(2) 結核以外の細菌感染症

肺炎球菌性肺炎は、かつて大葉性肺炎の原因となって重篤な結果をもたらしていましたが、近年ではまれです。MRSA（メチシリン耐性黄色ブドウ球菌）は、高齢者や病弱者に対する院内感染の原因菌として、社会問題化しています。手術は成功してもMRSA感染で亡くなるというケースも少なからずみられます。緑膿菌感染は、ステロイドや抗生物質の乱用による日和見感染として定着してきています。特に高齢者やがん末期患者では、致命的になる場合があります。

(3) ウイルス感染症

●**インフルエンザ** 上気道に生じるインフルエンザが、しばしば肺に及びます。ときに出血や間質性肺炎をきたします。

●**麻疹ウイルス** 麻疹ウイルス感染が、しばしば肺に及んで、特有の巨細胞性肺炎として発症します。

●**サイトメガロウイルス肺炎**

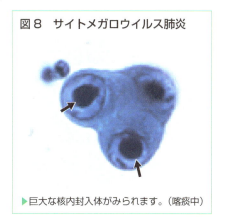

図8 サイトメガロウイルス肺炎

▶巨大な核内封入体がみられます。（喀痰中）

ほかの重篤疾患、またはエイズの合併症としても出現するサイトメガロウイルス肺炎は、フクロウの目玉といわれる巨大な核内封入体が見られます（図8）。

(4) 肺真菌症

カビで肺がやられてしまうものです。重篤な疾患、がん、エイズに伴って、または抗生物質の乱用による菌交代現象として、真菌症は近年非常に増加しています。肺ではカンジダ症、アスペルギルス症、クリプトコッカス症、アクチノミセス症、ムーコル症などがあります。いずれも滲出炎、

増殖炎の形をとって、ときに真菌球（fungus ball）を形成して、画像診断で腫瘍と誤診されることがあります。

(5) クラミジア感染症

オウム病は、オウムやハトの糞便を介して感染するクラミジア感染症で、間質性肺炎を生じます。進行すると肺胞にも炎症が及んで、出血し、細胞浸潤とともに核内に特有の網様体と呼ばれる封入体が見られます。他にトラコーマ尿道炎の原因菌にもなります。

(6) マイコプラズマ肺炎

咲希「クラスメートで何か月も咳が止まらない子がいて、心配していたんですが、医者からマイコプラズマ肺炎だといわれたそうです」

壮健「そういう奴は、僕は嫌だな。周りに迷惑かけるんだから、早く医者に行くべきだよ」

丹野「咳が長く続くときは、勝手に判断しないで、病院に行ったほうがいいですね」

●**マイコプラズマ** 従来若年者に好発する、原因不明の原発性非定型性肺炎と呼ばれていた疾患の大半が、マイコプラズマ感染症であったことが判明しました。マイコプラズマは、細菌とウイルスの中間の最小の微生物で、間質性肺炎と気管支炎をきたしますが、予後は良好で、通常は治癒します。

(7) 原虫性肺炎

カリニ肺炎は、ニューモシスチス・カリニと呼ばれる原虫性疾患で、免疫不全症、特にエイズの合併症として最も多く見られます。肺胞内に円形の囊子が充満しているのが見られます（図9）。

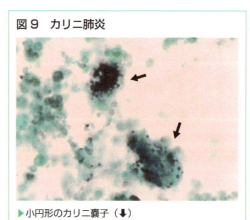

図9　カリニ肺炎

▶小円形のカリニ囊子（⬇）

（8）自己免疫疾患による肺炎

SLE、リウマチ、強皮症などに合併する肺炎で、血管炎を主体とした間質性肺炎の形をとって、進行すると肺線維症におちいります。

---

column　SARS と SAS

　この2つの言葉は、両方とも呼吸器に関連がありますが、まったく意味は異なります。

　SARS（severe acute respiratory syndrome；重症急性呼吸器症候群）は、2002年秋に突然中国南部に発生した、急激な高熱と呼吸困難で発症するコロナウイルス感染症です。患者は世界29か国、8000人以上に及び、774人の死者を出しました。日本では1類感染症に指定されました。このウイルスは、気道感染だけでなく、強力な接触感染もするため、徹底的な予防対策がとられています。近年、診断キットが開発されました。

　SAS（sleep apnea syndrome；睡眠時無呼吸症候群）は、一晩7時間の睡眠中、10秒以上の無呼吸が30回以上出現する状態と定義されていて、睡眠が浅く、起床時の不快感、頭痛、高血圧などをきたします。また、日中極度の眠気を生じて、仕事に差し支えることがあります。以前、新幹線の運転手の人がこのために停車駅を通り過ぎて騒ぎになりましたね。原因は、脳に異常のある中枢性の場合と、上気道が閉塞、狭窄する閉塞性のものに分けられます。一般に肥満の人に多いとされています。治療法としては、扁桃腺の切除や、歯科装具の利用、専用のマスクを使ったCPAP（シーパップ、Continuous Positive Airway Pressure；経鼻的持続陽圧呼吸）療法などがあります。また、ある種の漢方薬が有効な場合も多いようです。

12.5 塵肺症、サルコイドーシス〜肺と気管支の疾患④

（1）塵肺症

壮健「新聞に出ていましたが、アスベストが建材に含まれていて、それを吸引することで肺の病気になるとのことですが」

丹野「アスベストに限らず、種々の大気中の粉塵を吸入することによって生じ

る肺の障害を、塵肺症といいます。職業病が大半ですが、自然の植物などが原因の場合もあります」

● **珪肺症（けいはい）** わが国では、かつての採炭員、石工などにみられる職業病で、進行すると、特有の線維性の層状構造物からなる珪肺結節を形成します。多くは結核を合併します。かつて北海道や九州の炭坑がさかんだった大きな町には、珪肺症のための労災病院が多く建てられました。

● **石綿症（アスベストーシス）** 建材に含まれるアスベストを吸引することによって生じる肺線維症（p.165）のことで、肺がんや胸膜中皮腫の発生に関与するとされています。肺胞や間質にマッチ棒状のアスベスト小体が見られます（図10）。近年では、建材としてのアスベストの使用は禁止されています。

ほかに鉄やベリリウム、紡績工場での綿肺症といったものがあります。

（2）サルコイドーシス（図11）

原因不明の全身性疾患です。肺がおもな病変部位になります。類上皮細胞とラングハンス型の多核巨細胞よりなる肉芽腫が、肺門部や肺野にみられる病変で、T細胞

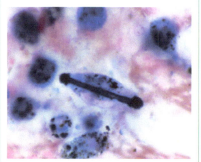

図10 アスベスト

▶マッチ棒状のアスベスト小体が組織球に取り込まれています。

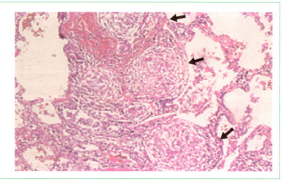

図11
サルコイドーシス
▶多数の結節状の類上皮細胞肉芽腫が見られます。

機能不全を伴うことがしばしばあります。結核と異なるのは、乾酪壊死がみられないのと、滲出性炎症を伴わないことです。

12.6 肺と気管支の腫瘍

壮健「肺がん（図12）は増加していると聞きましたが、なぜですか？」

丹野「肺がんは全世界的に増加しています。特に日本では近年増加して、1993年に男性で胃がんを抜いてがんの死因の第1位になり、1998年には男女合計で1位になりました（人口動態統計による）*。増加の原因はいろいろ考えられますが、多彩な化学物質の出現、高度成長期の大気汚染、特に、喫煙率の増加が大きな意味を持つと思われます。喫煙率は、近年減少していますが、1960〜70年代に上昇したものが、最近の肺がんの増加に反映していることも考えられます」

(1) 肺がん

組織学的に、主として肺の末梢に出る腺がん（図13）と、肺門から末梢のどこにでも見られる**扁平上皮がん**、**大細胞がん**、**小細胞がん**とがあります。男性では半分以上が扁平上皮がんですが、女性では腺がんと扁平上皮がん、それに大小細胞がんが、それぞれ大体30％ずつ見られます。これは、喫煙が扁平上皮がんの発生に大きな影響を及ぼすことと、男性の喫煙率が高いことが関係しているものと思われます。

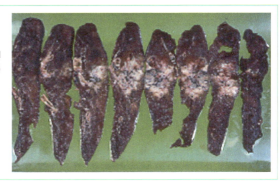

図12
肺がん（肉眼像）
▶肺野に境界不鮮明、灰白色、充実性の腫瘍が見られます。（肺の細割面）

＊ [肺がんの死亡数（2016年）] 男性；52430人、女性；21408人。男性では肺がんの死亡数は第1位ですが、女性では大腸がんに次いで第2位です。（厚生労働省 人口動態統計による）

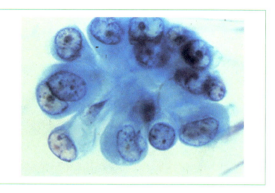

図 13
肺腺がん（喀痰細胞診）
▶喀痰中に出現した大小不同、不整な形の腺がん細胞です（パパニコロウ染色）。

（2）気管支の腫瘍

　気管支に発生する、比較的悪性度の低いものとして、3つの腫瘍があります。**カルチノイド腫瘍**は、神経内分泌細胞から発生するもので、小型の円形細胞からなります（図14）。**腺様嚢胞がん**は、気管支腺由来の腫瘍で、篩状の構築が特徴的です。**粘表皮がん**は、やはり気管支腺から発生するもので、粘液分泌を示す腺構造と、扁平上皮がん様部分が混在しています。

（3）転移性肺がん

　肺は血流量が多く、ほかの臓器からの転移が肝臓と並んで多く見られます。

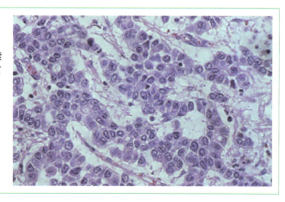

図 14
カルチノイド腫瘍
▶小円型の異型細胞が、索状、リボン状に増殖しています。

(4) その他の腫瘍

その他に、悪性リンパ腫や非上皮性腫瘍が見られますが、比較的まれです。

胸膜と胸腔の疾患〜肺が入っている器

(1) 気胸(ききょう)

肺気腫（p.164）が破れたり、結核で胸腔に空気が入り、逆に肺が萎縮して呼吸困難におちいることをいいます。

(2) 胸膜炎

結核をはじめとして、種々の原因で胸膜に炎症が起きます。多くは滲出性で、滲出液の内容により出血性、漿液性、化膿性などに分類されます。また、がんに伴うがん性胸膜炎は、滲出液にがん細胞を含みます。

(3) 胸膜の腫瘍

特有のものとして中皮腫があります。大半は悪性で、上皮型と肉腫型があります。アスベスト（p.172 図10 参照）の関与が示唆されています。

第 12 講のまとめ

- 拘束性肺疾患には、びまん性間質性肺炎、器質化肺炎などがある。
- 肺結核の発生率は横ばいで、高齢者や若年者に多く見られる。
- 近年、SARSをはじめとして、新しい呼吸器感染症が多く見られる。
- 肺がんは、近年増加が著しく、1998年には、わが国で男女合わせたがんによる死亡数が、胃がんを抜いて1位になった。
- 肺がんの組織型は、腺がん、扁平上皮がん、大細胞がん、小細胞がんがあり、なかでも扁平上皮がんの発生に喫煙が大きな要因となっている。
- 男性のがん関連死亡数は、第1位は肺がん、2位は胃がん、3位は大腸がんに対して、女性では、1、2位は大腸がんと肺がんで、3位は膵がんとなっている。近年、乳がんの死亡率も急増している（昭和25（1950）年〜平成28（2016）年）。

第**13**講 血液・リンパ節など

血液・造血器の疾患

丹野「今日は、血液と血液をつくる臓器の疾患についてです」

壮健「血液は、細胞成分である血球と、液体成分である血漿に分けられるんですよね」

丹野「はい、そうです。血球は、赤血球、白血球、血小板などに分かれます。血球は主として骨髄で作られます」

咲希「血小板も血球なんですね。球って名前につかないけど」

丹野「はい。血液の細胞成分ですから」

13.1 血液の疾患

【赤血球】

（1）貧血 ～原因はいろいろ

咲希「先生、私、実は貧血症で、ちょっとしたことですぐに気分が悪くなるんですが、これって治らないのでしょうか？」

丹野「血液の量は体重の約 8％で、咲希さんのようにほっそりした人でも 4 ～ 5 L くらいあります。貧血というのは、赤血球の数が少ないか、赤血球中のヘモグロビン量（血色素量）が少ない場合をいいます*。女性は月経があるので、余計に貧血になりやすいのです」

咲希「ほっそりしているなんて、うれしいです。でも、それで、治す方法は？」

丹野「赤血球の数は増やせないので、ヘモグロビン量を増やすような食べ物を多く摂るしかありませんね。ヘモグロビンを作るには鉄が不可欠なので、鉄分の多いホウレン草とかレバーとかを食べるといいでしょう」

＊［貧血 anemia］ WHO分類では、ヘモグロビン量が男子13.0 g/dL以下、女子12.0 g/dL以下とされています。

176

咲希「レバーとか好きではないですけど、これから食べるようにします」
壮健「僕はレバー大好きです。うなぎの肝も好きです」
咲希「でも、採血されると、貧血を起こしちゃうんだよね」
丹野「それは、乏血というほうが正しいんでしたね（p.49）」

●**出血を原因とする貧血**　外傷などの急性出血では、多量になると出血性ショックにおちいります。消化管潰瘍や子宮筋腫などによる、じわじわとくる慢性の出血の場合は、細胞中に存在する貯蔵鉄の不足によってヘモグロビンの合成が障害されて、鉄欠乏性貧血になります*。

●**溶血性貧血**　赤血球の寿命（通常100〜120日）が短縮するもので、遺伝的なものが大半です。本来ドーナツのような形をしている赤血球が遺伝的な理由により変形する、球状赤血球症や鎌状赤血球症があります（図1）。後天的なものとしては、自己免疫性溶血性貧血や鉛中毒による場合などがあります。

●**悪性貧血**　成人では1日に約1％の赤血球が死滅して新しいものと入れ替わります。ですから、1日1％の新しい赤血球を作らないと収支が合いません。悪性貧血とは、赤血球生成に必要なビタミンB_{12}が不足して、新しい赤血球の生成が不十分になるものです。ビタミンB_{12}不足は、萎縮性胃炎などによってビタミンB_{12}が体内に吸収されないことにより起こります。

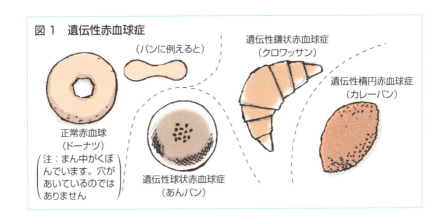

図1　遺伝性赤血球症

*　[**鉄欠乏性貧血**　iron deficiency anemia]　ヘモグロビン生成に不可欠な鉄は、胃液によって体内に吸収可能な形になるため、胃切除でも鉄欠乏性貧血になりやすくなります。

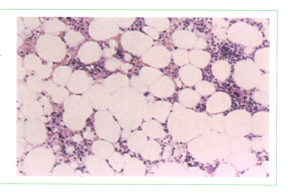

図2 再生不良性貧血

▶骨髄の大半が脂肪組織と置き換わっています。

ナイアシン（葉酸）欠乏でも同様のことが起きます。

●**再生不良性貧血**　大半が原因不明ですが、ベンゼンなどの中毒、抗がん剤、放射線被爆などでも見られる貧血です。血液を作り出す部分である骨髄が、脂肪成分とほとんど置き換わって（図2）、赤血球のみならず顆粒球系、血小板系のすべての成分が影響を受けます。予後は不良です。

(2) 赤血球の増える疾患 〜増えすぎても困る

赤血球が増えすぎても障害は生じます。

通常は単に赤血球が増加するのは、高山などでの空気中の酸素不足を補うためのもので、体のために良い反応です。先天性心疾患や、肺線維症などでも、酸素不足を補おうと体が反応して、赤血球の増加が見られます。

病的なものとしては、特に原因がないのに、骨髄の中の赤芽球が非常に多くなる**真性多血症**があります。これは、白血病と同じような腫瘍性の病変で、末梢血中の赤血球数は1000万/mm^{3}にも増えて*、高血圧症や脾臓の腫大をきたします。

【白血球】

(3) 白血球減少症

白血球の60％以上を占める好中球の減少を意味します。病的な白血球の減少は、重篤な感染症、放射線、化学物質などで生じ、また再生不良性貧血、特発性顆粒球減少症など原因不明の場合にも見られます。

＊［赤血球数］　男子はおおよそ500万/mm^3、女子では450万/mm^3

（4）白血球増多症

　急性虫垂炎になったりすると、白血球が 1 万 / mm^3 を超えたりします。このように、炎症のときには白血球は増加します[*1]。特に白血球の中でも好中球は、虫垂炎などの急性炎症や感染症、化膿炎あるいは非感染性の心筋梗塞でも増えます。

　アレルギーや寄生虫の場合には好酸球が増え、慢性炎症やウイルス感染ではリンパ球が増えます。

（5）白血病

咲希「白血病は血液のがんだと聞いたんですが、がんのように腫瘍を形成するんですか？」

丹野「まれに白血病細胞が固まって、小さな顆粒状の腫瘍を骨髄や肝臓などに形成することがあり、緑色腫と呼びます。しかし、通常は、腫瘤は形成しません。未熟な白血病細胞が骨髄をはじめとして全身の臓器に浸潤性に増殖します。その結果、正常な血液細胞（赤血球、正常白血球、血小板）が減少して、出血や感染症で重篤な状態におちいります」

● **白血病の分類**　白血病は、その発生血球によって骨髄性、リンパ性、単球性に分かれ、また、臨床経過によって急性と慢性に分類されます。

　①**急性骨髄性白血病（AML）**：最も多い白血病で、通常成人に見られます。末梢血白血球数は、2 ～ 5 万 / mm^3 に増え[*2]、90％以上が骨髄芽球で占められます（図 3 ①）。血液像では、多くの未熟な白血病細胞と、少数の成熟した白血球が出現し、その中間に位置する細胞が見られません（白血病裂孔、図 3 ②）。急激な経過をとり、一般に予後は不良ですが、近年では化学療法で改善されつつあります。細胞質内に特有のアウエル小体と呼ばれる棒状の封入体が見られる場合があります。欧米の研究グループ（FAB）が手掛けた FAB 分類（その成熟度と分化の方向によって M0 ～ M7 に分類）が国際的な標準分類として用いられてきましたが、最近は染色体異常、遺伝子変異などの病因的な因子を重視した WHO 分類（2017）に移行してきています。

　②**慢性骨髄性白血病（CML）**：白血病の 10％程度を占め、成人に多く見ら

---

*1 [白血球の増加]　体の調子が悪くて、病院で血液検査をしてもらうと、この白血球の値で炎症が起きているかどうかなどがわかります。
*2 [白血球の正常の範囲]　おおよそ3千～9千/mm^3

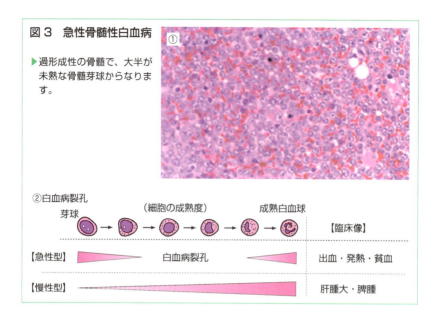

図3 急性骨髄性白血病

▶過形成性の骨髄で、大半が未熟な骨髄芽球からなります。

れます。白血球は著明な増加を示して、30～50万/mm³にも及びます。未熟骨髄芽球から成熟顆粒球まですべての成熟段階の細胞が出現します。90％の症例にフィラデルフィア染色体（Ph染色体）と呼ばれる染色体異常が見られ、マーカーとして応用されています。慢性の経過をとって、比較的予後の良いタイプです。

③**急性リンパ性白血病（ALL）**：小児に多く見られるもので、未熟なリンパ芽球が増殖します。主としてT細胞型とB細胞型に分類されます。

成人に出るタイプとして、成人T細胞白血病があります。これは、ATLV（成人T細胞ウイルス）が分離されていて、南九州地方出身者に多発することで、注目されています。

④**慢性リンパ性白血病（CML）**：高齢者に多く見られますが、日本では比較的まれなタイプです。成熟したリンパ球が、20万/mm³以上になる場合があります。B細胞型が多いようです。リンパ節の腫大が著明に見られます。

（6）出血性素因（出血傾向）

これについては、総論の第4講（循環障害、p.51）で勉強しました。

13.2 骨髄の疾患

壮健「血液細胞は骨髄でつくられるわけですから、骨髄が病気になれば、血液も病気になりますよね」

丹野「大半は骨髄疾患イコール血液疾患と考えていいのですが、一部、骨髄特有のものがあるので、ここではそれについて勉強しましょう」

（1）骨髄線維症

簡単にいうと、骨の中心部の骨髄が堅い骨になってしまう病気です。骨髄が線維の増生によって置き換わって、骨梁の形成、硬化をきたします。なかでも、原因不明で多くの骨に骨髄の線維化が起きて、線維化した骨髄に代わって、肝臓などの骨髄以外の部分での造血が行われるようになり、軽度の異型細胞の出現を見る場合があります。これらを骨髄増殖症と呼びます。

（2）多発性骨髄腫（形質細胞性骨髄腫）

骨髄内で異型形質細胞*が増殖する腫瘍です（図4①）。腫瘍化した形質細胞は、その発生母細胞によってIgGやIgAなどの免疫グロブリンを産生します。尿中に、ベンズ・ジョーンズタンパクの出現を見ます。骨吸収が強いため、X線写真で特有の抜き打ち像（図4②）が見られます。

（3）転移性骨腫瘍

骨髄は血流量が多いため、がんの転移を受けやすい部位です。なかでも前立腺がん、乳がん、甲状腺がんなどの内外分泌腺のがんが、好んで転移します。

13.3 リンパ節の炎症

壮健「リンパ節というのは、突然腫れたり、痛かったり、発熱したり、機能も

＊［形質細胞（plasma cell）］ Bリンパ球が最終的に分化した細胞で骨髄やリンパ節に存在します。免疫グロブリンを産生します。

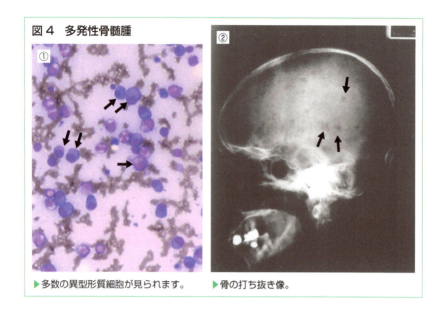

図4 多発性骨髄腫
▶多数の異型形質細胞が見られます。
▶骨の打ち抜き像。

形態もいまいち理解できないのですが」

丹野「リンパ節は体のどこにでもある組織で、リンパ管の途中に介在して、輸入管と輸出管があります。平常時には柔らかくて小さく、小豆大くらいまでの大きさです。機能としては、主としてリンパ節の胚中心にあるB細胞と、副皮質（傍皮質）にあるT細胞が主役となって、免疫反応を行い、感染の防御等に関係します。

（1）反応性リンパ節炎

微生物感染や抗原物質によって生じます。大半は支配下領域の炎症の波及によるもので、虫歯で顎のリンパ節が腫れるのがこれです。ときに化膿性炎症が波及することもあります。リンパ節では、反応性変化として洞カタルが見られて、組織球が出現します。

（2）亜急性壊死性リンパ節炎（菊池病）

原因不明の壊死性リンパ節炎で、若年者、特に女性に多く見られます。壊死巣と、それを貪食した組織球が多く出現します（図5）。リンパ節の

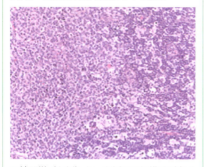

図5 亜急性壊死性リンパ節炎

▶壊死巣（左側）と、右側には組織球が多く見られます。

腫脹のほか、発熱や疼痛を生じることもありますが、予後は良くて2〜3週で治癒します。ウイルス感染が疑われています。

(3) 特異性炎

結核は、必ずといっていいほどリンパ節に波及します。肺門部や頸部のリンパ節に好発します。サルコイドーシス（p.172）は、肺に次いで多く見られます。特に左右両方の肺門部のリンパ節に初発するケースが多く見られます。

(4) ウイルス感染症

代表的なものに伝染性単核球症があります。これは若年者に多くみられ、全身のリンパ節の腫大、肝脾の腫大がみられます。EBウイルスの感染によるもので、予後は良く、数週間で治癒します。時に異型Tリンパ球が出現します。

咲希「実は、私も首のリンパ節が大きく腫れてびっくりしたことがあります。ずっと腫れているので、気になって、いつも触ってしまっていました」

壮健「あまり触るのはよくないと思うな」

咲希「でも、無意識に触ってしまうの。原因はよくわからなかったけど、1月ぐらいで突然治りました。不思議でした」

13.4 リンパ節の腫瘍〜悪性リンパ腫

壮健「僕のおじさんが、悪性リンパ腫で昨年亡くなったんですが、診断がついたときから予後は期待できないと言われていました。悪性リンパ腫は治らないんですか？」

丹野「それはお気の毒でした。悪性リンパ腫には大きく分けて非ホジキンリンパ腫とホジキンリンパ腫があります。それぞれにタイプというか、グレー

ドがあって、予後にも差があります。出現年齢は、50 歳以上に多くみられますが、がんに比べると、若年者にも多い疾患です」

咲希「ホジキンとか非ホジキンって、聞きなれない言葉ですが、語源はなんなのでしょうか？」

丹野「人の名前なのです。詳しくはホジキンリンパ腫のところで説明しますね」

（1）非ホジキンリンパ腫

日本における悪性リンパ腫の分類は、形態学的情報に基づき免疫学的情報を加えたLSG分類（表1）が1978年に提唱され、多くの施設で使用されてきました。近年ではWHOが広く用いられています。

悪性リンパ腫は、悪性リンパ腫の細胞起源により、B細胞リンパ腫、T／NK細胞リンパ腫、ホジキン細胞リンパ腫に大別されます（WHO分類）。そしてホジキン細胞リンパ腫以外をまとめて非ホジキン細胞リンパ腫と呼んでいます。

表1　非ホジキンリンパ腫の分類（LSG ＊）

● 濾胞性リンパ腫　follicular lymphoma
　　中細胞型　medium sized cell type
　　混合型　mixed type
　　大細胞型　large cell type
● びまん性リンパ腫　diffuse lymphoma
　　小細胞型　small cell type
　　中細胞型　medium sized cell type
　　　＊中間型　intermediate type
　　混合型　mixed type
　　大細胞型　large cell type
　　　＊免疫芽球型　immunoblastic type
　　多形細胞型　pleomorphic type
　　リンパ芽球型　lymphoblastic type
　　バーキット型　Burkitt type

＊印は準亜型

非ホジキンリンパ腫は、がんになっている細胞の特徴や染色体検査などの結果から、さらに細かく分類されます。「びまん性大細胞型B細胞リンパ腫」、「濾胞性リンパ腫」などの発生頻度が高くなっています。

濾胞性とびまん性があります。濾胞性リンパ腫は一般的にびまん性に比べて予後が良くて、5年生存率は60％以上になります。

● **濾胞性リンパ腫**　濾胞性リンパ腫は、B細胞タイプで、リンパ濾胞細胞が腫瘍化して、濾胞の腫大を伴ってリンパ節の腫大をきたします。

中細胞型は、腫瘍細胞に特徴的な核のくびれがみられます。

＊［LSG分類］　Lymphoma Study Group of Japanが提案した分類。悪性リンパ腫の分類については、近年免疫学的情報などをもとに、REAL分類（1994年）などが出され、さらにWHOからも新しい分類が出され（2001年）、さらに改訂版が出ている（2016年）。

●**びまん性リンパ腫** びまん性リンパ腫は、増殖部分では濾胞がまったくみられず、腫瘍細胞がびまん性、充実性に増殖して、リンパ節の周囲へも浸潤します。**小細胞型**は、正常リンパ球とあまり変わらない大きさの腫瘍細胞が、びまん性に増殖します。**多形細胞型**は、T細胞型リンパ腫で、脳のしわのような多形を示す核よりなり、白血病の成人T細胞白血病に相当します。ATLウイルスが陽性になります（図6）。

バーキット型は、マクロファージとほぼ同じ大きさの腫瘍細胞からなるB細胞性のリンパ腫です。

(2) ホジキンリンパ腫

1832年にトーマス・ホジキンというイギリスの病理医が報告してから約190年経った今でも、まだ全貌が不明確な系統的リンパ腫です。欧米では多く見られますが、日本では比較的まれな疾患です。

ホジキン細胞と呼ばれる大型の単核細胞と、リード-ステルンベルグ細胞（RS細胞）と呼ばれる多核、巨核の奇怪な形の細胞の出現が特徴的です（図7）。WHO分類では、結節性リンパ球優位型ホジキンリンパ腫と古典的ホジキンリンパ腫に大別され、古典的ホジキ

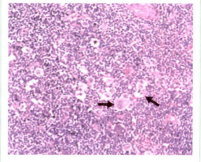

図6 悪性リンパ腫

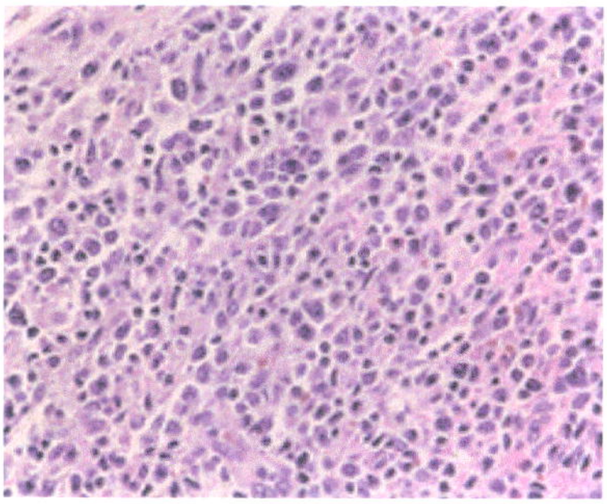

▶大小不同のリンパ腫細胞がびまん性に増殖しています。（非ホジキンびまん性）

図7 ホジキンリンパ腫

▶正常リンパ球の中に、多核・巨核のリード-ステルンベルグ細胞が見られます（↑）。

表2 古典的ホジキンリンパ腫の分類

| リンパ球豊富型 |
| 混合細胞型 |
| 結節硬化型 |
| リンパ球減少型 |

ンリンパ腫はさらに組織学的に4つのタイプに分類されています（表2）。

(3) 転移性腫瘍

がん、肉腫ともにリンパ管を介して、早期に所属のリンパ節に転移します。

13.5 脾臓の疾患

咲希「脾臓は何だか地味な臓器ですね」

丹野「脾臓は、生理的に寿命のつきた赤血球を破壊、処理します。また、細菌や異物もここで処理されます。いわば、血流のろ過装置ともいえます。構造的には、リンパ濾胞（白脾髄）と、静脈洞、脾索（赤脾髄）からできています」

(1) 循環障害

心不全によるうっ血は、脾臓に顕著に見られます。また、肝硬変で門脈圧が高くなると、脾臓は1000 gを超える重さになることもあります。臨床的に貧血、白血球減少、脾臓の腫大を示すものを、バンチ症候群といいます。

(2) 炎症

腸チフス、ペストなどの出血性感染症、化膿性炎症では脾臓が腫大します。この際、脾臓は柔らかくてドロドロしています。また、マラリア、遷延性心内膜炎などの慢性炎症では、巨大な脾腫をきたして、1000 g以上になることがあります。

(3) アミロイド症

全身性のアミロイドーシスでは、脾臓のアミロイド沈着が著明に見られます。アミロイドがリンパ濾胞に沈着するとサゴ脾と呼ばれ、赤脾髄に慢性に沈着するとハム脾（図8）と呼びます。

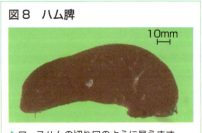

図8 ハム脾

▶ロースハムの切り口のように見えます。

（4）血液疾患

　溶血性貧血、真性多血症などで脾臓の腫大をきたします。また、白血病、悪性リンパ腫でも腫大が見られ、2000 ～ 3000 g にもなることがあります。

第 13 講 の ま と め

●貧血は、鉄欠乏性貧血、遺伝性溶血性貧血、自己免疫性溶血性貧血、悪性貧血、再生不良性貧血などに分類される。

●白血病は、急性と慢性、骨髄性とリンパ性に分類され、急性骨髄性白血病がもっとも多い。急性リンパ性白血病は小児に見られる。

●良性の亜急性壊死性リンパ節炎は、若年女性に多く見られる。

●悪性リンパ腫には、非ホジキンリンパ腫と、ホジキンリンパ腫がある。

第14講 内分泌器の病理

ホルモンの分泌器

内分泌器の病理

咲希「最近、眠くて眠くて。今日は丹野先生の部屋に行くのが面倒だな。それに吹き出物が増えてしまって。皮膚科の先生によると、ホルモンのバランスが崩れているんじゃないかって」

壮健「季節の変わり目はホルモンのバランスが壊れやすいからね」

咲希「なぜ？」

壮健「ホルモンは内分泌器（腺）から体内に分泌されるわけだけど、脳などの中枢神経がその分泌量をコントロールしているんだ。その調節が、ストレスや季節の変化などで狂って、ホルモンのバランスが崩れてしまうことがあるんだよ。ホルモンにはいろいろな種類があって、同じような作用をするものもあれば、逆の作用をするものもあるし、お互いに影響しあったりするから、バランスが大切なんだ」

咲希「ふむふむ」

●●●●●

丹野「今日は内分泌器の病理についてです。体の中には内分泌腺と呼ばれる器官があり（図1）、そこからいろいろなホルモンが分泌されます。ホルモンは多彩な生理機能をもっています」

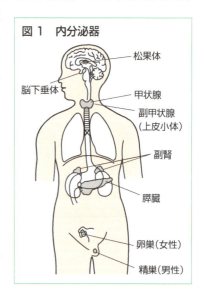

図1 内分泌器

咲希「内分泌器が病気になると、ホルモンが出なくなったりして大変ですね」
丹野「はい。それに内分泌系の指揮命令系統はとても複雑で、内分泌器どうしお互い影響しあいます。内分泌腺は小さな臓器のことが多いのですが、疾患になると体に大きな影響が及ぶことがあります。それでは順番に見ていきましょう」

14.1 下垂体の疾患〜たった1cmの臓器

丹野「まずは、この脳の模型を見てください。脳を左右に半分に切ったとき、中心部の間脳の下のほうに、ちょこっとぶら下がった部分がありますが、そこを下垂体といいます」

咲希「すごく小さいですね」

丹野「下垂体は最大径1cmくらいで、重さも1g足らずです。でも、とっても大事な内分泌器です。中は、前葉と、後葉より構成されます（図2）。前葉は、おおむね腺性下垂体と呼ばれ、成長ホルモンと、甲状腺刺激ホルモンなど、他の内分泌臓器を刺激するホルモンを分泌します。また、後葉は神経性下垂体で、神経分泌によって脳の視床下部で産生されたオキシトシンやバソプレッシン（抗利尿ホルモン）を分泌します」

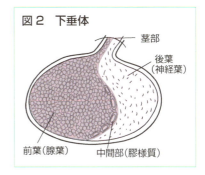

図2　下垂体

茎部
後葉（神経葉）
前葉（腺葉）
中間部（膠様質）

（1）前葉機能亢進症

下垂体前葉に腺腫などができて機能亢進が起きると、成長ホルモンの分泌が過剰になります。骨端軟骨が成長期にある子どもの場合は、四肢が異常に伸びて、巨人症になります。また、発育が止まった成人に生じると下顎および前額部の突出や、四肢先端部が肥大する末端（先端）肥大症をきたします（図3）。

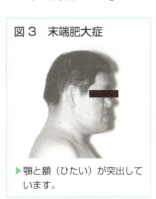

図3　末端肥大症

▶顎と額（ひたい）が突出しています。

しばしば糖尿病や性機能不全を伴います。

また、下垂体前葉から副腎皮質刺激ホルモン（ACTH）が過剰に分泌されるようになると、クッシング症候群を生じます（p.196）。

（2）前葉機能低下症

下垂体が圧迫萎縮、壊死などで機能不全をきたしますと、前葉からの成長ホルモンなどの分泌が不十分になり、小児期では体の成長が停止して、**成長ホルモン分泌不全性低身長症**を生じます。身長は1mに満ちませんが、精神の発育は正常です。下垂体前葉の機能不全の原因としては、頭蓋咽頭腫がもっとも多く見られます。

思春期の女性に多く見られるのが**シモンズ症候群**で、循環障害や炎症などによる下垂体の機能不全のため、極端な体の痩せ、早老、色素沈着、低血圧をきたします。

（3）後葉機能障害

多彩な病変がありますが、ここでは尿崩症と早熟症を取り上げます。

●**尿崩症**　尿崩症は、尿量が増えて、ときには1日10L以上の尿量になる病気です。視床下部から下垂体後葉にかけての部分が腫瘍などによって障害されて起こるものです。下垂体後葉からのバソプレッシン（抗利尿ホルモン）の分泌が低下し、尿細管での水分の再吸収が妨げられて、多尿を生じます。口渇（喉が渇く）とともに汗の量や唾液分泌量が減少して、全身がだるくなったり、便秘におちいります。

●**中枢性早熟症**　中枢性早熟症は、視床下部が腫瘍などで機能亢進し、下垂体後葉からのオキシトシン分泌が過剰になり、その結果、性的な早熟を示します。生殖器の早熟や陰毛、脇毛の早期発生などをみます。

---

column　**下垂体にもがんはある？**

下垂体に悪性腫瘍はほとんどありません。通常は、前葉の腺腫です（図）。腺腫は、これまで染色性によって分類されてきましたが、今日では機能による分類が加味されています。

嫌色素性腺腫は、細胞質が、特に特徴を持たない腺腫で、もっとも多く

見られます。下垂体の機能が向上しホルモン産生が増えるということはありませんが、下垂体自身の腫瘍の圧で、機能低下をきたすことがあります。

好酸性腺腫は、成長ホルモンを産生して巨人症や末端巨大症を生じます。

好塩基性腺腫が生じるのはまれで、副腎皮質刺激ホルモン産生を示すことが多く、クッシング症候群を招きます。

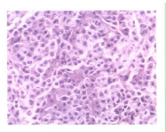

図　下垂体腺腫
▶小型、円形の好酸性細胞が密に増殖しています。

14.2 松果体の疾患〜松ぼっくりの形

松果体は、脳の中央に位置していて、その名のように、松ぼっくりを小さくしたような形をしています。重量は0.1〜0.2gで、あまり目立たない臓器です。

松果体の働きで注目すべきことは、メラトニンというホルモンの産生です。メラトニンは、皮膚の色素細胞の活性を抑制させる作用があるようですが、詳細はいまだに不明です。松果体に病変が起こることは、きわめてまれですが、性腺外の胚細胞腫、神経膠腫、奇形腫などが見られます。炎症や代謝障害は、独自のものはほとんどありません。

14.3 甲状腺の疾患〜のど仏の下

咲希「昆布が不足する山奥に住んでいる人に、甲状腺肥大症が多いと聞いたのですが、なぜなのでしょう」

壮健「今は、山奥に住んでいても、昆布くらい食べると思うよ」

丹野「日本のことばかり考えていてはだめです。世界を見渡すと、昆布を食べる習慣が少ないとか、食べられない山岳の国はたくさんあります」

壮健「あ、そうでした」

丹野「昆布にはヨードという物質が多く含まれています。甲状腺は、ヨードを摂取して、甲状腺ホルモンを産生します。ヨードが不足すると、それを補

おうとして甲状腺が肥大するのです。これを地方病性甲状腺腫といいます」

咲希「甲状腺には、ほかにどんな病気がありますか？」

丹野「甲状腺の疾患は、どういうわけか大半が女性に出ます。特殊な甲状腺腫
　　やバセドウ病のほか、炎症や腫瘍が見られます」

（1）甲状腺腫

　甲状腺は、のど仏のすぐ下にある内分泌腺です。甲状腺腫は、一般的に
甲状腺が腫大する疾患をさしています。そのため、甲状「腺腫」といいな
がらも腫瘍性でないものも含まれます。腫大の原因はヨードの不足または
過剰です。形態的には、甲状腺全体が肥大する**びまん性甲状腺腫**と、単一
または複数の結節を形成する**結節性甲状腺腫**に分類されます。臨床的には、
気道などの周囲組織が圧迫されることによって呼吸困難などが起こった
り、甲状腺の機能亢進症状をきたすことがあります。

---

column　　甲状腺ホルモンの働き

　甲状腺ホルモンには、サイロキシン（T$_4$）とトリヨードサイロニン（T$_3$）
の２種類があります。特にサイロキシンは、酸素、蛋白質、脂肪、糖、ビ
タミン、水、無機質などほとんどの物質代謝に関与していて、代謝を亢進
させるように働きます。その結果、循環器系や神経系の機能にも影響を与
えています。
　また、甲状腺の間質には、Ｃ細胞（傍濾胞細胞）と呼ばれる小型の細胞
があり、カルシトニンというホルモンを分泌します。カルシトニンは、血
中カルシウム濃度を抑制する働きがあります。甲状腺ホルモンの産生には、
脳下垂体が分泌するTSH（甲状腺刺激ホルモン）が関与しています。

（2）バセドウ病

　バセドウ病はおもに成人女性に見られるもので、甲状腺腫（図４①）、
心悸亢進、眼球突出を三主徴とします。そのほか、過剰発汗や基礎代謝の
亢進など、甲状腺機能亢進症状が出現します。LATS＊を自己抗体とする

＊〔LATS　long-acting thyroid stimulator〕　持続性甲状腺刺激物質

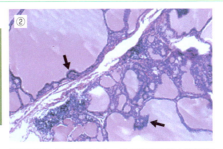

図4 バセドウ病
①分葉状の甲状腺の腫大。
②不規則な濾胞の拡大と、乳頭状の濾胞上皮細胞の増生（↑）が見られます。

自己免疫疾患と考えられています。組織学的には乳頭状の濾胞上皮細胞の増生が特徴的です（図4②）。

(3) 甲状腺機能低下症

● **クレチン病（新生児甲状腺機能低下症）**　先天的に甲状腺の形成不全などがあると、クレチン病をきたします。甲状腺の機能低下のため身体発育障害をきたします。知能の発育障害を伴って、独特の顔貌を呈します。

● **粘液水腫（成人型甲状腺機能低下症）**　成人が甲状腺の萎縮や変性で甲状腺の機能が低下すると、粘液水腫を生じます。女性に多く、皮膚に特有のむくみが見られます。皮下の粘液物質の沈着貯溜によるもので、皮膚は乾燥します。甲状腺ホルモンによる熱産生が低下するため体温が下がり、低温になります。性機能低下とともに血清コレステロール値の増加を呈し、動脈の粥状硬化におちいります。

(4) 甲状腺炎

● **橋本病**　中年女性に多く、リンパ濾胞の形成とリンパ球浸潤が見られる自己免疫疾患です。

● **亜急性甲状腺炎**　コロイドの消失と巨細胞の出現が特徴的で、壮年女性に多く見られます。ウイルス感染が疑われています。

● **リーデル甲状腺炎**　結合線維の高度の増殖が見られ、硬度を増すため、木様甲状腺炎とも呼ばれます。まれな疾患です。

(5) 甲状腺の腫瘍

咲希「甲状腺では、腫瘍も女性に多いんですか？」

丹野「良性悪性ともに90％以上が女性に出ます。腫瘍に限らず甲状腺疾患には女性ホルモンの何らかの関与が考えられます」

【良性】

●**腺腫** 良性腫瘍の大半は濾胞性腺腫で、多かれ少なかれコロイドを含んだ濾胞からなる腫瘍です（図5）。濾胞の大きさにより大濾胞性、小濾胞性、あるいは胎児性などと分類します。また、上皮細胞の性格によって、好酸性あるいはヒュルトル（Hurthle）細胞性などといった特殊なタイプもあります。通常は単発ですが、多発することもあります。

【悪性】

●**甲状腺がん**（図6） 乳頭がんが最も多く、次いで濾胞がん、髄様がんが続きます。乳頭がんでは、核内封入体様の細胞質の陥凹が特徴的です。髄様がんは、しばしば家族性に発症し、また系統的にほかの腫瘍を合併することがあ

図5 濾胞性腺腫

▶不規則に拡張した濾胞からなります。

図6 甲状腺がん

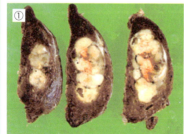
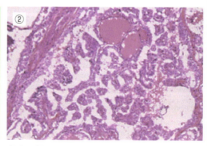

①（肉眼像）充実性、灰白色のがん巣です。　②乳頭状にがん細胞が増殖しています（乳頭がん）。

ります。褐色細胞腫を合併すると、シップル症候群と呼ばれて、家族性に出現することがあります。

14.4 副甲状腺（上皮小体）の疾患 〜米粒の大きさ

咲希「甲状腺の図を見ると、副甲状腺というのがありますが、これは何ですか？」
丹野「別名、上皮小体ともいいます。内分泌臓器はみな小さいのですが、これはさらに小さくて、米粒くらいのものが、左右の甲状腺に沿って2〜3個ずつあります。副甲状腺から分泌される副甲状腺ホルモンは、血中カルシウムの増加を促す作用があります」

（1）副甲状腺機能亢進症

　副甲状腺の腺腫や過形成による直接的なものや、骨軟化症や腎障害による間接的なタイプの機能亢進があります。副甲状腺ホルモンの分泌が増えるため、血中のカルシウム量が増え、高カルシウム血症となります。筋肉の収縮力が落ちたり、全身のカルシウム沈着（転移性石灰化）を生じます。また、骨から血中にカルシウムが溶けていくため、骨の破壊による骨粗鬆症（骨多孔症）や線維性骨炎におちいります。

（2）副甲状腺機能低下症

　何らかの理由で副甲状腺の機能低下をきたすと、血中カルシウム量の低下を生じて、筋肉－神経間の緊張が高まって、痙攣発作を生じることがあります。これをテタニーといいます。

14.5 副腎の疾患 〜腎臓の上のあたり

咲希「腎臓の上のほうにちょこっとついているのが、副腎ですよね」
丹野「はい。ここからもいくつかのホルモンが分泌されます。外側の副腎皮質と、内側の副腎髄質に分かれます」
咲希「そういえば、皮膚科でもらったかゆみ止

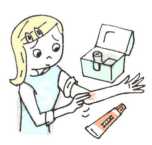

めの塗り薬に副腎皮質ホルモン剤というのがありました。必要以上に塗りすぎてはいけないといわれましたが」

丹野「副腎皮質から出るホルモンは、いろいろな病気の治療に用いられます。アレルギーや炎症を抑える作用もあって、非常に高い効能を発揮します。ただし皮膚萎縮や毛細血管の拡張などの副作用もあるので、使いすぎには気をつけましょう」

【副腎皮質の疾患】

副腎皮質から出る副腎皮質ホルモン（ステロイドホルモン）＊は、大きく分けて、①電解質の代謝、②糖・蛋白質・脂肪の代謝、それと③性の活性の3つに関与する機能を持っています。

(1) 副腎皮質機能亢進症

●**クッシング症候群**　副腎皮質の腺腫や過形成によって（図7）、糖質コルチコイド（グルココルチコイド）の分泌が過剰になると、クッシング症候群を生じます。クッシング症候群は特有の満月のような丸い顔つき、バッファロー（水牛）のような肩、多毛、無月経などを示します。

●**副腎性器症候群**　副腎皮質からアンドロゲンが過剰に分泌されて、女性が男性化をきたす病態です。

●**原発性アルドステロン症**　アルドステロンが副腎皮質から自立的に過剰分泌されるもので、中年女性に多く見られます。高血圧、低カリウム血

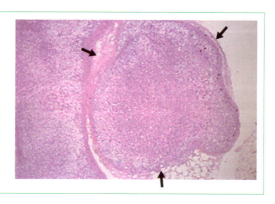

図7
副腎皮質機能亢進症
▶副腎皮質の腺腫が見られます。

＊[副腎皮質ホルモン　adrenal cortical hormone]　糖質コルチコイド（グルココルチコイド）、鉱質コルチコイドなどがあります。

症、多尿、周期性四肢麻痺などをきたします。

(2) 副腎皮質機能低下症

● **アジソン病** 自己免疫疾患で、副腎皮質の3系統の機能（電解質の代謝、糖・蛋白質・脂肪の代謝、性の活性）すべてが低下します。皮膚粘膜にメラニン色素沈着、低血圧、低血糖、電解質異常、脱毛、るいそう*とともに性機能の低下をきたします。

(3) 副腎皮質腫瘍

腺腫とがんがあり、機能亢進を示す場合と、示さない場合があります。

【副腎髄質の疾患】

(4) 副腎髄質腫瘍

壮健「副腎髄質は、皮質とは全然違う機能を持っているんですよね」

丹野「そうです。髄質は、交感神経系の一部が内分泌器に変化したもので、皮質とはまったく異なる機能を持っています。カテコールアミンと呼ばれる物質を分泌します。カテコールアミンには、心機能亢進をもたらすアドレナリンと、血管収縮と血圧上昇を生じるノルアドレナリンがあります」

● **褐色細胞腫** おもに成人にみられる腫瘍で、クロム染色で陽性を示す腫瘍細胞からなります（図8）。通常はアドレナリンとノルアドレナリンの両方を分泌して、高血圧や高血糖をきたします。原因不明の高度の高血圧症に若年者がなる場合、副腎の検査をすると、この腫瘍が発見されることがあります。

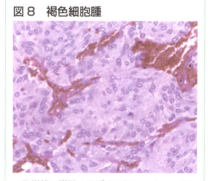

図8　褐色細胞腫

▶胞巣状に増殖する腫瘍細胞は、クロム親和性を示します（濃いピンクの部分は出血）。

● **神経芽細胞腫** 小児の腫瘍で、交感神経細胞や交感神経芽細胞由来の悪性腫瘍です。小円形細胞からなるもっとも未分化なタイプから、やや分化した多型性のものもあります。早期に転移浸潤をきたします。

＊［るいそう　emaciation］　がんの末期や栄養障害、内分泌障害などで、体がやせて、皮膚の乾燥をきたすことです。

14.6 ランゲルハンス島（膵島）の疾患

咲希「糖尿病は膵臓の病気だと聞きましたが」

丹野「糖尿病にもいくつかのタイプがありますが、ほとんどは、膵臓のランゲルハンス島（膵島）が病変を起こして、インスリンホルモン（血糖値を下げる働き）が分泌不足になることで起こります。これについては総論の糖の代謝異常のところで勉強しました（p.31）。ここでは、ランゲルハンス島の腫瘍について勉強しましょう」

●**インスリノーマ**　インスリンを分泌するB細胞の腫瘍です。血糖値の低下、低血糖発作、ブドウ糖投与による症状の軽減というWhipple（ウイップル）の3徴候を示します。多くは中年男性に見られますが、比較的まれです。

●**グルカゴノーマ**　きわめてまれですが、A細胞由来で、グルカゴンの分泌が過剰となり、高血糖をきたします。

●**ゾリンジャー–エリソン症候群**　ランゲルハンス島のガストリン分泌細胞性腫瘍で、胃、十二指腸、空腸に潰瘍を形成します。過剰の胃液分泌や胃酸過多による消化性潰瘍です。

第 14 講 の ま と め

●内分泌器の疾患は、ホルモンの過剰や不足の全身症状を伴い、また内分泌器どうしがお互いに影響を及ぼし合う。

●下垂体の疾患は、そのホルモンの影響で、巨人症や成長ホルモン分泌不全性低身長症をきたす。

●甲状腺の疾患は、大半が女性に生じる。

●甲状腺がんには、濾胞がん、乳頭がん、髄様がんがある。

●上皮小体はカルシウムの代謝を支配し、その疾患は骨の異常をきたす。

●副腎皮質亢進症はクッシング症候群を、低下症はアジソン病を呈する。

●糖尿病は、多くの場合、膵島のB細胞が産生するインスリンの欠乏による。

第15講 神経系の疾患

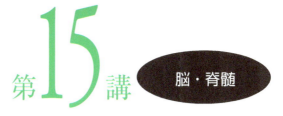

脳・脊髄

咲希「脳って、考えたり、記憶したり、筋肉を動かしたりと、コンピュータみたいに繊細で複雑な機能をもっているから、構造も複雑なんでしょうね」

壮健「解剖実習の授業で勉強したけど、脳は、肉眼的に見ると、豆腐のような臓器に見えたよ。意外に単純な感じがしたけどな」

咲希「脳の重さはどのくらいなの」

壮健「成人で1200〜1400 g くらいっていわれている」

咲希「けっこう重いんだね」

壮健「脳は、脳脊髄液に浮かんでいるような状態で、頭蓋骨の中に入っているんだよ」

咲希「ふーむ。ねえ、そろそろ丹野先生のところへ行こうか」

●●●●●

丹野「今日は神経系の疾患です。神経系は中枢神経（脳・脊髄）と末梢神経に分かれます。神経系は、長い神経線維を持つ神経細胞（ニューロン）と、あとは膠細胞と呼ばれる数種類の支持細胞からなるだけで、特別に複雑な組織はありません」

咲希「脳は、痛みを感じたり、判断したり、体を動かしたりと、体の司令塔みたいですよね。その司令塔が病気になってしまったら、大変ですね」

壮健「会社でいえば、社長が無能だと、会社がつぶれてしまうようなものでしょうか？」

咲希「社員がだめでも、問題は起きるんじゃない？」

丹野「脳を社長に例えるなら、子会社がたくさん集まった会社の社長をイメー

15.1 頭部の外傷

じしてください。言葉を考える子会社や、運動機能を調節する子会社の社長がフロアに集まっているのです。脳のさまざまな機能は、そのフロアの場所により、偏っていて、違っているのです」

壮健「たとえば、脳の右側で脳梗塞になると、左半身が麻痺になるって聞いたことがありますが」

丹野「脳の神経線維は、頸部で交叉していて、機能は左右逆になるのです。それに、脳の機能は場所によって決まっているので、左手が動かないとか、しゃべれないとかいった臨床所見で、ある程度は脳の病変部位が推定できることになります」

15.1 頭部の外傷

丹野「導入が長くなりました。さっそく、頭部から始めましょう」

咲希「サークルの先輩が、この間の飲み会の後、酔っ払っていたのか、道で転んで頭を打ってしまったんです。念のため検査を受けたそうですが、異常はなかったようです。頭部の外傷にはどんなものがありますか？」

丹野「大きく分けて、脳を守っている頭蓋骨と硬膜が破損しない閉鎖性外傷と、破損する開放性外傷があります」

（1）閉鎖性外傷

●**脳膜の出血**（図1）　脳は3種類の膜に包まれています。一番外側で頭蓋骨にぴったりくっついている膜が**（脳）硬膜**、その下が**クモ膜**、その下で脳にぴったりくっついている膜を**脳軟膜**といいます。

　頭蓋骨と硬膜の間で起こる出血を硬膜外血腫、そして硬膜とクモ膜の間で起こる出血を硬膜下血腫、さらにクモ膜の下で起こる出血をクモ膜下出血といいます。

　慢性の硬膜下血腫は、外傷後数週間を経て発症するもので、頭痛など、脳圧亢進症状がでます。

　また、クモ膜下出血（p.202）は、早期にびまん性に広がり、髄液に大量出血するため、止血しにくく、重篤な結果を生じます。

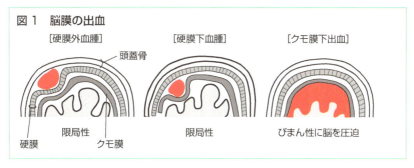

図1 脳膜の出血

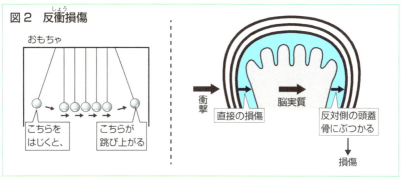

図2 反衝損傷

●**脳実質の損傷** 脳実質、つまりいわゆる脳みその損傷です。脳（実質）に損傷が加わり、脳挫傷を起こすと、壊死をきたして、脳が融解して囊胞を形成する場合があります。たとえば、頭の右側を強く打ったとき、脳が反対の左側の頭蓋骨にぶつかって、左側により高度の障害を受けることがあります（反衝損傷、対側損傷、反跳巣、contrecoup injury、図2）。

●**外傷による二次的病変** 脳の外傷後には、脳浮腫、脳ヘルニア（脳圧亢進により、脳が下方に押し下げられて、脳幹部を圧迫すること）、感染などの二次的病変を生じます。

(2) 開放性外傷

　閉鎖性外傷に比べて、損傷の程度が高い場合が多く見られますが、基本的には同様です。開放性外傷では、閉鎖性外傷に比べて、感染症の危険度が増し、開放創が大きいと、脳ヘルニアよりも脳の脱出のケースが多くなります。

脳の循環障害

壮健「日本では、欧米に比べて脳出血や脳梗塞が多いと聞きましたが」

丹野「欧米では死因の第1位はがんで、2位は心臓病ですが、1位のがんとあまり差はありません。日本では、がんが圧倒的に1位で、間をあけて、心疾患、肺炎が2、3位となっています。これはそれぞれの国の食生活が大きく関与しているものと思われます。脳循環障害によるものはそれに次ぎます」

(1) 脳出血

●**クモ膜下出血** 先天性動脈瘤の破綻によるものが最も多く見られます。これは、比較的若年でも見られます。次いで動脈硬化や、一種の奇形の動静脈瘤などが原因で起こります。速やかに、髄液腔に出血が広がって、脳圧亢進症状を呈します（p.201 図1 参照）。

●**脳（実質）内出血** 最も多いのは、高血圧によるもので、脳幹部に多く見られます。特に内包、レンズ核と呼ばれる部位で見られ、内包で起きた場合は片麻痺などの後遺症を残します。また、出血が大量ですと、脳の中の空洞である脳室内へ穿破して脳室出血（図3）や、脳ヘルニアをきたして重篤な結果を招きます。脳動脈瘤や動静脈瘤の破綻によって生じる、脳（実質）内出血もしばしば見られます。

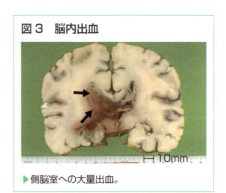

図3 脳内出血

▶側脳室への大量出血。

(2) 脳梗塞

脳梗塞の中で多く見られるものは、内頸動脈や中大脳動脈の動脈硬化症や、血栓症によるものです。脳梗塞には、乏血性と出血性があります。

●**乏血性脳梗塞** 乏血性の場合、梗塞が起きて脱色、浮腫を生じ、そして

10日以上たつと、いわゆる脳軟化症（p.36）におちいって、その部分は陥凹します。時間の経過とともに、脳軟膜がしわ状の瘢痕を形成します。組織学的には神経細胞の乏血性変化、壊死、次いで細胞浸潤が見られて、融解した脳組織の跡に、結合組織細胞とグリア細胞（神経膠細胞）からなる嚢胞を形成します。

●**出血性梗塞**　壊死巣に出血を伴って、肉眼的に赤褐色に見えます。出血性梗塞は、血管の豊富な灰白質に見られます。

15.3 中枢神経の炎症〜脳と脊髄

咲希「脳は、頭蓋骨や、脳膜で守られているのに、どこから病原微生物が侵入するのですか？」

丹野「するどい質問です。耳や目、鼻は、脳に近くてしかも直結している部分があるので、感染経路となります。副鼻腔炎や中耳炎から髄膜炎を起こすことがあります。また、ほかの部分の臓器が炎症を起こして敗血症をきたすと、血行性に感染することもあります」

（1）髄膜炎

　主として、髄膜炎菌をはじめとして、ブドウ球菌、連鎖球菌など化膿菌が原因で生じます。髄液腔に沿って化膿性病変をきたして、髄液にも好中球が出現します。抗生物質などによって炎症が治った後も、軟膜の肥厚や癒着によって、神経精神障害などの後遺症を残すことがあります。近年は、真菌感染による髄膜炎が増加しています。

（2）脳膿瘍

　脳実質で化膿性炎症が起きると、単発または多発の膿瘍を形成することが多く、特に白質の部分に多く見られます。脳の壊死に次いで、厚いカプセルからなる膿瘍を形成します。臨床的には、侵された部位の神経症状と、脳圧亢進症状が見られます。

（3）梅毒性脳炎

　第3期梅毒（p.72）で、感染10〜20年後に発症します。脳では動脈炎

や、髄膜炎によって認知障害や視力障害、言語障害などをきたして、進行麻痺と呼ばれます。脊髄では（図4）、主として後索が侵されて、知覚障害を生じますが、前索にも及んで運動障害を起こします。これを脊髄癆（せきずいろう）と呼びます。

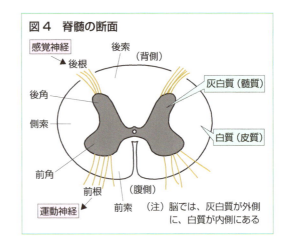

図4 脊髄の断面

(4) ウイルス性脳炎および脊髄炎

壮健「麻疹やヘルペスのウイルスが脳に感染することがあると聞いたんですが、ほかにも脳に感染するウイルスはありますか？」

丹野「おもに神経系に特異的に感染するウイルスがあります。厳密には、これらによる病変をウイルス性脳炎とか脊髄炎と呼ぶのが正しいでしょう」

● **日本脳炎** コガタアカイエカという蚊が媒介する脳炎で、ウイルスは牛や馬などの家畜の体内で増殖します。急激な発熱と意識障害で発症し、一週間程度で死んでしまう恐ろしい脳炎です。病変としては、大脳から脊髄まで及ぶ壊死巣と、グリア結節の形成が見られます。近年では、蚊の撲滅により激減しています。

● **ポリオ（小児マヒ；急性脊髄前角炎、ハイネ-メディン氏病）** エンテロウイルスの経口感染により発症します。消化管からリンパ節を経てウイルス血症をきたして神経に及びます。脊髄前角の神経細胞や運動神経のBetz（ベッツ）細胞が選択的に侵されて、筋麻痺を生じます。四肢の運動麻痺とともに、時に横隔筋麻痺をきたして呼吸障害におちいります。ワクチンの開発によって、ほぼ撲滅されました。

● **狂犬病** 狂犬病ウイルスに感染したイヌやキツネの咬傷からヒトに感染します。脳幹部に神経細胞の変性、炎症細胞浸潤、グリアの増生がみられ

ます。特徴的な Negri（ネグリ）小体が見られます。狂犬病予防法により、飼い犬の狂犬病予防注射が義務づけられるなどして、今ではほとんど見られません。

●**亜急性硬化性全脳炎（SSPE）**　小児にみられるもので、麻疹ウイルスの封入体が出現します。不随意運動や精神発達の停止がみられ、最終的には認知症におちいります。いわゆる slow virus（スローウイルス）＊感染の形を取り、長い潜伏期間を経て、徐々に進行していきます。

●**ヘルペス脳炎**　本来のウイルス性脳炎が減少したため、今では最も多くなりました。急性、広範な壊死、出血を脳にきたす予後不良の脳炎です。

---

column　　　　　　　**プリオン病**

　狂牛病はヒトに移るのでしょうか。ヒトに移る可能性がまったくないとはいい切れません。狂牛病は正確には、牛海綿状脳症（脳がスポンジ状の変性を呈する、bovine spongiform encephalopathy；BSE）という名称です。この疾患や、ヒトがかかるクロイツフェルト–ヤコブ病（CJD）は、異常な蛋白であるプリオンが中枢神経に出現する疾患で、そのためプリオン病ともいわれます。かつては slow virus の感染によると思われていました。CJD は、成人に発症し、ミオクローヌス発作や認知症におちいって、2〜3年で死亡します。亜急性海綿状脳症とも呼ばれます。

15.4 脱髄疾患

　髄鞘の崩壊と、グリアの増生による瘢痕形成をきたす疾患を脱髄疾患といいます（図5）。原因不明の神経症状を繰り返す多発硬化症は、代表的な脱髄疾患で、インクのしみのような脱髄斑が、主として大脳白質に見られます。白質

図5　脱髄疾患

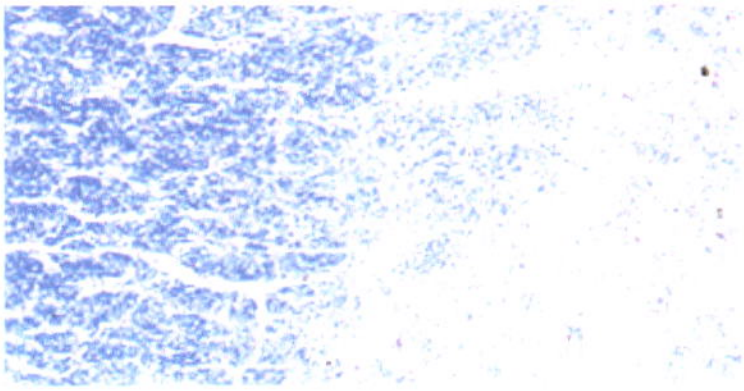

▶右半分の髄鞘の崩壊が見られます。

＊［**スローウイルス　slow virus**］　発症するまで、長い（年余）潜伏期を示すウイルス感染症。亜急性硬化症全脳炎のほかに進行性多巣性白質脳症などが知られています。

異栄養症は、先天的な酵素の欠損によるもので、小児に出現します。小脳を含む広範な脱髄と脂肪の沈着が特徴的です。整腸剤として1970年代に使用されたキノホルムの副作用によるスモンは、脊髄前角や視神経の脱髄をきたして、歩行障害や視力障害を生じます。

15.5 中毒と代謝障害

壮健「火事で焼死する人は、焼死というより一酸化炭素中毒のほうが多いと聞きましたが」

丹野「脳は、酸素の消費量がとても多くて、短時間の酸素不足で障害におちいります。一酸化炭素（CO）は、酸素よりもヘモグロビンにくっつく力が強くて、先にくっついて血中に入ってしまい、酸素を体内に運ばせるのを邪魔するのです。そのため早期に一酸化炭素中毒（酸素欠乏状態）を起こします」

（1）酸素欠乏症

酸素欠乏症には、一酸化炭素やシアン化合物中毒などのように呼吸毒による場合と、心疾患や貧血などで赤血球の供給数の減少による場合、それに呼吸障害による血中酸素分圧低下による酸素欠乏があります。組織学的に、特徴的な神経細胞の蒼白化と呼ばれる現象が見られます。酸素欠乏が急激、高度あるいは軽度でも長期にわたると、神経細胞とともにグリア細胞も壊死におちいって軟化、空洞化を示します。

（2）慢性アルコール中毒

アルコールの長期間摂取によるもので、肝障害やビタミン欠乏などをきたして、脳にも障害を生じます。直接的な作用としては、脳幹部の脱髄やグリアの増生に伴う障害があります。飲酒は、節度をもって楽しみましょうね。

（3）肝性脳症（肝脳疾患）

肝硬変により、肝機能障害が起きて生じる肝性昏睡（意識障害）や、猪瀬型肝性脳症などです。アルツハイマーⅡ型の小型のグリアの増生が脳幹

部に出現し、またスポンジ様変性や脳軟化をきたします。

15.6 中高年の疾患

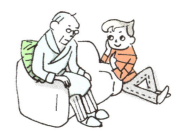

(1) アルツハイマー病

アルツハイマー病というと高齢者の病気と考えられがちですが、最近は若年性アルツハイマーというように、60〜65歳以下で発病するケースも増えています。とくに50歳代での発病が増えています。進行性の失語、失行、失認を生じ、早期に認知機能障害におちいり、最終的には神経症状を呈します。残念ながら、原因がはっきりしていないので、有効な予防法や治療はありません。

脳の病理所見として、脳の萎縮と、老人斑と呼ばれる変性産物の出現、神経原線維の膨化、屈曲（アルツハイマー原線維）が見られます。

(2) 認知症

年を取ると、誰でも物忘れや、怒りっぽくなったり、理解力が衰えたりしていきます。認知機能障害や、人格の変化が高度な場合を認知症といいます。脳の変化としては、軽度の萎縮と脳室拡大とともに、リポフスチンの沈着やグリアの増生が見られます。また、老人斑、アルツハイマー原線維の出現、神経細胞の顆粒状空胞変性を伴います。進行は、アルツハイマー病に比べるとゆるやかです。

(3) パーキンソン病

中高年に発症する錐体外路疾患です。振戦（手足のふるえ）、筋肉の強直、無動症（動作が緩慢になる）などの症状を呈します。脳は、黒質のメラニン細胞の変性脱落と、神経細胞のLewy（レヴィ）小体と呼ばれる好酸性の封入体の出現が特徴的です。

15.7 小脳変性症

小脳は、筋肉からの刺激を受けたり、また平衡器官とも連絡していて、協同運動や平衡感覚をつかさどっています。小脳の変性疾患の代表的なも

のに、オリーブ核−橋−小脳萎縮症（OPCA）があります。その名のとおり
オリーブ核、橋、小脳の神経細胞の変性萎縮が見られます。ときにはもっ
と広範な病変を伴うこともあります。臨床的には運動失調やパーキンソン
様の症状を呈します。

　フリードライヒ病（フリードライヒ運動失調症）は、遺伝的な疾患で、
小脳と脊髄の変性をきたします。若年で発症します。臨床的には下肢の変
形や脊髄性の運動障害とともに言語障害や眼振が見られます。

15.8 脊髄の変性疾患

　脊髄の変性疾患には、小脳のところで出てきたフリードライヒ病のほか
に、筋萎縮性側索硬化症（ALS）があります。これは痙性運動麻痺*と筋
萎縮をきたす疾患で、両側の脊髄側索路の脱髄とグリア線維の増生がみら
れます。病変は進行性で、延髄や大脳にも病変が及ぶことがあります。

15.9 中枢神経の腫瘍

壮健「脳には悪性腫瘍は少ないということでしたが（p.106）、頭が痛いと思っ
　　　ていたら脳腫瘍があったというドラマや話をよく聞きますが」

丹野「その脳腫瘍は、病理学的には良性なのですが、脳の場合、小さな良性腫
　　　瘍でも出現場所によっては、致命的あるいは重篤な障害を残す場合もあり
　　　ます。そういう意味での生物学的悪性腫瘍は、脳にも多くあります」

咲希「脳腫瘍は子どもに多いと聞いたのですが」

丹野「小児に出る腫瘍と成人にみられる腫瘍に、だいたいはっきり分かれてい
　　　ます。絶対数はいずれもあまり多くありません。成人では、むしろ、他の
　　　部位のがんが脳に転移した転移性腫瘍のほうが多く見られます」

（1）神経膠腫

　脳には神経細胞と神経線維、そしてそれらの周りに神経膠細胞（グリア
細胞）があり、この神経膠細胞とその各発生段階細胞由来の腫瘍が神経膠
腫です。脳腫瘍の40％くらいを占めます。悪性度に応じてグレードが4

＊［痙性運動麻痺　spastic paralysis］　筋肉に力を加えると、初めは抵抗が少なく、途中で
強くなって、最後は抵抗が消失するというパターンを示して、折りたたみナイフ現象といわれ
ます。

208

図6 膠芽腫

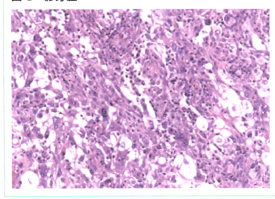

▶多形、異型を示す膠芽腫細胞が密に増殖しています。

つに分かれています。グレード1には小児の小脳や視神経に認められることの多い毛様細胞性星細胞腫があります。近年は遺伝子診断も併せて行われるようになりました。

● **びまん性星細胞腫** 成人（比較的若年）の大脳に多く見られ、複数の突起を持つ星状膠細胞に似た腫瘍細胞がびまん性に増殖します（グレード2）。ときに浸潤性増殖や出血壊死などの低悪性性格を示します（退形成性星細胞腫、グレード3）。

● **膠芽腫** 50歳以上の成人に多く見られる本当の意味での悪性腫瘍で、グレード4です（図6）。星状膠細胞腫の最も未分化なタイプです。多形性に富んだ腫瘍細胞が密に増生して、出血壊死傾向が高度で、浸潤性増殖や再発を示します。予後が最も悪い脳腫瘍の1つです。

● **乏突起膠細胞腫** 成人の大脳に多く見られ、脳室内に充満するように増殖することがよくあります。石灰沈着を伴うのが特徴的です（グレード2。退形成性乏突起膠細胞腫はグレード3）。

● **脳室上衣腫** 繊毛を持つ脳室上衣細胞（膠細胞の一種）に似た腫瘍細胞が、特有のロゼット（花冠様）配列*を示して増殖します。小児に多く見られます（グレード1または2）。

● **髄芽（細胞）腫** 小児の悪性腫瘍で、小脳に好発します。円形で、大型

---

*［ロゼット配列］ 菊の花やヒマワリの花のように、中心部に腔をもって、放射状に細胞が配列を示すこと。

の核を持つ未分化な細胞が、密に増殖します（グレード4）。

咲希「難しい名前が多くて、覚えられません」
丹野「確かに、難しいです。無理に覚える必要はありません」

(2) 髄膜腫 (図7)

クモ膜細胞由来の腫瘍で、成人の女性に多く見られます。神経膠腫に次いで多く出現します。塊状にゆっくりと増殖して、本来は良性腫瘍ですが、ときに頭蓋骨に浸潤性の増殖を示します。組織学的に髄膜細胞型、線維型、砂粒腫型および血管腫型などに分けられます。

(3) 神経鞘腫（シュワン細胞腫）(図8)

大半は第8脳神経（聴神経）から発生する腫瘍で、ほかにもシュワン細胞*のある脳神経末梢部に見られます。比較的硬い腫瘍で、嚢胞形成や出血を伴います。組織学的には、特徴的は柵状配列を示すアントニーA型（Antoni A type）と、一定の配列を示さないで、細胞密度の低いアントニーB型（Antoni B type）に分類されます。

(4) 頭蓋咽頭腫

胎生期の頭蓋咽頭管（ラトケ嚢）の遺残細胞から発生する腫瘍で、青少

図7　髄膜腫

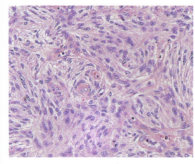
▶類円形核を有し、細胞質境界の不明瞭な異型の弱い細胞からなる髄膜細胞型髄膜腫。

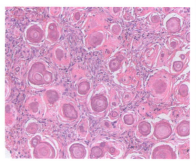
▶多数の砂粒体を有する砂粒腫型髄膜腫。

---

*［シュワン細胞］　末梢神経系の軸索を囲んでいる細胞。

年期に見られます。トルコ鞍*上部に出現して、扁平上皮細胞からなります。ときにトルコ鞍を破壊したり、腫瘍部の石灰化を示します。

(5) 転移性脳腫瘍

脳は、血行量が多く、腫瘍の転移が多く見られる臓器です。乳がん、前立腺がん、甲状腺がん、胃がん、肺がんなどが転移します。特に肺がんや乳がんでは、原発巣より早く脳症状で発病することもあります。

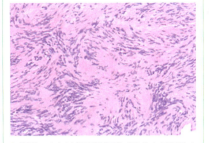

図8 神経鞘腫（アントニーＡ型）

▶柵状、または観兵状配列（丘の上に兵隊さんが1列に並んで、進撃しようとしている様子）を示して増生しています。

第15講のまとめ

- 脳出血には、クモ膜下出血、脳内出血があり、ときに脳室内へ穿破する。
- ウイルス性脳炎には、日本脳炎、ポリオ、狂犬病などがある。
- クロイツフェルト-ヤコブ病は、異常蛋白のプリオンによるもので、海綿状脳症と同じ病原体である。
- アルツハイマー病は原因不明で、進行性の失語、失行、失認を生じ、早期に認知機能障害におちいる。近年、老年のみならず50歳代の中年層にも多い。
- 脳脊髄の腫瘍には、神経膠腫、髄膜腫、神経鞘腫などがある。

＊［トルコ鞍］ 頭蓋骨の1つである蝶形骨の上面にある、馬の鞍のような形をしている部分。このくぼみに下垂体が入り込んでいます。

第16講 泌尿器の疾患
尿の通り道

壮健「女の人って、トイレの間隔が長い人が多い気がするなあ」
咲希「何？　突然」
壮健「飲み会でお酒を飲んでいる先輩をみていると、トイレに行くのは男のほうが多いんだ、どう考えても。女の人は、膀胱が大きいのかなあ。女の人はトイレを我慢すると、膀胱炎になりやすいから注意したほうがいいんだけどな」
咲希「それは、飲むお酒の量が違うんだと思うけど。いっぱい飲むから、出る量も増えるのよ」
壮健「あ、でも、咲希ちゃん。おしっこがたくさん出たり、出なくなったりする病気もあるんだよ」
咲希「え、それは大変だわ」

16.1　泌尿器の働き

　泌尿器には、腎臓、尿管、膀胱、尿道が含まれます。腎臓は、血液を濾過する働きを持ち、老廃物を体外へ尿として排泄する機能を持ちます。腎臓は尿をつくるという機能を通して、体の水分の調節、酸塩基平衡の保持、血圧の調節など、生命維持の不可欠の機能を持っています。腎臓は左右2つあります。

　腎臓でつくられた尿は、その後、尿管を通り、膀胱に貯められ、尿道を通って体外へ出されます。

16.2 先天異常〜腎臓の疾患①

（1）低形成

通常は、左右のうちのどちらかの腎臓が低形成あるいは無形成で、健常側の腎臓は、代償性肥大を呈します。

（2）遊走腎

正常では胎生期に、後腹膜という背中側の肋骨近くの膜に固定される腎臓が、何らかの理由で固定せず、後腹膜内を移動することがあります。

（3）馬蹄腎

左右の腎臓の下側が融合して、馬蹄型を呈することがあります（p.109）。融合部が脊椎で圧迫されて、炎症や壊死におちいる場合があります。

（4）囊胞腎

腎皮質、髄質ともに無数の囊胞に置き換わって、本来の腎組織が一部に残存するようになる場合をいいます。生下時からある場合は、新生児のうちに腎不全で死亡します。成人で徐々に進行するタイプは、腎不全の進行も緩やかで、比較的、長生します。

16.3 腎単位の疾患〜腎臓の疾患②

壮健「尿を作るために、血液を濾過しているのは、腎臓の糸球体（図1②）という部分だと聞きました。どんな構造をしているのですか？」

丹野「糸球体は、毛細管の内皮細胞、基底膜、間質のメサンギウム細胞、それにボーマン囊の上皮細胞からできていて、ここで水分と血液のろ過と尿の生成を行っています。それに続く、必要な水分や物質を再吸収する尿細管とをあわせて腎単位（ネフロン、図1①）といいます」

咲希「腎単位は、どのくらいあるのですか？」

丹野「腎単位の数は個体差が大きく、片側で100万〜400万あります。糸球体の疾患は複雑で、最近やっとその分類が定まってきました。これから説明します」

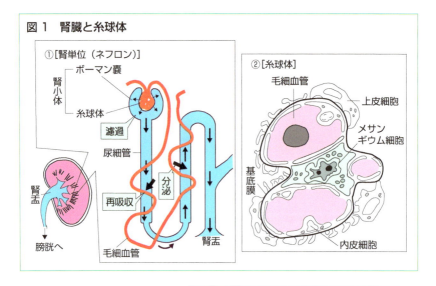

図1　腎臓と糸球体

(1) 糸球体腎炎

臨床的には急性、急性進行性、慢性糸球体腎炎に分けられます。

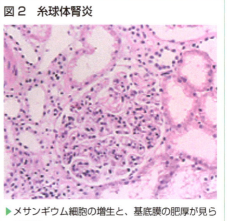

図2　糸球体腎炎

▶メサンギウム細胞の増生と、基底膜の肥厚が見られます。

●**急性腎炎（溶連菌*感染後急性糸球体腎炎）**　上気道の溶血性連鎖球菌感染症などに続発する糸球体腎炎で、腎の出血、メサンギウム細胞の増生、細胞浸潤などが見られます（図2）。臨床的には浮腫、蛋白尿、高血圧などを生じます。

●**急性進行性腎炎**　発生機序は不明で、急激な経過を示して死の転機をとる疾患です。免疫複合体の沈着が著明に見られます。悪性糸球体腎炎ともいいます。

●**慢性腎炎**　種々の分類がありますが、ここでは腎生検の組織診断規約に

＊［溶連菌；溶血性連鎖球菌　hemolytic streptococcus］　寒天培地コロニーで溶血を示す連鎖球菌です。

もとづいて説明します。

①微小病変：軽度のメサンギウム細胞の増生と基底膜の肥厚があって、臨床的には軽度のIgA腎症やネフローゼ症候群を呈します。

②巣状または分節状病変：80％以下の糸球体の部分的な変化が見られる場合をいいます。IgA腎症などが含まれます。

③びまん性糸球体腎炎：80％以上の糸球体に病変が見られるタイプです。これは病変の広がりや程度、種類によって7つに分類されています。

丹野「実際には、きれいに分類されるわけではありません。また、沈着する免疫物質によって、IgA腎症、IgG腎症、IgM腎症、補体性腎症などとも呼ばれます」

咲希「複雑なのですね。腎炎になるとメサンギウム細胞が増殖していることが多いのですか」

丹野「メサンギウム細胞は、間質として糸球体毛細血管を内側から支えているのですが、この細胞がおかしくなると、尿に蛋白が混じったりします」

（2）ネフローゼ症候群

壮健「ネフローゼという言葉をよく聞きますが、どんな病態のことを指すのですか？」

丹野「ネフローゼ症候群というのは臨床的な言葉で、高度の蛋白尿、低蛋白血症、全身の浮腫および高血圧を呈する場合をいいます。これには種々の原因があります。なお、元々は病理学的にはネフローゼというと、尿細管の変性疾患のことをいって、まったく異なる意味になります」

●糸球体腎炎　大半の糸球体腎炎がネフローゼ症候群を示します。

● SLE腎症　半数以上の全身性エリテマトーデス（SLE）患者に見られる変化です。基底膜の肥厚と壊死、そして針金を曲げたような特有のワイヤーループと呼ばれる毛細管の硬化性変化が見られます。

●糖尿病性腎症　進行した糖尿病ではネフローゼ症候群を呈します。動脈硬化性萎縮腎、脂肪の沈着、乳頭壊死とともに、糸球体の結節性硬化性病変が見られます。

215

16.4 間質と腎盂の病変〜腎臓の疾患③

●**アミロイド症**　全身性アミロイド症では、早期に腎臓にアミロイドの沈着が見られます。高度になると糸球体の閉塞をもたらします。全身性アミロイド症の死亡原因の第1位は、ネフローゼ症候群によるものです。

（3）尿細管の病変（ネフローゼ）

咲希「尿細管は、できた尿を運搬する管ですね」

丹野「尿細管はただ運搬するだけの器官ではなくて、必要な水分や栄養物質の再吸収と不要な老廃物の排泄という仕分け作業もしています（p.214 図1参照）。この尿細管の病変をネフローゼというのですよ」

●**微小変化型ネフローゼ症候群（リポイドネフローゼ）**　主として小児に出る疾患で、アレルギーの関与が考えられています。肉眼的に腎臓は黄色味を帯びて、組織学的には近位尿細管上皮の脂肪沈着が高度に見られます。糸球体の病変は軽度です。

●**急性尿細管壊死**　中毒や循環障害で生じる尿細管上皮の破壊による腎不全をいいます。四塩化炭素や鉛、銀の中毒、外傷や手術などの循環障害に起因します。

●**骨髄腫によるネフローゼ**　単一クローン性免疫グロブリンを産生する骨髄腫に伴うネフローゼで、蛋白量の少ないベンス・ジョーンズ蛋白は、尿細管基底膜を通過して尿中に排泄されます。

16.4 間質と腎盂の病変〜腎臓の疾患③

咲希「この間お友達が腎盂腎炎になって39度も高熱が出て、大変だったんです」

丹野「急性腎盂腎炎は、膀胱炎に続いて起こることが多いです（上行性感染）」

咲希「膀胱炎にはどうしてなるのですか？」

丹野「尿の出入り口近くの雑菌が、膀胱の中で繁殖して膀胱炎になります。大半は大腸菌が原因です。特に女性の尿の出口は、肛門と近いので、大腸菌などが入りやすいのです。また、ブドウ球菌や連鎖球菌が原因の場合もあります」

（1）腎盂腎炎

　腎臓に化膿性病変が見られて、微細膿瘍を形成します。ときに慢性化して、尿路通過障害や慢性の腰痛を残します。

（2）腎結核

　腎臓の間質の病変として腎結核も見られます。ほとんどが肺結核からの血行性感染によるものです。

（3）腎盂結石

　腎盂の部分に結石ができる腎盂結石は、尿路結石の中では最も多く見られます。結石は、尿酸石やシュウ酸石が多く、二次的な炎症や通過障害により、水腎症を生じます。

16.5 循環障害と腫瘍〜腎臓の疾患④

（1）腎臓の循環障害

壮健「高血圧の人は、腎臓に病的な変化がある場合が多いと聞きましたが」

丹野「そうです。総論で勉強しましたね。原因不明の本態性高血圧症には良性と悪性があって、腎臓の循環障害が見られます」

【本態性高血圧症に伴うもの】

●**良性腎硬化症**　臨床的に良性本態性高血圧症を呈するもので、程度の差はありますが60歳以上の人の75％に見られます。腎表面は細顆粒状で（図3①）、組織学的には細動脈の硝子化、糸球体毛細管のびまん性硬化を示します（図3②）。経過は緩徐で、降圧剤によく反応します。

●**悪性腎硬化症**　悪性本態性高血圧症に伴います。急激な血圧上昇で発症するもので、若年者にも見られます。糸球体は血栓の形成と壊死、毛細管の破壊を生じます。腎細動脈と輸入動脈はタマネギ状の硬化による閉塞をきたして、尿細管の脂肪沈着と壊死をもたらします。降圧剤に反応せず、早期に死の転機をとります。

【その他の循環障害】

●**腎梗塞**　腎臓は、脳や心臓と同じように梗塞ができやすい臓器です。全身性の動脈硬化症や心筋梗塞などから飛んできた血栓で起きた梗塞が多

図3 良性腎硬化症

▶①腎臓の表面が顆粒状の変化を示しています。

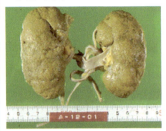

▶②糸球体の部分的硬化像が見られます。

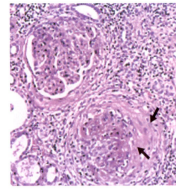

く、クサビ型を呈するのが特徴です。通常は、局所的で、また非梗塞側の腎臓が代償して、重篤な結果をもたらすことなく、瘢痕化します。

●**水腎症** 腫瘍や結石、周囲からの圧迫（前立腺肥大が多い）などで尿路が狭窄や閉塞を起こして、尿が溜まって腎盂や腎杯が拡張することを水腎症といいます。この際、腎実質は水圧で萎縮します。進行すると、腎臓が小さめのスイカくらいにまで大きくなることがあります。

(2) 腎の腫瘍

咲希「腎臓には腎臓特有の腫瘍があることを総論で勉強したんですが、それ以外にも腫瘍はできますか？」

丹野「グラヴィッツ腫瘍とウイルムス腫瘍のほかに腎盂の腫瘍があります。また、まれですが皮質の腺腫や、錘体の線維腫、あるいは肉腫なども見られます」

●**腎細胞がん（グラヴィッツ腫瘍）** かつては臨床的に認識されにくくて、肺への転移があって初めて診断がつくといった場合が多かったのですが、近年では画像診断の発達で早期に発見できるようになりました。腫瘍は肉眼的に、黄色を帯びていて、出血壊死傾向が見られます。組織学的には、通常小さい核と広くて明るい、脂質に富んだ細胞質からなる大型の腫瘍細胞が、胞巣状または管状配列を示します（図4）。まれには異型性の強い暗細胞型のものも見られます。50歳以上の成人に多く、2：1の割合で男

図4 腎細胞がん

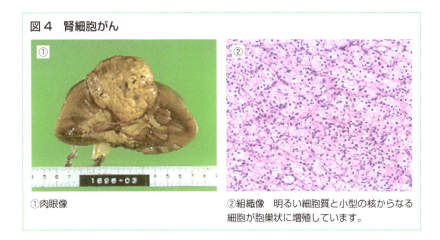

①肉眼像

②組織像　明るい細胞質と小型の核からなる細胞が胞巣状に増殖しています。

性に多く出現します。

●**腎芽腫（ウイルムス腫瘍）**　腎臓の胎生期の遺残組織由来の悪性腫瘍で、10 歳以下の小児に見られます。混合腫瘍の一種で、非常に悪性度が高く、あっという間に巨大化し、後腹膜や腹腔を充満することがあります。組織学的に、小型で紡錘形あるいは円形の異型間葉系の肉腫様細胞が主体で、それに腺管形成を示す上皮様細胞や骨、軟骨、筋肉、脂肪などの要素を含むことがあります。出血壊死傾向も高度に見られます。

●**腎盂の腫瘍**　尿管や膀胱と同様に、腎盂も尿路上皮からなっているので、乳頭腫や尿路上皮がんが見られます。腎腫瘍の 10% 程度を占めます。

咲希「生体腎移植などで、提供するために腎臓をまるまる 1 つ摘出する話をよく聞きますが、大丈夫なのでしょうか？」

丹野「腎臓は 1 つあれば十分に機能します。その場合、残った腎臓は、2 つ分の働きをしようと、代償性の肥大をきたします」

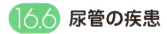 尿管の疾患

壮健「尿管は腎盂から膀胱までの管ですよね」

丹野「そうです。日本人は、大体 25 cm くらいの長さで、どういうわけか平

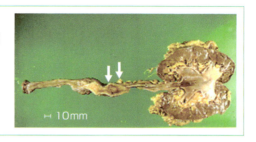

図5 尿管腫瘍
▶（肉眼像）尿管のほぼ中央に乳頭状の尿路上皮がんが見られます。

均して女性のほうが1〜2cm長いんです。上皮は尿路上皮からなります」

咲希「膀胱から尿の出口までの通り道は、尿道ですよね。尿管と尿道を間違えないようにしないと……」

（1）先天異常

尿管は左右それぞれ1本ずつあるのが正常ですが、2〜3％に重複尿管が見られます。特に臨床的には問題ない場合がほとんどです。まれに憩室や先天性狭窄、欠損などがあります。

（2）尿管の炎症

膀胱からの上行性感染や、腎盂腎炎からの下行性感染が見られます。まれに結核もあります。

（3）尿管の腫瘍（図5）

尿路上皮がんと扁平上皮がんが見られます。原発性のものは少なく、腎盂がんや膀胱がんからの浸潤が多く見られます。

膀胱の病理

咲希「さっき、急性腎盂腎炎のときに、膀胱炎の話が出ましたが、実はクラスメートの女の子が膀胱炎になって、トイレが近くなって困っています。膀胱炎はどうして女の人が多くかかるのですか？」

丹野「それは、女性の尿道が男性に比べて短くて太いため、病原菌が侵入しやすいからです。また、妊娠や分娩、生理、性交などによっても、女性にとって感染の機会が増えることになります。また、トイレをがまんすると、膀胱で菌が繁殖することになるので、がまんせずに、どんどん排尿すること

も大切でしょう」

(1) 先天異常

　先天性の膀胱憩室は最もよく見られる先天異常で、内部の結石形成や炎症を伴います。また、胎生期の排泄管の尿膜管が遺残して臍部に通じる異常（尿膜管開存症：おへそが大きくて、そこから尿が排出される）も、まれですが、見られます。

(2) 膀胱炎

　先程言ったような理由で、膀胱炎は、圧倒的に女性に多く見られます。ほかに原因として結石、腫瘍、糖尿病、腎盂腎炎などによる場合があります。病原菌としては大腸菌がもっとも多くて、次いで連鎖球菌、淋菌などがあります。臨床的には頻尿、排尿痛、血尿、発熱、下腹部痛を生じ、しばしば反復したり、慢性化をきたします。組織学的には化膿炎、出血、潰瘍形成、壊死などが見られます。

(3) 膀胱結石（尿路結石）

　膀胱でできるものと、腎結石が尿管を通って膀胱に落ちる場合があります。炎症を伴い、しばしば尿道を閉塞して激痛（仙痛）をきたします。結石の種類は、尿酸石がもっとも多くて、シュウ酸石、リン酸石、シスチン石などが見られます。

(4) 膀胱の腫瘍（図6①②）

　尿路上皮がんが大半で、扁平上皮がんがこれに次ぎます。尿路上皮がん細胞は、組織学的にグレード1〜3に段階づけられています。また、浸潤の程度によりTis〜T4に分類されます。そのほかに異型を伴わない乳頭腫をグレード0とします（図7）。職業性の発生をみる場合があり、特にイギリスの煙突掃除夫が有名で、これはタールの関与が指摘されています。

(5) 尿道カルンクル

　中年以降の女性に好発する、尿道の隆起性病変をカルンクル（小丘）といいます。組織学的には慢性炎症による肉芽、血管腫、乳頭腫などによる

16.7 膀胱の病理

図6 膀胱がん

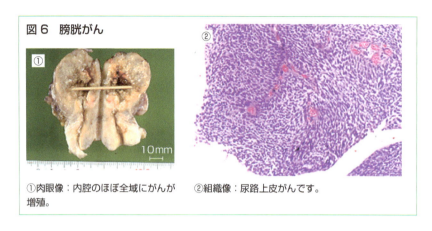

①肉眼像：内腔のほぼ全域にがんが増殖。

②組織像：尿路上皮がんです。

図7　尿路上皮がんの進行度（膀胱がん）

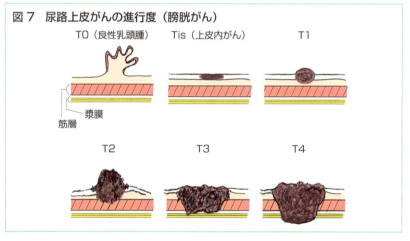

ものがあります。ときにウイルス感染による尖形コンジローマがカルンクルの形態を示します。

第16講のまとめ

● 臨床的にネフローゼ症候群というのは、蛋白尿、低蛋白血症、全身の浮腫、高血圧を呈する場合で、疾患として糸球体腎炎などがある。

●良性腎硬化症は良性本態性高血圧を、悪性腎硬化症は悪性本態性高血圧をきたす。

●腎臓に特異的に出る腫瘍として成人の腎細胞がん（グラヴィッツ腫瘍）と、小児の腎芽腫（ウイルムス腫瘍）がある。

●膀胱炎は、大半が女性に出現し、原因菌として大腸菌が最も多い。

●腎盂、尿管、膀胱、尿道の腫瘍は、尿路上皮がんが多い。尿路の尿路上皮がんは、その異型度によってグレード1～3に分けられる。進行度はTNM＊分類に準じる。

＊［TNM分類］　T：原発腫瘍の壁内深達度（primary Tumor）、N：リンパ節転移の有無（regional lymph Nodes）、M：別の臓器への遠隔転移の有無（distant Metastasis）

第17講 女性の疾患
子宮・乳腺など

咲希「今日は婦人科の病気のお話だよね」
壮健「そうだね」
咲希「壮健くんと一緒に話を聞くのはなんとなく恥ずかしいな」
壮健「ぼくも少し恥ずかしい気もするけど、学問としての話だから」
咲希「そうだね。割り切って勉強するね」

●●●●●

壮健「卵巣は、卵子を産生する役目がありますよね」
丹野「卵巣は、排卵（卵子を産生して排出すること）のほかに、女性ホルモン分泌という大事な機能を持っています。排卵は、28〜35日位の排卵周期に従って、通常は1個の卵子を排出します。また、卵巣は卵胞ホルモン（エストロゲン）と、黄体ホルモン（プロゲステロン）を分泌して、女性機能の発達、生殖作用、乳腺機能などに関与しています」
壮健「子宮内膜と排卵周期はどんな関係になっていますか？」
丹野「子宮は、卵子が着床して受精、そして胎児が発育する場所で、内膜は排卵周期に合わせて増殖、分泌、脱落（月経）を繰り返します。形態的にもそれぞれの時期に相当する変化を見せます」

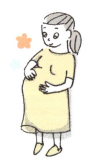

17.1 外陰部と膣の病理

(1) 外陰部と膣の炎症

　外陰部と膣は、部位的にも、その環境からも感染を起こしやすく、種々の感染症があります。

●**トリコモナス膣炎**　原虫の一種のトリコモナスは、膣炎の原因微生物で最も頻度が高いものです。臨床的に帯下（こしけ、オリモノ）、粘膜の発赤がみられます。組織学的には炎症細胞浸潤とともにリンパ濾胞の形成がみられます。

●**カンジダ膣炎**　カンジダ（図1）は、ほとんどの女性に常在する真菌（カビ）で、免疫力の低下や体調不全で発症します。通常は軽度で、治療（抗真菌剤）が有効です。

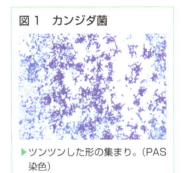

図1　カンジダ菌

▶ツンツンした形の集まり。（PAS染色）

(2) 外陰部と膣の腫瘍と類似病変

●**尖形（圭）コンジローマ（図2）**　ヒトパピローマウイルス（HPVウイルス、ヒト乳頭腫ウイルス）の感染によ

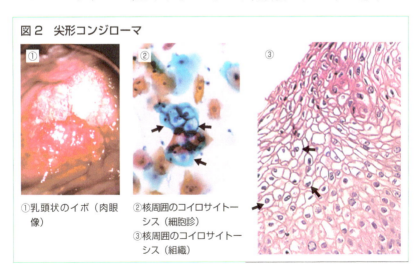

図2　尖形コンジローマ

①乳頭状のイボ（肉眼像）
②核周囲のコイロサイトーシス（細胞診）
③核周囲のコイロサイトーシス（組織）

る、いわばイボ（乳頭腫様の病変）です（図2①）。細胞の核周囲の明庭^{めいてい}（コイロサイトーシス*、明るく抜けて見える細胞）が特徴的です（図2②③）。同じパピローマウイルス感染でも、ウイルスのタイプによっては発がんの危険性が高いものもあります（ハイリスク群）。

●**バルトリン腺嚢胞**　膣の中にあるバルトリン腺の導管が炎症などで狭窄、閉塞して嚢胞を形成するものです。鳩の卵くらいの大きさになることがありますが、悪性化することはまれです。

●**白板症（白斑症）**　扁平上皮の過角化と棘細胞増殖を示す病変で、肉眼的に白い斑点のように見えます。悪性化する場合があります。

●**がん**　外陰部白板症に続発することが多く、大半が扁平上皮がんです。尖形コンジローマが悪性化してがん化する場合もあります。中年女性に多く、60歳以上ではきわめてまれです。

17.2　子宮頸部の病理

咲希「子宮頸部の病理ということは、子宮は1つの臓器なのに、いくつかの部位に分けて考えるのですか？」

丹野「はい。子宮頸部と体部に分けます（図3）」

咲希「どうしてですか？」

丹野「頸部と体部では、上皮組織が解剖組織学的に異なりますし、実際に、出現する病変がまったく異なっています。たとえばがんを考えてみると、頸部では中年の扁平上皮がんが多いのに対して、体部では高齢者の腺がんが多く見られます」

（1）子宮頸管炎

　頸管の炎症はホルモン活性、月経、妊娠、性交などの要因によって、日常的に見られます。特に既婚の女性では、程度の差はありますが大半の人に認められます。臨床的には帯下、腰痛、不正出血、不快感などをきたします。組織学的には、腺性偽びらん、扁平上皮化生、ナボット嚢胞形成（頸管腺の拡張）などの多彩な所見を呈します。

* ［コイロサイトーシス　koilocytosis］　HPV感染により、扁平上皮細胞の核周囲に空胞変性（ハロー、核周囲明庭）を生じ、それをコイロサイトーシスと呼びます。

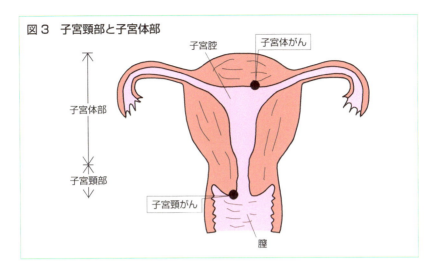

図3 子宮頸部と子宮体部

(2) 子宮頸管ポリープ

非常に頻度の高い病変で、通常は炎症に伴って出現します。頸管上皮と頸管腺、血管に富んだ間質よりなります。ときに扁平上皮化生や予備細胞増生を伴います。悪性化することはほとんどありません。不正出血をきたします。

(3) 子宮頸がんと前がん状態

子宮頸がんは、早期から症状が出ることと、検査が容易なこと、また検診の普及などから、早期発見早期治療のケースが多くなって、近年では死亡率が非常に減少してきています。大半が扁平上皮がんで、まれに頸腺がんが見られます。HPV（ヒトパピローマウイルス）感染の関与が指摘されています。HPV感染はコイロサイトーシスを生じます。近年では、HPV感染予防ワクチンが開発され、若年層から接種が進められています。

●**前がん状態** 子宮頸部には形態学的に種々の特徴的な変化が見られ、場合によっては前がん状態として意味づけられています。

扁平上皮化生は、がんとの関連性は証明されていませんが、上皮内がんの周囲にこれらの病変が見られることから、何らかの意義はあることが想像されます。

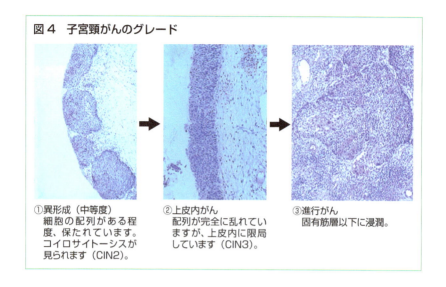

図4 子宮頸がんのグレード

①異形成（中等度）
細胞の配列がある程度、保たれています。コイロサイトーシスが見られます（CIN2）。

②上皮内がん
配列が完全に乱れていますが、上皮内に限局しています（CIN3）。

③進行がん
固有筋層以下に浸潤。

　異形成（図4①）は、扁平上皮化生から変化するもので、明らかに上皮内がんへの移行像が見られます。異形成はコイロサイトーシスを伴うことが多く、軽度、中等度、高度に分類（CIN*1〜3）されて、臨床的に取り扱いが異なります。

● **子宮頸がん**

　上皮内がん（CIS、図4②）：浸潤がんに先行する病変で、極性を失った扁平上皮がん細胞が、上皮内に限局して増殖して、基底膜が保持されている場合をいいます。また、頸管腺へのがん細胞の置換があっても、その基底膜を破っていない場合は、上皮内がんとされています。上皮内がんのうちに局所切除をすれば、大半は治癒します。CIN3に入ります。

　進行がん：臨床所見を加味して、1期から4期までに段階づけられています。肉眼的に花キャベツ様、潰瘍形成、浸潤性（図4③）の3通りの浸潤形式を示します。いずれも出血壊死を伴います。組織学的には大半が扁平上皮がんです。比較的放射線治療に良く反応します。

＊［CIN］　子宮頸部上皮内腫瘍（Cervical Intraepithelial Neoplasia：CIN）。子宮頸部の前がん状態と上皮内がん。

17.3 子宮体部の病理

咲希「雑誌に女性の病気特集が出ていて、子宮内膜症や子宮筋腫といった病名があげられていました。違いがよくわからないのですが」

丹野「詳しくはこれから説明しますが、子宮内膜症は、子宮の内膜と同じ組織が、子宮内膜部以外のところにできてしまうものです。子宮筋腫は子宮を構成する筋肉からコブ（腫瘍）ができるものです」

壮健「母親が10年前に子宮筋腫で切除手術をして、そのあと全然病院に行っていないようなのですが、大丈夫ですか？」

丹野「子宮筋腫は、悪性化することはほとんどないので、切除したら大丈夫です。でも、10年も経ったら念のため、受診したほうがいいかもしれません」

（1）子宮内膜の疾患

●**炎症** 内膜は感染に対して抵抗力が強く、一次的な感染症はほとんどありません。ときに分娩、性交などで生じたり、結核や淋病から波及することがあります。がんに伴って子宮膿腫をきたすことがあります。

●**子宮内膜症** 子宮内膜腺と間質組織が異常な場所に（異所性に）出現することをいいます。部位としては子宮筋層が最も多く、次いで卵巣、小骨盤腔、ときに腸管などに見られます。ときに月経周期に合わせて出血し、卵巣では拡大した腺腔内にたまった血液凝塊がチョコレートのように見えるので、チョコレート嚢胞と呼ばれます。

●**子宮内膜増殖症** ホルモンのバランスの不均衡により生じる、内膜の増殖で、内膜腺の拡張を示す嚢腫性（単純性）と、悪性化の可能性を持つ腺腫性および異型増殖症（混合性）があります。

●**子宮内膜がん（子宮体がん、図5）** 先程言ったように、子宮内膜がんは出現年齢が頸部がんに比べて平均10〜15歳ほ

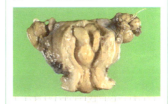

図5 子宮内膜がん

▶内腔にポリープ状に増殖する内膜がん。

ど高齢になります。また、頻度も5分の1くらいと少なめです。肉眼的にポリープ状にがんが内腔に増殖するタイプと、子宮壁へ浸潤性病変を示すパターンがあります。組織学的には大部分が腺がんです。頸部がんに比べて、予後はやや良好です。

(2) 子宮筋層の疾患

壮健「母親の子宮筋腫は1500gもの重さがあったんですが、そんなに大きくなるんですか？」

丹野「1500gなら中等度です。先日は6000gのものがありました。赤ちゃん2人分以上です。大きすぎて中心部は壊死になっていました」

咲希「やせているのに下腹部が膨れてきた場合、子宮筋腫の疑いがあるということを聞いたことがあります」

壮健「便秘でも膨れるよね」

● **子宮筋腫**（図6）　通常は平滑筋腫が見られます。30～50歳のホルモン活動のおう盛な年齢の女性に出現します。エストロゲンの過剰分泌によります。不正出血が主症状で、大きくなると軟化することがあります。まれに悪性化して平滑筋肉腫を形成します。

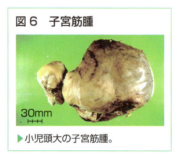

図6　子宮筋腫

▶小児頭大の子宮筋腫。

● **子宮内膜症**　子宮内膜症は、子宮筋層に一番多く出現します。通常は、びまん性の子宮肥大を生じます。

17.4 卵管の疾患

(1) 卵管の炎症

卵管の炎症の中で一番多いのが淋病で、淋菌が膣から子宮、卵管へと広がっていく上行性感染で、不妊症の原因になります。また、全身の結核が卵管に及ぶことがあります。

(2) 卵管の腫瘍

胎生期のミューラー管が、生後も残って拡大した嚢胞を見ることがあり

ます。モルガニ水胞と呼ばれて、鶏卵大くらいになることがあります。良性のものです。

17.5 卵巣の疾患

咲希「私の同級生で、卵巣嚢腫の手術をした人がいますが、若い人でも多いのですか？」

丹野「卵巣嚢腫には漿液性嚢腫や皮様嚢腫（デルモイド）などが含まれますが、これらは年齢を問わずに若年の方にも見られます。卵巣の疾患は、子宮卵管を通しての感染症がありますが、大半は腫瘍性の病変です。卵巣腫瘍は大きく表層上皮性腫瘍、間葉系腫瘍、胚芽細胞腫瘍に分類されます」

（1）表層上皮性腫瘍

嚢胞を形成する場合が多く、その嚢胞の内容によって漿液性嚢胞腺腫と腺がん、粘液性嚢胞腺腫と腺がんに分けられます。1つの嚢胞を形成する単房性のもの、多数の嚢胞を形成する多房性のものがあります。ときに巨大化して直径30cmに及ぶことがあります（図7）。

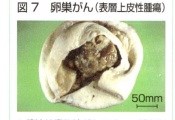

図7　卵巣がん（表層上皮性腫瘍）

▶漿液性嚢胞腺がんです。一部充実性です。

上皮性の腫瘍としては、ほかに子宮内膜症から発生する**子宮内膜様腺がん**があります。また、まれですが、副腎皮質原基細胞が卵巣内に残って腫瘍化した、明細胞腫（細胞質が広くて明るい細胞からなる）を見ることがあります。この腫瘍は、ときにステロイドホルモンの産生を伴います。

（2）間葉系腫瘍

間葉系腫瘍は比較的まれな腫瘍です。

●**顆粒膜細胞腫**　黄色の脂肪に富んだ良性腫瘍で、大きくなると子どもの頭ぐらいになります。更年期前後に見られ、エストロゲンを産生します。組織学的には、小型の顆粒膜細胞がびまん性に、一部ロゼットを形成し

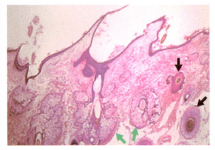

図8 皮様嚢腫（デルモイド）
▶扁平上皮と、皮膚付属器（毛根↑や脂腺↑など）が見られます。

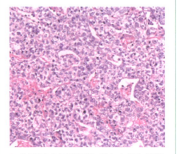

図9 未分化胚細胞腫
▶小円形の異型細胞が充実性に増殖しています。

て、花の花弁のように放射状に、増殖しています。
●莢膜細胞腫　非常に硬い良性腫瘍で、線維芽細胞様の紡錘形細胞が索状または渦状に密に配列しています。
●黄体細胞腫　黄体細胞より発生する良性腫瘍で、明るい、やや大型の細胞が索状、充実性に増殖します。妊娠末期に出現します。

(3) 胚芽細胞腫瘍
【良性】
●皮様嚢腫（類皮嚢胞、デルモイド、図8）　分化した胚芽細胞から発生して、ときに巨大化します。皮膚と付属器からなる嚢胞状の腫瘍で、毛髪や軟骨、脂肪性の内容物を含んでいます。
●充実性の奇形腫　若年者に多く見られます。神経、皮膚、骨、甲状腺など、三胚葉の成分すべてからなります。
【悪性】
●未分化胚細胞腫（図9）　これはもっとも未分化な胚芽細胞由来で、小円形細胞からなっていて、思春期～成人期に出現します。
●胎児性がん　原始卵胞から出る悪性腫瘍で、大きくなるとフットボールくらいに育って出血壊死傾向を示します。組織学的には、胚芽細胞様の腫瘍細胞とともに、管腔形成や神経成分、血管内皮細胞などが混じります

(p.241)。
- **卵黄嚢腫（癌）** 卵黄嚢から出る卵黄嚢腫瘍は、独特の洞構造を形成します。

17.6 妊娠の病理

咲希「流産を3回も繰り返した知人がいるんですが、どうしてそんなことになるのでしょうか？」

丹野「2回以上の場合を習慣性流産といいます。大体全妊娠の5～10%が流産するといわれています。原因で最も多いのは染色体異常などによる先天異常や子宮内胎児死亡などです。母体側の原因として着床不全や児の保全不全などがあります」

（1）子宮外妊娠

子宮以外の部位に受精卵が着床し、妊娠することで、卵管に着床する例が多く見られます。ほかに卵巣や腹腔内の外妊があります。卵管妊娠の場合、卵管が拡張、出血、破裂を起こし、急性腹症として緊急手術が必要になります。

（2）胎盤の腫瘍

胞状奇胎（図10）は、胎盤の絨毛がブドウの房状に増殖する良性腫瘍です。組織学的には、絨毛が水腫状に膨化し、トロホブラスト（栄養膜細胞）＊と呼ばれる絨毛上皮細胞の増生が見られます。この際、胎盤由来のホルモンのHCG（ヒト絨毛性ゴナドトロピン）の血中値が上昇します。絨毛上皮腫（絨毛がん）は、

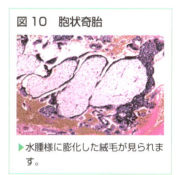

図10　胞状奇胎

▶水腫様に膨化した絨毛が見られます。

胞状奇胎が悪性化したもので、異型トロホブラストが浸潤性に増殖、早期に遠隔転移を示します。近年では、アクチノマイシンD、メトトレキサートなどの化学療法が著効を示して、死亡率は激減しました。

＊［トロホブラスト（栄養膜細胞）］　胎盤を形成する前駆細胞で、胎盤形成後は、サイトトロホブラストと、合胞性のシンシチオトロホブラストが出現します。

17.7 乳腺の疾患

壮健「乳腺は、僕たち男性には痕跡しかありません。発生学的にはどうなのでしょうか？」

丹野「本来は、汗腺と同じ原器から発生します。男性や、思春期以前の女性ではある程度までしか発達しませんが、思春期以降の女性は、乳腺組織の発達とともに間質や脂肪組織が増殖して、胸が膨らんでくるのです（図11）」

壮健「妊娠すると、胸も大きくなるそうですが」

丹野「はい。妊娠すると、胎盤からのホルモン分泌を受けて、乳腺がより発達するようになります。分娩以後には乳汁の産生分泌機能を営みます」

(1) 乳腺の炎症

ブドウ球菌や連鎖球菌による急性化膿炎は、授乳時の感染や皮膚感染に続いて、二次感染として生じます。ときに膿瘍形成や脂肪壊死をきたすことがあります。慢性乳腺炎は、急性炎から遷延する*場合が多く、リンパ球浸潤、線維化、肉芽形成などで硬結を生じ、腫瘍と混同されて切除されることがあります。

(2) 乳腺症

35歳から閉経期の女性に出現する、女性ホルモンのアンバランスに起因する乳腺の増殖症です。境界不鮮明な硬結を生じ、月経周期に合わせて、大きくなったり、戻ったりする場合があります。組織学的には乳腺の増殖、線維化、嚢胞形成、アポクリン化生、硬化性腺増殖などの多彩な像を呈します（図12）。悪性化することはほとんどありません。

(3) 女性化乳房

壮健「男性の乳腺の疾患はありますか？」

丹野「男性でもエストロゲンの作用で、乳房が大きくなることがあって、女性化乳房と呼ばれます。原因としては、肝硬変などでエストロゲン活性を低下させる機能が落ちた場合が多く、ほかに睾丸などの絨毛性腫瘍、副腎腫瘍、後腹膜の異所性絨毛性腫瘍などでも生じることがあります。まれですが、男性の乳がんもあります」

＊ [遷延] のびのびになること、長引くこと。

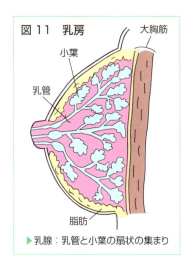

図11 乳房
▶乳腺：乳管と小葉の扇状の集まり

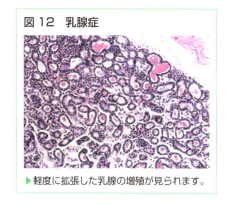

図12 乳腺症
▶軽度に拡張した乳腺の増殖が見られます。

壮健「男性スポーツ選手が筋肉増強剤などを飲んで、副作用で乳房化したという話も聞きましたが」

丹野「筋肉増強剤は、男性ホルモン成分が含まれていることがあり、大量に摂取することで、男性ホルモンを作る本来の体の働きが弱ることがあります。そのため、女性化乳房が起こることがあります」

(4) 乳腺の腫瘍

咲希「乳がんが日本で増えているとのことですが」

丹野「女性では大腸がん、肺がん、膵がん、胃がんに次いで、死因の5位を占めています（2016年）。胃がんが減少しているのに対してじわじわと増加しています」

【良性腫瘍】

●**線維腺腫** 境界がはっきりした結節状腫瘍で、通常は4cm以下にとどまります。20〜30歳代に出現します。組織学的には、乳腺の増殖とともに乳管周囲性または管内性の線維腫性変化を伴います（図13）。

●**葉状腫瘍** 線維腺腫の線維性間質と乳管上皮が急速に増殖したもので、良性、境界病変、悪性の3段階に分類されます。

●**乳管内乳頭腫** 乳管内乳頭腫は、ときに多発したり、軽度の異型を示し

てがんとの鑑別に迷うことがあります。免疫染色による筋上皮の存在の証明によって、がんではないと鑑別されます（p.96 図6 ③）。

【悪性】

●**乳がん**　40～50歳代に多く見られます。未婚や未出産の人など、乳腺の機能を十分に使用していない女性に有意に出現するというレポートもあります。また、家族性遺伝性の関与も指摘されています。

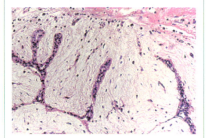

図13　線維腺腫

▶管内性の線維成分の増殖を伴った線維腺腫です。

①**肉眼的な所見**：境界不鮮明な結節を形成、進行するとカリフラワー状に増殖、出血壊死を伴います（図14）。

②**組織学的な分類**：浸潤性の有無で区別され、乳管内、または小葉内に限局している非浸潤がんと、間質や脂肪組織に浸潤する浸潤がんに分けられます。

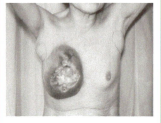

図14　乳がん（肉眼）

▶カリフラワー状の腫瘍。

組織型での分類では、乳管がんが最も多く、次いで小葉がんが見られます。

浸潤性の乳管がんは、管状型、充実型、硬がん型に分類されています（図15）。充実型は間質が少なく、がん細胞がシート状増殖を示し、硬（がん）型はがん細胞が索状配列で増殖を示し、線維性間質の増生を伴います。

特殊なタイプのものとして、粘液産生が高度で、粘液湖を形成する**粘液がん**、アポクリン化生細胞由来の**アポクリンがん**、皮膚付属器から発生する篩状構造を示す**腺様嚢胞がん**、表皮内に発生する腺がんの一種の**パジェット病**などがあります。また、がん巣中央部が壊死におちいるタイプを**面皰がん（コメドーがん）**と呼ぶこともあります。

図15 乳がん（組織像）

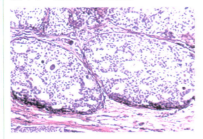
① ［充実型がん］異型乳管がん細胞が充実性、ふるい状構造で増殖しています。

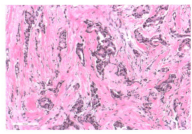
② ［硬がん］線維化性間質内に胞巣状、索状構造の浸潤性乳管がんが見られます。

> **column　乳がんの検診**
>
> 　女性では、乳がんの罹患率は1995年以来トップを持続しています。しかし、社会的な啓蒙や、集団検診、地域での検診などの効果も大きく、特に従来の細胞診などに加えて、マンモグラフィーの併用が行われるようになってから、微小がんや、非浸潤がんなど、きわめて初期のがんも発見されるようになっています。死亡率は大腸がん、肺がん、膵がん、胃がんに次いで、5位を占めています（2016年）。
>
> 　日本で増えたといってもまだアメリカの1/3以下ではあります。今後、これからまだまだ増加する可能性もあり、特に比較的若年の乳がん（20～30歳代）が目立ってきています。女性は、月1回のセルフチェックを行うなど、常に気を配りましょうね。

　かつては乳がんの場合、乳房全摘術や、所属リンパ節を同時郭清する広範手術が行われてきましたが、近年では、乳房温存手術が行われるようになって、よい成績を残しています。

　乳がんの疑いのある場合、針生検での確定をはかります。生検でがんと判断されると、HER2検査とともに、免疫染色でホルモン受容体（エストロゲン、プロゲステロン）量を測り、ホルモン療法の可否や予後を判定し

ます（p.100）。日常的に HER2、ホルモン受容体、腫瘍細胞の増殖能（Ki67）をセットで検査します。

第 17 講 の ま と め

● 子宮頸がんの発生まで、扁平上皮化生、異形成、上皮内がん、進行がんという経過をとる。
● 子宮頸部には扁平上皮がんが、子宮体部には腺がんが多い。
● 乳がんは、近年増加傾向にある。

第18講 男性の疾患

精巣・前立腺など

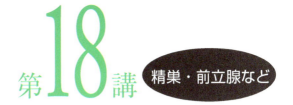

壮健「僕は男ですが、男性の生殖器は、構造がよくわかりません」

丹野「比較的単純ですよ。男は単純な生き物なのです」

壮健「？」

丹野「生殖器は、精子を形成する精巣（睾丸）、精子を一次的に貯蔵し、保護する物質を分泌する副睾丸、粘彫な精液のアルカリ性液体成分を分泌する前立腺、それと陰茎です」

陰茎の病理

（1）先天異常

先天的に尿道が陰茎の上部または下部に開口する場合があり、尿道上裂または尿道下裂と呼ばれます。ホルモンの異常に起因するとされています。

包茎は、小児では生理的に見られますが、成人では異常で、炎症や腫瘍の要因になります。包皮の癒着や、過長が原因です。

半陰陽は、性染色体異常や遺伝子の異常で見られる外見異常で、陰茎様と陰裂様の両方の構造を示します。

（2）陰茎の炎症

非特異性の感染症のほかに、いわゆる性病があります。これにはスピロ

ヘータ感染による梅毒、ヘモフィルス細菌による軟性下疳、クラミジア感染症の鼠径リンパ肉芽腫などがあります。

(3) 陰茎の腫瘍

● **良性腫瘍** 乳頭腫がまれに見られます。また、女性と同様にヒトパピローマウイルス感染による尖形コンジローマは、近年では性関連疾患（性病）に入れられています。一部のタイプのウイルスによるものは、発がんとの関連が疑われています。

● **悪性腫瘍** ボーエン病（図1）は、粘膜上皮内に限局した上皮内がん（扁平上皮がん）です。浸潤がんも、大半が扁平上皮がんで、進行するとカリフラワー状を呈し、出血壊死傾向をきたします。

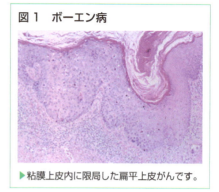

図1 ボーエン病
▶粘膜上皮内に限局した扁平上皮がんです。

18.2 精巣（睾丸）と副睾丸の病理

咲希「前におたふくかぜ（耳下腺炎）にかかると、男性は不妊症になると聞いたんですが、耳と生殖器って関係があるんでしょうか？」

丹野「耳下腺炎の原因となるムンプスウイルスが、睾丸にも親和性を示して睾丸炎を生じ、線維性の瘢痕を残し、そのために不妊になります」

(1) 炎症

一般的な睾丸炎や副睾丸炎は、尿路感染から波及する場合が多く、大腸菌によるものが最も多く見られます。そのほかに、性病として淋疾、梅毒、また結核もまれに生じます。いずれも不妊症の原因となり得ます。

(2) 睾丸腫瘍

大半が胚芽細胞性の腫瘍です。好発年齢は比較的若く、20歳代から40歳代にピークがあります。それぞれのタイプが混在して出現することが多く見られます。

●**精上皮腫（セミノーマ）** 精上皮腫は最も多い睾丸腫瘍で、低悪性度を示します。小円形の明るい細胞質と小型の核よりなる、より分化した定型型と、核の大小不同や異型性、分裂像の見られる悪性度のやや高い精母細胞型があります（図2）。野球のボール大に大きくなることがあります。

図2 精上皮腫

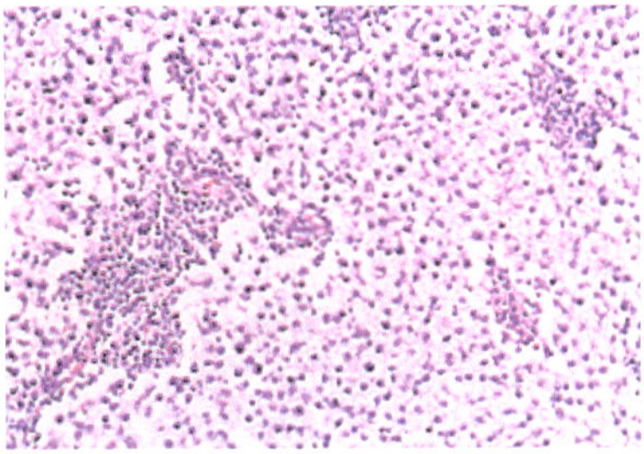

▶軽度の異型を示す小円形細胞よりなる定型性のものです。

●**胎児性がん** 睾丸腫瘍の10％程度を占めます。異型性の高い、未分化な細胞が、腺管様、髄様、乳頭状に増殖して早期に転移浸潤を生じます。ときに網目様、腎糸球体様構造を示す卵黄嚢腫（瘍）もこれに含まれます。

●**絨毛上皮腫** 睾丸ではきわめてまれな腫瘍で、形態的には胎盤に生じるものと同じで、出血壊死傾向の高度な異型栄養細胞（トロホブラスト）よりなる腫瘍です。HCG産生を示します。

●**奇形腫** 三胚葉性の成分よりなる腫瘍で、良性のタイプと、悪性の奇形がんがあります。組織学的には、各段階に分化を示す骨、軟骨、毛髪、皮膚、甲状腺、消化管などの要素が見られます（図3）。奇形がんでは胎児性がんや絨毛上皮腫の成分を含むことがあります。

●**非胚芽細胞腫瘍** 睾丸の間質由来の腫瘍がまれに見られます。これには間細胞腫（ライデイッヒ細胞腫瘍）、支持細胞腫（セルトリ細胞腫瘍）、莢膜細胞腫などがあって、ときにホルモン産生機能を示します。いずれも基本的に良性です。ちょっと難しいところです。

図3 奇形腫

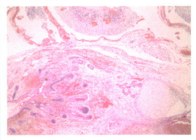

▶分化した軟骨、皮膚付属器、腺管上皮などが見られます。

18.3 前立腺の病理

18.3 前立腺の病理

壮健「前立腺が大きくなると排尿が困難になるのはなぜですか?」
丹野「前立腺は、膀胱頸部から尿道周囲を囲むように発達しているので、前立腺肥大では、尿道を圧迫、狭窄をきたして排尿困難を生じます」

(1) 炎症

前立腺の炎症は、特異的なものはほとんどなくて、膀胱炎や尿道炎から波及するのが大半です。原因菌としては大腸菌、淋菌、ブドウ球菌、連鎖球菌などがあります。慢性化すると炎症細胞浸潤とともに線維化、腺の萎縮をきたして機能不全におちいります。

(2) 前立腺肥大

程度の差はありますが、50歳以上の男性に高頻度に見られ、排尿困難などの症状をきたす人は10%以上といわれています。発生の原因としてはホルモンの関与が最も強く、次いで慢性炎症、動脈硬化などが考えられています。大きくなると鶏卵大、重さは200gに達することもあります。

組織学的には腺、線維、筋の3要素のどれか、または複合して増殖します。しばしば石灰化を伴います。前立腺がんとの関係ははっきりしませんが、明らかにがんへの移行像と思われる所見が見られ、前がん状態としての意味も持っていると考えられます。

(3) 前立腺がん (図4)

欧米ではきわめて多く見られ、国によっては男性のがんの30%以上を占めます。わが国でも近年急速に増加しています。ある程度の大きさにならないと臨床症状を示さないので、転移巣が先に発見されるケースが多くあります。こういう場合を潜在がんといいます。

発生の原因としては、男性ホルモンの分泌過多、前立腺肥大、慢性炎症などが考えられています。大きさは、顕微鏡で見なければわからないほど小さいものから、前立腺全体にびまん性に増殖するタイプまであります。臨床的には局所の異物感、不快感、尿閉、進行すると周囲の膀胱や腎臓の

図4 前立腺がん

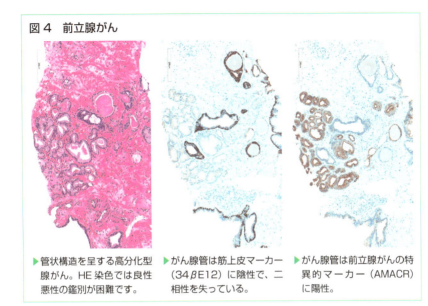

▶管状構造を呈する高分化型腺がん。HE染色では良性悪性の鑑別が困難です。

▶がん腺管は筋上皮マーカー（34βE12）に陰性で、二相性を失っている。

▶がん腺管は前立腺がんの特異的マーカー（AMACR）に陽性。

図5 グリーソンの分類

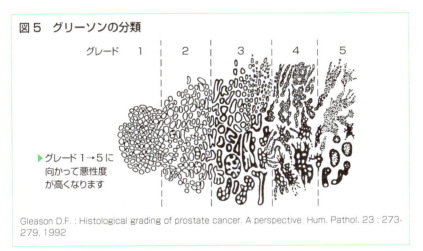

▶グレード1→5に向かって悪性度が高くなります

Gleason D.F. : Histological grading of prostate cancer. A perspective. Hum. Pathol. 23 : 273-279, 1992

症状を呈します。

　組織学的には大半が腺がんで、管状、乳頭状に増殖します。形態的異型度、分化度によってグリーソンの分類（図5）が利用されています。近年

18.3 前立腺の病理

腫瘍マーカーとして前立腺特異抗原（PSA）が応用され、早期発見されるようになりました。血中 PSA 値が高い場合は針生検、画像などで診断を確定します。

　前立腺がんは、一部悪性度の高い症例を除くと、比較的進行スピードが緩く、外科的治療が有効な場合が多くて、発生率が高い割には死亡率は低くなっています。

第 18 講 の ま と め

●ボーエン病は、皮膚（陰茎）に生じる上皮内がんである。
●精巣には、精上皮腫をはじめとして、胚芽細胞性の腫瘍が多い。
●前立腺がんの悪性度は、グリーソンの分類で、グレード 1 ～ 5 に分けられる。

第19講 筋肉・骨
運動器の疾患

咲希「あー、丹野先生のお話も、今日で19回目になるのね。ずいぶん難しいことを勉強してきた感じがするわ」

壮健「難しい漢字とか、用語もたくさん出てきたよね」

咲希「腫瘍って字が、最初は放蕩息子の「蕩」に見えて、しゅようって読むのか、しゅとうって読むのか、わからなくなったときもあったわ」

壮健「僕は〇〇腫と〇〇肉腫で混乱したな。文字は似ているけど悪性度が全然違うんだよね。さてと、そろそろ終わりが近づいてきたみたいだけど、もうひと頑張りしよう！」

やっぱり、壮健君はすぐ熱くなると、咲希は思っていました。

●●●●●

丹野「残すところあと2回で、僕の講義もおしまいです。今日は、運動器の疾患です」

壮健「運動器は、クルマでいえば、車体や車輪ですね」

丹野「そのとおりです。筋肉や骨は、体を動かしたりいろいろな作業をするのに必要です。そして、筋肉や骨は体の形を形成して支持する臓器組織ともいえます」

壮健「運動器は、どうして脳からの指令によって細かい動きができるのですか？」

丹野「運動神経線維の先端と骨格筋線維との接合部に終板という特殊な装置があって、化学的作用と電位変動によって興奮の伝達が行われています。ちょっと難しいですね。運動器の疾患は多岐にわたっていて、全部は勉強できないので、代表的なものにとどめましょう」

筋の疾患

(1) 筋萎縮

一般の廃用（無為）萎縮（p.34）とか、老人性萎縮などのほかに、筋自体に原因がある筋原性萎縮と、神経原性の萎縮があります。

●**進行性筋ジストロフィー**　これは筋原性萎縮で、組織学的に筋線維の萎縮や大小不同、脂肪変性、進行すると筋線維の消失などが見られます。代表的なジュシェンヌ型の筋ジストロフィーは、小児期に発病して、四肢近位筋（体の中心に近い筋）から萎縮が始まって全身に及びます。最終的には心筋障害におちいります。

●**重症筋無力症**　これは神経原性の萎縮です。自己免疫疾患で、神経筋接合部でのアセチルコリン受容体に対する抗体が産生されてしまい、刺激伝達障害を生じます。若い女性に多く見られ、手足が疲れやすくなり（四肢の易疲労性）、瞼(まぶた)が持ち上がりにくくなり（眼瞼(がんけん)下垂）、食べ物を飲み込めなくなったり（嚥下障害）します。筋肉の組織学的変化は、軽度の筋線維の萎縮が見られるのみです。胸腺肥大を伴うことが多く、治療の一環として胸腺切除を行うことがあります。

(2) 筋の炎症

主として筋に炎症が見られるものに、膠原(こうげん)病があります。

代表的な疾患は多発性筋炎で、筋肉痛や筋肉の腫れが見られます。組織学的には筋のフィブリノイド変性とともに筋線維の萎縮変性、炎症細胞反応、血管炎が見られます。多発性筋炎に皮膚の病変を合併すると皮膚筋炎となり、皮膚病変が主体になると、強皮症となります。

(3) 筋の腫瘍

●**良性腫瘍**　横紋筋種は心筋や舌に、平滑筋腫は子宮や消化管に主として生じます。横紋筋でも骨格筋の良性腫瘍はまれです。ときに四肢の筋に筋芽細胞腫が見られます。

●**悪性腫瘍**　横紋筋肉腫は、四肢、体幹筋や軟部に見られます。異型性の高度な腫瘍細胞とともに、多核、巨核の巨細胞が見られ、ときに不規則な

横紋構造を証明します。小児に多く出現しますが、成人にも発生します。

　平滑筋肉腫（図1）は大半が消化管壁に生じて、骨格筋では筋内の血管壁から発生する場合があります。

図1　平滑筋肉腫

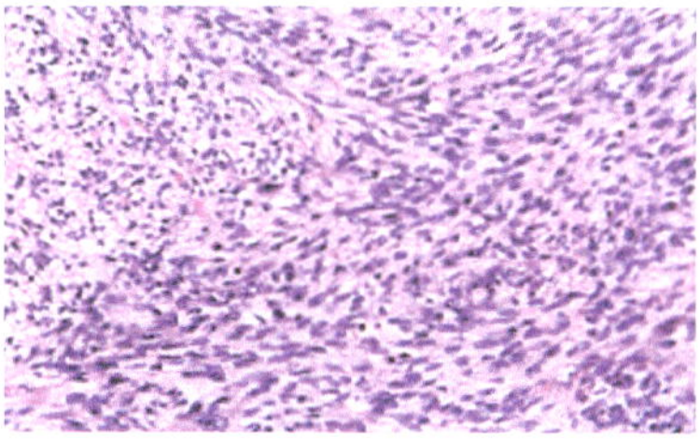

▶胃粘膜下の平滑筋肉腫。異型の紡錘形細胞が増殖しています。

骨の疾患

咲希「骨にも変性とか炎症とかあるんですか？　あんなに硬いのに」

丹野「骨も、形態や機能を維持するためには栄養が必要です。高齢者の大腿骨頭は、循環障害のため、しばしば無菌性壊死におちいります。もちろん炎症もあります」

(1) 骨の代謝障害と進行性病変

● **骨の萎縮**　圧迫萎縮、廃用萎縮、老人性萎縮などの一般的な萎縮が骨にも見られます。

● **骨軟化症**　カルシウムの需要供給のアンバランスで生じる、骨からカルシウムが抜け出すことによる軟化症です。つまり他の臓器でカルシウムが必要になると、カルシウムの貯蔵庫でもある骨から、カルシウムが血中に多く溶け出してしまうのです。その結果、脊椎の弯曲、骨盤の狭小化などをきたします。組織学的にはハーバス管周囲の石灰脱出に始まって、骨梁の消失を生じて骨粗鬆症（骨多孔症）の像を呈します。妊娠や授乳期の女性の多くに発生します。咲希さんも、結婚して子どもができたら、カルシウムの補充を十分にしてください（図2）。

● **くる病**　ビタミンDの欠乏などによって骨端

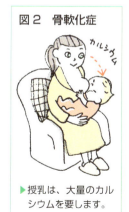

図2　骨軟化症

▶授乳は、大量のカルシウムを要します。

の軟骨や類骨が石灰化せず、結節状に増殖する疾患で、小児期に発病します。臨床的に肋骨の数珠状変化、鳩胸、O 脚、X 脚、脊椎の弯曲などをきたします。組織学的に骨端部の骨化障害が見られます。

●**変形性骨炎**　骨炎という名前ですが、炎症ではありません。足や腕などをはじめとする長幹骨で、骨質の局所的な吸収が起こり、骨の腫大、穿孔管形成などを生じて病的骨折や、骨の弯曲をきたす疾患です。組織学的に、特徴的な骨のモザイク状構造が見られます。

●**骨硬化症**　骨髄腔にカルシウムが沈着し、レントゲン写真上で大理石のような模様を示すので、大理石骨病とも呼ばれるものが代表です。骨成分の過形成性病変ですが、かえって脆弱性を増して病的骨折をきたします。常染色体優性または劣性の遺伝病です。

●**線維性骨異栄養症（線維性骨異形成）**　若年者の全身の骨に生じる多発性線維症で、線維の増生による骨破壊をきたします。しばしば腫瘍性の増殖や嚢胞形成を示します。ときに皮膚の褐色色素斑（カフェオレ斑）や神経線維腫を伴います。

●**孤立性骨嚢胞**　若年者の上腕骨に好発する嚢胞形成性疾患です。原因は不明ですが、一部は外傷などによる骨髄の出血、血腫が変化したものであろうといわれています。

（2）骨の炎症

壮健「骨にも炎症があるのでしょうけど、なんとなく理解できません」

丹野「骨の炎症は、骨膜炎、骨髄炎、それと骨炎に分けられますが、骨炎はほとんどほかの二者（骨膜炎と骨髄炎）に随伴するもので、骨部分だけの炎症はほとんどありません」

●**骨膜炎**　多くはブドウ球菌や連鎖球菌などの化膿菌による化膿炎で、ときに骨膜の剥離を生じて骨壊死をきたすことがあります。骨周囲の炎症からの波及、または敗血症に続発するものが多く見られます。

●**化膿性骨髄炎**　大腿骨をはじめとする長幹骨に生じます。骨髄腔に化膿性変化をきたして、骨崩壊をもたらします。腐骨と正常骨との境界は明瞭

で、正常部が肥厚して骨枢*となって、瘻孔（トンネル）を形成、そこから外部へ膿汁を排出します。化膿性変化は骨や骨膜へ波及します。ときに膿瘍を形成します。原因菌はブドウ球菌が多く、敗血症からの血行性感染が大半です。

咲希「昔の小説を読むと、よく脊椎カリエスで主人公が療養所に入院したりする話がありましたが、カリエスって何ですか？」

丹野「カリエスというのは、日本語で骨瘍といって、骨崩壊による潰瘍のようなものをいいますが、通常は結核性のものを指します」

壮健「歯科でカリエスというと、う蝕（虫歯）のことですね」

●**骨結核**　若年者にも多くみられる骨の結核は、肺結核からの血行性感染による場合が多くて、まず結核性骨髄炎を生じます。特に脊椎や長幹骨に多く出現します。脊椎カリエスになると、圧迫骨折などで特有の亀背と呼ばれる脊椎の変形をきたします。

（3）骨の腫瘍

丹野「骨の腫瘍については総論で勉強したので、ここでは代表的な腫瘍の名前だけ挙げておきましょう」

　　●**良性腫瘍**　線維腫、軟骨腫、骨腫、巨細胞腫（図3①）など

　　●**悪性腫瘍**　骨肉腫（図3②）、ユーイング肉腫、悪性線維性組織球腫

図3　骨の腫瘍

①巨細胞腫

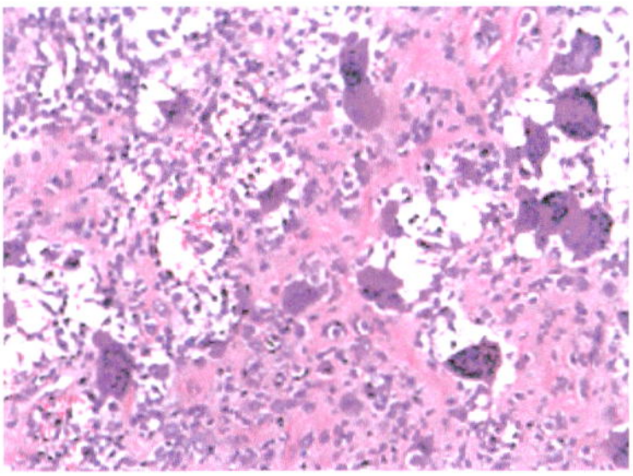

②骨肉腫

▶線維芽細胞とともに、多核、巨核の巨細胞が見られます。

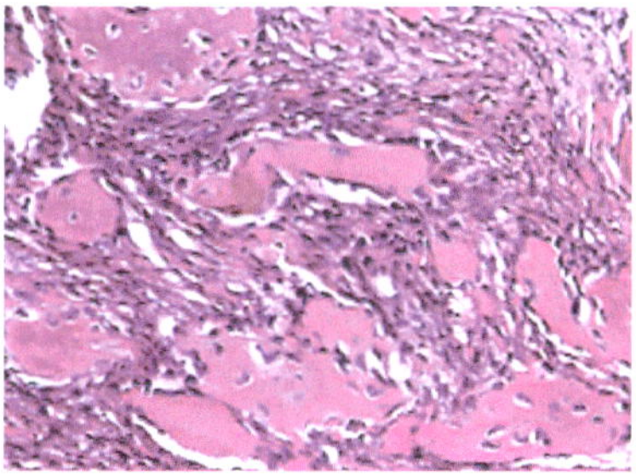

▶異型骨芽細胞が、不規則、浸潤性に増殖しています。

＊［**骨枢　involucrum**］　腐骨の周辺部に骨組織が新生して、枢（お棺）のように見える場合があります。

関節の疾患

壮健「体の関節はあちこちにありますが、どんな組織からできていますか？」

丹野「主として、骨側の軟骨（不動結合）と関節包側の滑膜（可動結合）とからなっていて、関節のスムースな動きを助けています。滑膜は、粘稠（ねんちょう）な関節液を分泌して摩擦を和らげます。関節全体を包んでいるのが関節包です」

（1）関節の変性

　変形性関節症は、関節組織の変性摩耗と再生、増殖が混在する疾患で、骨組織の関節面への露出、変形をきたします。疼痛と運動障害を生じます。高齢者の膝関節や股関節に多く見られます。

　痛風は、関節に痛風結節と呼ばれる尿酸結晶が沈着する疾患で、神経を刺激して激痛を伴います。プリン体の代謝異常で、男性の疾患であることは総論で勉強しましたね（p.30）。

（2）関節の炎症

咲希「この間、テニスの練習のしすぎで、膝の関節が痛くなって腫れたので整形外科にいったら、関節炎で水が溜まっているということなので、水を抜いてもらいました。なぜ水が溜まるんですか？」

丹野「それは、漿液性関節炎です。急激、過度の運動は避けましょう」

● **漿液性関節炎**　急性慢性の関節炎で、滑膜の水腫、充血、細胞浸潤、漿液の分泌などをきたして、関節腔に水が溜まる状態をもたらします。

● **離断性骨軟骨炎**　外傷や骨折、骨化異常などで一部の関節軟骨が、関節腔内に遊離することをいいます。遊離体を関節ネズミと呼びます。運動を活発に行う若者に多く見られます。ときに痛みや運動障害をきたします。膝関節に最も多く発生します。

● **関節リウマチ**　自己免疫疾患の膠原病の1つで、四肢末端関節の滑膜が増殖する疾患です。組織学的にはフィブリノイド変性と肉芽形成を示して、進行すると骨破壊、関節の変形をきたして運動障害を招きます。ア

ショフ結節と呼ばれる特有の肉芽腫が見られます。中年以降の女性に出現します。検査では、血清中に自己抗体のリウマトイド因子が認められます。

(3) 関節の腫瘍

関節特有の腫瘍として良性悪性の滑膜腫がありますが、まれです。また、手関節にガングリオン

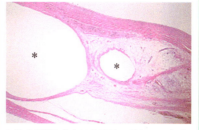

図4 ガングリオン

▶結合組織からなる多房性の腫瘍です（＊）。

（図4）と呼ばれる、ゼリー状の粘液を含んだ嚢胞性病変が見られます。腱鞘由来の良性病変で、硬い結合組織からなります。

また、腱鞘からは、特有の巨細胞腫が発生します。

第19講のまとめ

- 筋萎縮には、進行性筋ジストロフィーなどの筋原性のものと、重症筋無力症などの神経原性のものがある。
- 横紋筋肉腫は、主として小児に見られる。平滑筋肉腫は、消化管に多い。
- 骨の代謝異常として骨軟化症（骨粗鬆症）、くる病などがある。
- 骨肉腫は、思春期の年代に多い。

第20講 眼と耳
感覚器の疾患

丹野「今日が最後の授業です。長かったような、早かったようなですね。さあ、感慨にふけっていないで、さっそく始めましょう」

壮健「感覚器は、外部からの情報を脳などの神経系に伝える器官で、眼、鼻、耳、舌、皮膚などがあったと思います」

丹野「はい。今回は、そのうち眼と耳を取り上げます」

咲希「小学生のころ、眼がよく、ものもらいになったのです。恥ずかしくて、嫌だったのを覚えています。隠したいのに、ものもらいのときは、眼帯もしてもらえなかった」

丹野「ものもらいは、麦粒腫といって、睫毛の脂腺が化膿して腫れるものです。ブドウ球菌などの感染で生じます。汚れた手でこすってしまったのかもしれませんね。抗生物質を飲んだり、点眼したりして、10日くらいで治ります。ものもらいは、眼のぱっちりした、かわいい子によく出るんですよ」

咲希「やっぱり、そうですか。うふふふ。納得しました」

壮健「？　眼とか耳の疾患は、ほかの臓器からは独立しているように思えますが、関連性はあるのでしょうか？」

丹野「はい。おおいに関連性があります。たとえば糖尿病が進行すると、糖尿病性網膜症になりますし、高血圧や動脈硬化症でも影響を受けます」

眼の疾患

（1）眼の炎症

●**眼瞼（まぶた）の炎症**　先程の麦粒腫のほかに霰粒腫（図1）がありま

す。霰粒腫は、麦粒腫などの感染症に、マイボーム腺という一種の脂腺から分泌される脂肪成分が混じて、肉芽性の結節を形成するものです。このときは手術で切除します。

図1　霰粒腫

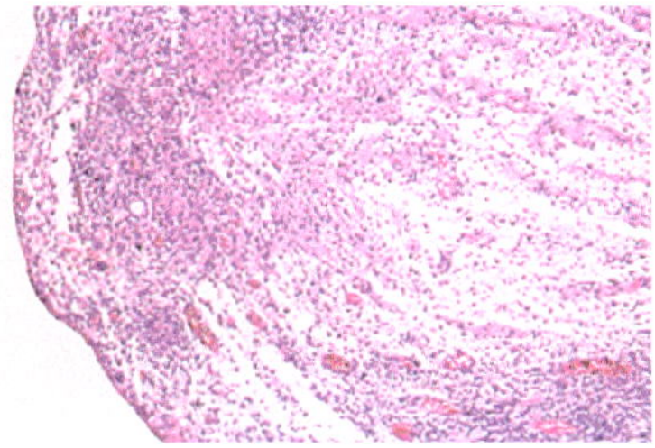

▶毛細管に富んだ肉芽腫で、高度の炎症を伴っています。

(2) 結膜の炎症

●**急性結膜炎**　微生物の感染や化学物質で起きます。充血と視力障害をきたしますが、通常原因の除去によって治癒します。

●**アレルギー性結膜炎**　花粉症に代表される、抗原性物質によって生じるカタル性炎です。これも原因の除去で（花粉症はその花粉が飛ばなくなると）治癒します。好酸球増多が見られます。

●**トラコーマ**　クラミジアの感染による高度のカタル性炎です。かつてはプールで児童に感染、流行したことがあります。

●**流行性角結膜炎**　アデノウイルスを始めとするウイルス感染による炎症で、手などを介して接触感染、流行することがあります。一般に「はやり眼」といわれるものです。

(3) 白内障（図2）

水晶体の混濁を生じる疾患で、母体の風疹感染等による先天的なものと、加齢や糖尿病の合併症などの後天的なものがあります。水晶体上皮細胞の増殖や蛋白質の貯留等が見られ、視力障害をきたします。

図2　白内障

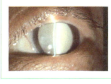

▶水晶体の白い混濁が見られます。

(4) 緑内障

一番多いのは原因不明の原発性ですが、炎症や循環障害などによって、眼房水の循環に異常をきたす疾患です。眼圧調整機構の機能不全によって眼内圧が上昇、視野狭窄、欠損、視力低下を生じて、進行すると失明におちいります。

20.1　眼の疾患

（5）網膜剥離

壮健「ボクシングの選手が強くて若いのに、網膜剥離のために引退するってよく聞きますが、なぜそんなことが起きるのですか？」

丹野「ボクシングの選手の場合は、眼を強く打たれて網膜剥離が起こります。つまり外傷です」

　網膜剥離は、外傷が原因であるほかに、高度の近視だったり、炎症、腫瘍などで網膜に裂孔を生じて、そこから剥離が始まることがあります。初めは部分的な剥離でも、徐々に広がって全面剥離をきたすことがあるので注意を要します。初めのうちは自覚がなく無症状のことが多く、進行するにしたがって視力障害をきたします。

（6）糖尿病性網膜症（図3）

　糖尿病性の小動脈瘤形成、静脈怒張などの血管病変によって、網膜の出血や白斑を生じて視力障害をきたします。進行すると増殖性病変（増殖網膜症）におちいって失明します。

> **図3　糖尿病性網膜症** 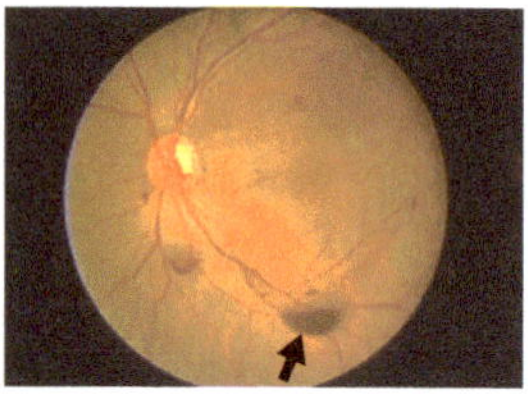
>
> ▶一部に出血を伴った血管の拡張が見られます。

（7）眼の腫瘍

● **（眼瞼）黄色板症**　高齢者の眼瞼に見られる黄色腫で、扁平に増殖するので、こんな名称をつけられています。高脂血症の人に多く見られる良性腫瘍です。

● **色素性腫瘍**　眼瞼やブドウ膜には色素性母斑が好発します。ときに悪性黒色腫も出現します。

● **網膜芽細胞腫**　3歳までの乳幼児期に出現する悪性腫瘍で、小児腫瘍では白血病、神経芽細胞腫に次いで多く見られます。悪性度が高くて急激に増殖浸潤します。臨床的には、暗闇の中で猫の目のように反射することがあります。組織学的には小円形のクロマチンに富んだ腫瘍細胞が、ロゼット状または索状に増殖します。遺伝の関与が指摘されています。

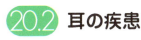 **耳の疾患**

咲希「友達の佳代ちゃんが、スキューバダイビングに行って中耳炎になって帰ってきたのですが、どうして中耳炎になりやすい人とそうでない人がいるのですか？」

丹野「多分佳代さんは、軽い慢性の中耳炎で、普段は無症状なのにダイビングで水が入ったり、圧が高くなって症状が出るんだと思います。耳の構造はこの図を見てください（図4）」

壮健「耳は、聴力のほかに、確か平衡感覚にも関係があったと思いますが」

丹野「そうです。内耳には、三半規管という平衡感覚をつかさどる器官があります。脳や眼とともに平衡感覚機能の大きな部分を占めています」

(1) 耳の炎症

●**外耳炎と中耳炎** ブドウ球菌や連鎖球菌などの化膿菌の感染が多く見られます。中耳炎は、通常感染経路は、鼻や咽頭からですが、鼓膜に損傷があると外耳からのものが多くなります。急性炎は化膿性炎症で、排膿や腫脹、疼痛をきたします。慢性化すると肉芽を形成したり、高度の角化をきたして真珠腫（図5）が見られます。

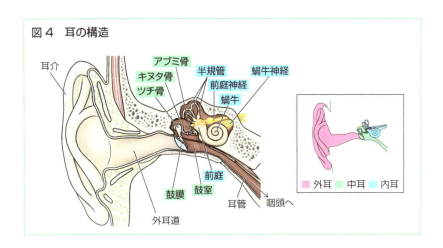

図4　耳の構造

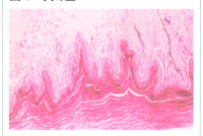
図5 真珠腫
▶表皮が層状の高度の角化を示します。

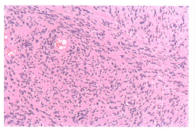
図6 聴神経腫瘍
▶小型の神経鞘（シュワン）細胞の増殖よりなります。

●**内耳炎** 内耳は、迷路とも呼ばれていて、むしろ脳との関連が強くて、一般的な検査が及びません。また、外部からの炎症もあまり内耳には及びません。髄膜炎や敗血症からの感染が見られます。病原菌としては一般の化膿菌のほか、ウイルスもあります。

(2) メニエール病

難聴、耳鳴り、回転性目まいを主徴とする40歳代以降のやや女性に多く見られる疾患です。原因はいまだに不明で、病理学的にも内リンパ水腫が見られるだけで、これからの解明が待たれます。

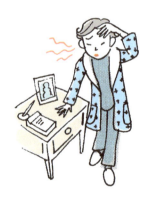

(3) 耳の腫瘍

●**中耳傍神経節腫** 良性の中耳特有の腫瘍で、頸動脈球腫瘍と似た類上皮細胞からなります。白人女性に多くて、日本人にはまれです。

●**聴神経腫瘍**（図6） 頭蓋内、または内耳に出現する聴神経由来の神経鞘腫のことをいいます。良性腫瘍ですが、大きくなると脳や脳神経への圧迫症状を呈します。場所が内耳の奥なので、近年まではその診断は困難でしたが、画像診断をはじめ、診断法の進歩で小さいうちから診断可能になりました。

● **その他の腫瘍**　外耳や中耳には、皮膚に見られる良性悪性の腫瘍があります。

第 20 講 の ま と め

● 白内障は老化現象で、視力障害をきたす疾患で、緑内障は原因不明あるいは炎症などで、眼内圧上昇、視力低下をきたす疾患である。
● メニエール病は、原因不明で、目まい、耳鳴り、難聴をきたす。

丹野「これで、一通りの病理学をお二人にお話しました。少しは興味をもっていただけたでしょうか」

咲希「はい。どうもありがとうございます」

壮健「僕は、将来、病理のほうへ進みたいと思うようになりました」

丹野「そうですか。それはうれしいです。でも、気が変わっても、私は責めませんから、いろんな科目をたくさん学んで、そして自分の将来を考えてください」

咲希「病理学は英語を覚えなくてはいけないのではないのでしょうか。カルテや現場では英語がよく出てくるそうですが」

丹野「最後に索引を用意しました。そこに英語を併記していますので、見ておいてください。漢字よりも英語のほうが、わかりやすく感じられるものがあるかもしれませんよ。それでは、みなさん、お元気で」

［参考文献］

・「病理学　第 2 版」小野江為則、小林博、菊地浩吉編、理工学社、1984 年
・「栄養科学シリーズ NEXT　病理学」早川欽哉、藤井雅彦編、講談社、1999 年
・Surgical Pathology 9th Edition, Rosai and Ackerman, Mosby, 2005

索引

[欧文]

AFP（α-fetoprotein, αフェトプロテイン）　95, 153

BOOP（bronchiolitis obliterans organizing pneumonia）　166

B細胞（B cell）　61

CIN（cervical intraepithelial neoplasia）　228

COVID-19（新型コロナウイルス感染症）　75

CPAP（シーパップ, continuous positive airway pressure）療法　171

FISH法（fluorescence in situ hybridization）　97

HE染色（ヘマトキシリン・エオジン染色, hematoxylin-eosin stain）　5, 95

HER2（human epidermal growth factor receptor type 2）　99

HLA（ヒト白血球抗原, human leukocyte antigen）　80

ISH法（in situ hybridization）　97

K細胞（K cell, killer cell）　61

MALTリンパ腫（mucosa-associated lymphoid tissue lymphoma）　140

MERS（Middle East respiratory syndrome）　74

MRSA（methicillin resistant Staphylococcus aureus）　69, 169

NK細胞（NK cell, natural killer cell）　61

O-157　70

SARS（severe acute respiratory syndrome）　171

SAS（sleep apnea syndrome）　171

TNM分類　223

T細胞（T cell）　61

[あ行]

[あ]

亜急性壊死性リンパ節炎（subacute necrotizing lymphadenitis）　182

亜急性硬化性脳炎（subacute sclerosing panencephalitis；SSPE）　205

悪性黒色腫（malignant melanoma）　28, 106

悪性上皮性腫瘍（malignant epithelial tumors）　101

悪性線維性組織球腫（malignant fibrous histiocytoma；MFH）　104

悪性貧血（pernicious anemia）　177

悪性リンパ腫（malignant lymphoma）　183

アジソン病（Addison's disease）　197

アシドーシス（acidosis）　53

アショフ結節（Aschoff's nodules）　67, 251

アスベストーシス（石綿症, asbestosis）　172

アスペルギルス症（aspergillosis）　71

アフタ性口内炎（aphthoid stomatitis）　130

アポトーシス（apoptosis）　37

アミロイド変性（アミロイドーシス, amyloidosis）　27, 186

アルコール性肝障害（alcoholic liver insufficiency）　148

アルツハイマー病（Alzheimer's disease）　207

アレルギー（allergy）　77

アレルギー性鼻炎（allergic rhinitis）　160

[い]

胃炎（gastritis）　136

胃潰瘍（gastric ulcer）　137

胃がん（gastric cancer）　139

異形成（dysplasia）　86, 228

医原病（iatrogenic disease）　17

萎縮（atrophy）　33

移植片対宿主反応（GVH反応）（graft versus host reaction）　80

異所性膵（aberrant pancreas）　156

遺伝子検査（genetic testing）　97

印環細胞がん（signet ring cell carcinoma）　24, 102

インターフェロン（interferon）　63, 69

インフルエンザ（influenza）　160

[う]

ウイルソン病（Wilson's disease）　32

ウイルムス腫瘍（Wilms tumor, 腎芽腫）　107, 219

う歯（う蝕, dental caries）　129

牛海綿状脳症（bovine spongiform encephalopathy；BSE）　205

右心症（dextrocardia）　121

うっ血（congestion）　48

[え]

エイズ（acquired immunodeficiency syndrome；AIDS）　83

壊死（necrosis）　35

エナメル上皮腫（adamantinoma, ameloblastoma）　131

エプーリス（epulis）　131

エボラ出血熱（エボラウイルス病, Ebola virus disease；EVD）　74

炎症（inflammation）　58

[お]

横隔膜下膿瘍（subphrenic abscess）　150

黄色板症（眼瞼黄色板症, xanthelasma）　254

黄疸（jaundice）　29, 148

オウム病（psittacosis）　72, 170

横紋筋肉腫（rhabdomyosarcoma）　246

オプソニン作用（opsonization）　78

オリーブ核-橋-小脳萎縮症（olivo-ponto-cerebellar atrophy；OPCA）　208

[か行]

[か]

外因（external cause）　11

壊血病（scurvy）　52

潰瘍性大腸炎（ulcerative colitis）143
解離性動脈瘤（dissecting aneurysm）124
核黄疸（nuclear jaundice）147
角質変性（keratinization）23
拡張型心筋症（dilated cardiomyopathy；DCM）116
過形成（hyperplasia）39
化生（metaplasia）42
カタル性炎（catarrhal inflammation）24, 66
褐色萎縮（brown atrophy）28, 147
褐色細胞腫（pheochromocytoma）197
カドミウム（cadmium）15
化膿（性）炎（purulent inflammation）66
化膿性骨髄炎（osteomyelitis purulenta）248
花粉症（pollenosis）253
カポジ肉腫（Kaposi's sarcoma）127
カリニ肺炎（*Pneumocystis carinii* pneumonia）170
顆粒膜細胞腫（granulosa cell tumor）231
カルチノイド腫瘍（carcinoid tumor）103, 144, 174
川崎病（Kawasaki's disease）118
がん（cancer, carcinoma）1, 85, 101
ガングリオン（ganglion）251
肝硬変症（liver cirrhosis）151
肝細胞がん（hepatocellular carcinoma）103, 152
カンジダ症（candidiasis）71, 135
カンジダ腟炎（*Candida albicans* vaginitis）225
間質性肺炎（interstitial pneumonia）166
冠状動脈硬化症（coronary artery sclerosis）114
がん真珠（pearl formation, cancer pearl）102
肝性脳症（hepatic encephalopathy）206
関節ネズミ（joint mouse）250
関節リウマチ（rheumatoid arthritis）119, 250
感染症（infectious disease）68
がん胎児性抗原（carcinoembryonic antigen；CEA）95, 144
感冒（風邪, common cold）159
間葉系組織（mesenchymal tissue）25
乾酪壊死（caseous necrosis）37, 67, 71, 169

［き］

気管支炎（bronchitis）162
気管支拡張症（bronchiectasis）162
気管支喘息（bronchial asthma）163
菊池病（Kikuchi's disease）182
奇形（anomaly, malformation）108
奇形腫（teratoma）107, 241
気胸（pneumothorax）164, 175
器質化（organization）44
器質化肺炎（organized pneumonia）166
逆流性食道炎（reflux esophagitis）135
急性アルコール中毒（acute alcoholism）15
急性肝炎（acute hepatitis）150
急性結膜炎（acute conjunctivitis）253
狂犬病（rabies）204

狭心症（angina pectoris）113
胸膜炎（pleuritis, pleurisy）175
虚血（ischemia）49
虚血性心疾患（ischemic heart disease；IHD）113
巨細胞腫（giant cell tumor）249
巨人症（gigantism）189
拒絶反応（rejection）79
筋萎縮性側索硬化症（amyotrophic lateral sclerosis；ALS）208

［く］

クッシング症候群（Cushing's syndrome）190, 196
クモ膜下出血（subarachnoid hemorrhage）200, 202
クラインフェルター症候群（Klinefelter syndrome）19
グラヴィッツ腫瘍→腎細胞がん
クリプトコッカス症（cryptococcosis）71
くる病（rickets）247
クレチン病（cretinism）193
クロイツフェルト−ヤコブ病（Creutzfeldt-Jakob disease；CJD）205
クローン病（Crohn's disease）142

［け］

珪肺症（silicosis）16, 172
経鼻的持続陽圧（continuous positive airway pressure；CPAP）療法 171
外科病理（surgical pathology）3
劇症肝炎（fulminant hepatitis）150
結核（tuberculosis）70, 167
血管炎（vasculitis）125
血管腫（hemangioma）126
血管肉腫（hemangiosarcoma）127
結石（calculus, stone）30
血栓症（thrombosis）52
血友病（hemophilia）20, 51
原発巣（primary lesion）89

［こ］

コイロサイトーシス（koilocytosis）226
口蓋裂（cleft palate）110, 129
膠芽腫（glioblastoma）209
硬（性）がん（scirrhous carcinoma）90
高血圧症（hypertension）56
抗原（antigen）59
膠原病（collagen disease）81, 246
甲状腺機能低下症（hypothyroidism）193
甲状腺がん（thyroid cancer）194
甲状腺腫（struma）192
梗塞（infarction）49, 54
拘束型心筋症（restrictive cardiomyopathy）117
抗体（antibody）59
硬膜下血腫（subdural hematoma）200
骨結核（osteitis tuberculosa）249
骨粗鬆症（osteoporosis）30, 195, 247

259

骨軟化症（osteomalacia） 247
骨肉腫（osteosarcoma） 105, 249
骨膜炎（periostitis） 248
虎斑心（tiger heart） 26, 40
孤立性骨嚢胞（solitary bone cyst） 248
コロナウイルス（coronavirus） 74, 75, 171
混合腫瘍（mixed tumor） 106
混濁腫脹（cloudy swelling） 23

[さ行]

[さ]

催奇（形）性（teratogenicity） 15
再生（regeneration） 40
再生不良性貧血（aplastic anemia） 178
サイトカイン（cytokine） 61
サイトメガロウイルス感染症（cytomegalovirus infection） 83
サイトメガロウイルス唾液腺炎（cytomegalovirus sialoadenitis） 133
サイトメガロウイルス肺炎（cytomegalovirus pneumonia） 169
細胞診（cytology, cytodiagnosis） 3
サルコイドーシス（sarcoidosis） 172
霰粒腫（chalazion） 252

[し]

シェーグレン症候群（Sjören's syndrome） 133
痔核（hemorrhoid） 143
色素変性（pigmentary degeneration） 27
子宮外妊娠（ectopic pregnancy） 233
子宮筋腫（uterine myoma） 230
子宮頸管炎（cervicitis） 226
子宮頸管ポリープ（cervical polyp） 227
子宮頸がん（uterine cervical cancer） 228
子宮頸部上皮内腫瘍（cervical intraepithelial neoplasia ; CIN） 228
糸球体腎炎（glomerulonephritis） 214
子宮内膜がん（endometrial carcinoma, 子宮体がん） 229
子宮内膜症（endometriosis） 229, 230
子宮内膜増殖症（endometrial hyperplasia） 229
自己免疫疾患（autoimmune disease） 80
歯周炎（periodontitis） 130
実験病理（experimental pathology） 3
シップル症候群（Sipple syndrome） 195
脂肪肝（fatty liver） 27, 147, 148
脂肪症（adiposis） 26
脂肪変性（fatty degeneration） 26
シモンズ症候群（Simmond's syndrome） 190
充血（hyperemia） 48
重症急性呼吸器症候群（severe acute respiratory syndrome ; SARS） 171
重症筋無力症（myasthenia gravis ; MG） 246
絨毛上皮腫（絨毛がん chorioepithelioma） 233, 241

粥腫（atheroma） 123
粥状（動脈）硬化症（atherosclerosis） 26, 114, 123
樹状細胞（dendritic cell） 61
出血（hemorrhage） 50
出血性素因（hemorrhagic diathesis） 51, 181
腫瘍（tumor） 85
腫瘍マーカー（tumor marker） 95
循環障害（disturbances of circulation） 46
漿液性炎（serous inflammation） 66
漿液性関節炎（serous arthritis） 250
漿液性嚢胞腺腫（serous cystadenoma） 231
小細胞がん（small cell carcinoma） 103
硝子変性（hyaline degeneration） 26
常染色体優性遺伝病（autosomal dominant genetic disease） 20
常染色体劣性遺伝病（autosomal recessive genetic disease） 20
上皮性腫瘍（epithelial tumors） 100
上皮内がん（carcinoma in situ） 228
静脈瘤（varix） 124
褥瘡（bedsore, decubitus） 35
食道がん（esophageal carcinoma） 135
食道静脈瘤（esophageal varix） 135
女性化乳房（gynecomastia） 234
ショック（shock） 11, 56
痔瘻（anal fistula, fistula ani） 143
腎盂腎炎（pyelonephritis） 216
心外膜炎（epicarditis） 120
腎芽腫（nephroblastoma, Wilms tumor） 107, 219
新型コロナウイルス感染症（COVID-19） 75
心筋炎（myocarditis） 118
心筋梗塞（myocardial infarction） 114
心筋症（cardiomyopathy） 116
神経芽細胞腫（neuroblastoma） 197
神経鞘腫（シュワン細胞腫, schwannoma） 210
神経膠腫（glioma） 208
腎硬化症（nephrosclerosis） 217
進行がん（progressive (advanced) cancer） 228
進行性壊疽性鼻炎（progressive gangrenous rhinitis） 161
進行性筋ジストロフィー（progressive mucular dystrophy ; PMD） 118, 246
進行性病変（progressive changes） 38
進行麻痺（progressive paralysis） 204
腎細胞がん（renal cell carcinoma, Grawitz tumor） 103, 218
心室細動（ventricular fibrillation） 115
真珠腫（cholesteatoma, pearly tumor） 255
滲出（exudation） 64
浸潤（infiltration, invasion） 87
心身症（psychosomatic disorder） 17
迅速診断（rapid diagnosis） 8
心タンポナーデ（cardiac tamponade） 115, 120

心内膜炎（endocarditis）　119
塵肺症（pneumoconiosis）　171
心不全細胞（heart failure cell）　29, 166
じんま疹（urticaria）　78
親和性（tropism）　73

［す］

髄芽（細胞）腫（medulloblastoma）　209
水腫→浮腫
水腫変性（hydropic degeneration）　23
水腎症（hydronephrosis）　34, 218
膵（臓）がん（pancreatic cancer）　157
髄膜炎（meningitis）　203
髄膜腫（meningioma）　210
睡眠時無呼吸症候群（sleep apnea syndrome ; SAS）　171
髄様がん（medullary carcinoma）　90
ストレス（stress）　17
スペイン風邪（Spanish fiu）　75
スモン（subacute myelo-optico-neuropathy ; SMON）　17, 206

［せ］

生検（biopsy）　4
精上皮腫（セミノーマ seminoma）　241
成人T細胞白血病（adult T cell leukemia ; ATL）　180
声帯ポリープ（vocal cord polyp）　161
成長ホルモン分泌不全性低身長症（short stature with growth hormone deficiency）　190
脊髄癆（tabes dorsalis）　72, 204
線維性骨異栄養症（fibrous dysplasia）　248
線維腺腫（fibroadenoma）　235
線維素性炎（fibrinous inflammation）　66
線維素溶解現象（fibrinolysis）　51
腺がん（adenocarcinoma）　102
前がん状態（precancerous lesion）　86, 227
尖形（圭）コンジローマ（condyloma acuminatum）　225, 240
潜在がん（occult cancer）　242
腺腫（adenoma）　101
染色体（chromosome）　18
全身性エリテマトーデス（systemic lupus erythematosus ; SLE）　81, 215
先天性巨大結腸症→ヒルシュスプルング病
先天性心疾患（congenital heart disease）　121
先天性胆道閉鎖症（congenital biliary atresia）　147
先天性風疹症候群（congenital rubella syndrome ; CRS）　108
腺様嚢胞がん（adenoid cystic carcinoma）　134
前立腺がん（prostatic carcinoma）　242
前立腺肥大（prostatic hypertrophy）　242

［そ］

臓器移植（transplantation）　79
早期がん（early cancer）　86, 87

塞栓症（embolism）　53, 123
側副循環（collateral circulation）　54
粟粒結核（miliary tuberculosis）　168

【た行】

［た］

ダイオキシン類（dioxins）　15
大血管転位（transposition of the great arteries）　121
退行性病変（regressive change）　22
大細胞がん（large cell carcinoma）　103
胎児性がん（embryonal carcinoma）　232, 241
帯状疱疹（herpes zoster）　74
大動脈狭窄（縮窄）（aortic coarctation）　121
大動脈瘤（aortic aneurysm）　124
ダウン症候群（Down syndrome）　19
高安動脈炎（Takayasu arteritis ; TA）　125
多形性腺腫（pleomorphic adenoma）　133
脱髄疾患（demyelinating disease）　205
脱水症（dehydration）　55
ターナー症候群（Turner syndrome）　19
多発性筋炎（polymyositis ; PM）　246
多発性骨髄腫（multiple myeloma）　181
胆管細胞がん（cholangiocellular carcinoma）　153
胆石症（cholelithiasis）　154
胆嚢炎（cholecystitis）　154

［ち］

チアノーゼ（cyanosis）　121
中耳炎（otitis media）　255
中耳傍神経節腫（paraganglioma of the middle ear）　256
中東呼吸器症候群（Middle East respiratory syndrome ; MERS）　74
聴神経腫瘍（acoustic nerve tumor）　256
チョコレート嚢胞（chocolate cyst）　229

［つ］

痛風（gout）　30, 250

［て］

手足口病（hand foot and mouth disease ; HFMD）　74
低形成（hypoplasia）　33
低酸素血症（hypoxemia）　50
テタニー（tetany）　195
鉄欠乏性貧血（iron deficiency anemia）　177
デング熱（dengue fever）　75
伝染性単核球症（infectious mononucleosis）　183

［と］

頭蓋咽頭腫（craniopharyngioma）　210
凍傷（frostbite, congelation）　12
痘瘡（smallpox）　73
糖尿病（diabetes mellitus）　31, 57, 198
糖尿病性網膜症（diabetic retinopathy）　254
動脈硬化症（arteriosclerosis）　122

261

動脈瘤（aneurysm）　123
特発性血小板減少性紫斑病（idiopathic thrombocytopenic purpura；ITP）　51
兎唇（hare lip）　110, 129
トラコーマ（trachoma）　73, 253
トリコモナス腟炎（trichomonal vaginitis）　225

[な行]

[な]
内因（internal cause）　11, 18
内耳炎（otitis interna）　256
軟部腫瘍（soft part tumor）　104

[に]
肉芽形成（granulation）　44
肉腫（sarcoma）　85, 86, 104
にくずく肝（nutmeg liver）　149
日本脳炎（encephalitis japonica）　204
乳がん（breast cancer）　236
乳管内乳頭腫（intraductal papilloma）　235
乳腺症（mastopathy）　234
乳頭腫（papilloma）　101
尿道カルンクル（urethral caruncle）　221
尿路結石（urolithiasis）　217, 221
尿崩症（diabetes insipidus）　190
尿膜管開存症（patent urachus）　221
尿路上皮がん（urothelial cancer）　102
認知症（dementia）　207

[ね]
熱傷（burn）　12
熱中症（heat illness）　12
ネフローゼ（nephrosis）　216
ネフローゼ症候群（nephrotic syndrome）　215
粘液水腫（myxedema）　25, 193
粘液性嚢胞腺腫（mucinous cystadenoma）　231
粘液変性（mucinous degeneration）　24

[の]
脳梗塞（cerebral infarction）　202
嚢腫（cyst）　101
脳内出血（intracerebral hemorrhage）　202
脳膿瘍（brain abscess）　203
脳ヘルニア（brain herniation）　201
嚢胞腎（cystic kidney）　213
膿瘍（abscess）　66
ノロウイルス性胃腸炎（Norovirus gastroenteritis）　75

[は行]

[は]
肺炎（pneumonia）　167
肺がん（lung cancer）　173
肺気腫（pulmonary emphysema）　164
肺線維症（pulmonary fibrosis）　165
梅毒（syphilis）　72, 203

パーキンソン病（Perkinson's disease）　207
白内障（cataract）　253
白板症（leukoplakia）　23, 130, 135, 226
麦粒腫（hordeolum）　252
橋本病（Hashimoto's disease）　193
播種性血管内凝固症候群（disseminated intravascular coagulopathy；DIC）　53
バセドウ病（Basedow disease）　82, 192
白血球減少症（leukopenia）　178
白血球増多症（leukocytosis）　179
白血病（leukemia）　179
白血病裂孔（hiatus leukemicus）　179
馬蹄腎（horseshoe kidney）　109, 213
バルトリン腺嚢胞（Bartholin cyst）　226
反衝損傷（対側損傷，contrecoup injury）　201
伴性遺伝病（sex-linked genetic disease）　19
ハンセン病（Hansen disease，らい病 lepra）　71
反跳巣（contrecoup）　201

[ひ]
肥大（hypertrophy）　39
肥大型心筋症（hypertrophic cardiomyopathy，MCH）　117
ヒトパピローマウイルス（ヒト乳頭腫ウイルス，human papillomavirus；HPV）　93, 225, 227
非ホジキンリンパ腫（non-Hodgkin lymphoma）　184
肥満症（obesity）　26
びまん性（diffuse）　96
びまん性星細胞腫（diffuse astrocytoma）　209
びまん性汎細気管支炎（diffuse panbronchiolitis）　163
ビュルゲル病（Büger disease）　126
病因（cause of disease）　10
皮様嚢腫（dermoid cyst）　107, 232
病理解剖（（pathological）autopsy）　5
病理学（pathology）　2
日和見感染（opportunistic infection）　68
ビリルビン（bilirubin）　29, 148
ヒルシュスプルング病（Hirschsprung's disease）　142
貧血（anemia）　48, 176

[ふ]
ファロー四徴症（tetralogy of Fallot）　121
フィブリノイド変性（fibrinoid degeneration）　81, 118, 119
風疹（rubella）　73
フェニルケトン尿症（phenylketonuria）　20
副甲状腺機能亢進症（hyperparathyroidism）　195
副甲状腺機能低下症（hypoparathyroidism）　195
副腎性器症候群（adrenogenital syndrome）　196
副鼻腔炎（sinusitis）　160
浮腫（edema）　54

[へ]

平滑筋肉腫 (leiomyosarcoma) 140, 247
閉塞性血栓性血管炎 (thromboangitis obliterans) 126
閉塞性細気管支炎器質化肺炎 (bronchiolitis obliterans organizing pneumonia ; BOOP) 166
ベーチェット病 (Behçet's disease) 130
ヘリコバクター・ピロリ (*Helicobacter pylori*) 140
変形性関節症 (osteoarthritis, arthrosis deformans) 250
変形性骨炎 (osteitis deformans) 248
変性 (degeneration) 23
扁桃炎 (tonsillitis) 132
扁平上皮化生 (squamous metaplasia) 42
扁平上皮がん (squamous cell carcinoma) 102

[ほ]

蜂窩織炎 (phlegmonous inflammation) 66
蜂窩状肺 (蜂巣肺, honeycomb lung) 165
包茎 (phimosis) 239
乏血 (hypoemia) 49
膀胱炎 (cystitis) 221
膀胱がん (bladder carcinoma) 222
放射線 (radiation) 12
胞状奇胎 (hydatidiform mole) 233
ボーエン病 (Bowen's disease) 240
ボールマンの分類 (Borrmann's classification) 139
ホジキンリンパ腫 (Hodgkin lymphoma) 185
ボタロー管 (動脈管) 開存 (patent ductus arteriosus) 121
母斑 (nevus) 28
ポリープ (polyp) 137
ポリオ (急性脊髄前角炎, poliomyelitis anterior acuta) 204

[ま行]

[ま]

マイコプラズマ肺炎 (mycoplasma pneumonia) 170
マクロファージ (macrophage) 28, 44
麻疹 (measles) 73
末端 (先端) 肥大症 (acromegaly) 189
マルファン症候群 (Marfan syndrome) 20
マロリー-ワイス症候群 (Mallory-Weiss syndrome) 135
慢性アルコール中毒 (chronic alcoholism) 16, 206
慢性肝炎 (chronic hepatitis) 151
慢性閉塞性肺疾患 (chronic obstructive pulmonary disease ; COPD) 165

[み]

水俣病 (Minamata disease) 15
未分化がん (undifferentiated carcinoma) 90
未分化胚細胞腫 (dysgerminoma) 232
脈なし病 (pulseless disease) 125

[む]

無菌性壊死 (aseptic necrosis) 247

[め]

迷入腫 (aberrant tumor) 105
メサンギウム細胞 (mesangial cell) 214
メズサの頭 (caput medusae) 125, 152
メチシリン耐性黄色ブドウ球菌→ MRSA
メッケルの憩室 (Meckel's diverticulum) 141
メニエール病 (Ménière disease) 256
免疫 (immunity) 59
免疫監視 (immunological surveillance) 92
免疫染色/免疫組織化学的染色 (immunohistochemistry (IHC), immunohistochemical staining) 8, 97, 100
免疫逃避 (immunological escape) 92
免疫不全症候群 (immunodeficiency syndrome) 82
免疫療法 (immunotherapy) 99

[も]

蒙古斑 (mongolian spot) 28
網膜芽細胞腫 (retinoblastoma) 254
網膜剥離 (retinal detachment) 254
モルガニ水疱 (Morgagni vesicle) 231

[や行]

遊走腎 (wandering kidney) 213
溶血性貧血 (hemolytic anemia) 177
溶血性連鎖球菌 (hemolytic streptococcus) 119, 214
葉状腫瘍 (phyllodes tumor) 235

[ら行・わ行]

卵黄嚢腫 (嚢) (yolk sac tumor) 233, 241
卵巣嚢腫 (ovarian cyst) 231
リウマチ熱 (rheumatic fever) 119
離断性骨軟骨炎 (osteochondritis dissecans) 250
流行性耳下腺炎 (おたふく風邪, mumps) 74
緑内障 (glaucoma) 253
輪状膵 (annular pancreas) 110
リンパ上皮腫 (lymphoepithelioma) 132
リンホカイン (lymphokine) 63
るいそう (emaciation) 197
類皮嚢腫→皮様脳腫
攣縮 (contracture) 49, 114
老人環 (senile corneal arcus) 27
ワルチン腫瘍 (Warthin tumor) 133

著者紹介

早川　欽哉
はやかわ　きんや

1969 年　北海道大学医学部医学科卒業
現　在　板橋中央臨床検査研究所　病理部，医学博士

NDC491　　271p　　21cm

好きになるシリーズ

好きになる病理学　第 2 版

2019 年 10 月 25 日　第 1 刷発行
2025 年 3 月 6 日　第 5 刷発行

著　者　早川欽哉
　　　　はやかわきんや

発行者　篠木和久

発行所　株式会社　講談社
　　　　〒112-8001　東京都文京区音羽 2-12-21
　　　　　販　売　(03) 5395-5817
　　　　　業　務　(03) 5395-3615

編　集　株式会社　講談社サイエンティフィク
　　　　代表　堀越俊一
　　　　〒162-0825　東京都新宿区神楽坂 2-14　ノービィビル
　　　　　編　集　(03) 3235-3701

本文データ制作
カバー印刷　株式会社双文社印刷

印刷・製本　株式会社ＫＰＳプロダクツ

落丁本・乱丁本は，購入書店名を明記のうえ，講談社業務宛にお送り下さ
い．送料小社負担にてお取替えします．なお，この本の内容についてのお
問い合わせは講談社サイエンティフィク宛にお願いいたします．
定価はカバーに表示してあります．
© Kinya Hayakawa, 2019

本書のコピー，スキャン，デジタル化等の無断複製は著作権法上での例外
を除き禁じられています．本書を代行業者等の第三者に依頼してスキャン
やデジタル化することはたとえ個人や家庭内の利用でも著作権法違反です．
Printed in Japan

ISBN 978-4-06-517109-7